中医名家辨治实录丛书

中医名家呼吸病辨治实录

主　编　尹国有

副主编　李　广　徐心阔　韩振宏

编著者　尹国有　李　广　李合国

　　　　李洪斌　朱　磊　宋桂芬

　　　　孟　毅　蒋时红　周　正

　　　　徐心阔　饶　洪　韩振宏

学苑出版社

图书在版编目（CIP）数据

中医名家呼吸病辨治实录/尹国有主编 . —北京：学苑出版社，2016.9（2020.6 重印）

ISBN 978 – 7 – 5077 – 5044 – 7

Ⅰ.①中…　Ⅱ.①尹…　Ⅲ.①呼吸系统疾病－辨证论治　Ⅳ.①R259.6

中国版本图书馆 CIP 数据核字（2016）第 159603 号

责任编辑：黄小龙

出版发行：学苑出版社

社　　址：北京市丰台区南方庄 2 号院 1 号楼

邮政编码：100079

网　　址：www. book001. com

电子邮箱：xueyuanpress@ 163. com

销售电话：010 – 67601101（销售部）67603091（总编室）

印 刷 厂：北京兰星球彩色印刷有限公司

开本尺寸：880mm×1230mm　1/32

印　　张：11. 125

字　　数：297 千字

版　　次：2016 年 9 月北京第 1 版

印　　次：2020 年 6 月第 2 次印刷

定　　价：36. 00 元

内容提要

　　本书是一部分析、研究著名中医辨治呼吸病经验与验案的专著。书中选择感冒、慢性支气管炎、支气管哮喘等临床常见的呼吸病10种，分别从著名中医辨治经验和经典验案点评分析两方面进行了详细介绍。通过分析、研究包括国医大师，国家第一、二、三、四批名老中医在内的现代著名中医辨治呼吸病的经验和经典验案，意在学习借鉴其诊疗思路和方法，探讨提高中医治疗呼吸病临床疗效之路径。书中内容新颖，理论与实践结合，有较高的临床应用价值，适合于中医、中西医结合工作者临证参考。

前　言

　　中医是实践性很强的医学，中医药宝库博大精深，继承与发展是中医学术研究永恒的主题。在长期的临床实践中，广大中医工作者积累了丰富的临床经验，总结有众多治疗成功的案例，这当中著名中医的辨治经验和治疗的经典验案尤为珍贵。认真分析研究著名中医的辨治经验及其治疗的经典验案，在中医学术研究中具有极其重要的、不可替代的地位，对提高中医理论水平和临床诊治技能，促进中医药传承和创新发展具有十分重要的现实意义。为了开阔读者的视野，扩展辨治思路，提高分析问题和解决问题的能力，我们组织河南中医学院及第一、二、三附属医院等单位的专家、教授，根据多年的临床、教学经验，参考有关文献，编写了《中医名家辨治实录丛书》，《中医名家呼吸病辨治实录》是其中之一。

　　本书以西医病名为纲，选择中医治疗有特色、有优势，治之有验，验有心得的感冒、慢性支气管炎、支气管哮喘、支气管扩张症、慢性阻塞性肺气肿、慢性肺源性心脏病、原发性支气管肺癌、肺结核、肺炎、肺脓肿等临床常见的呼吸系统疾病 10 种，从著名中医辨治经验和经典验案点评分析两方面进行了详细介绍。著名中医辨治经验主要选载了包括国医大师，国家第一、二、三、四批名老中医在内的现代著名中医各具特色的辨证治疗经验，藉以启发读者，扩展辨治思路；经典验案点评分析主要精选了他们治疗的经典验案，每一案例均分为导读、案体和评析三部分，导读简要介绍著名中医在本病案中的临证思维特点，案体详细阐述疾病的发生发展、演变以及著名中医对该病证的辨证治疗经过等，评析则着重阐明著名中医对该病证如何取舍四诊资料、如何切入辨证思路、如何把握病机、如何确定治则、如何组方用药、如何进行调护等，体现了著名中医的临证经验和独特心法。此书将著名中医辨治呼吸病的经验和经典验案进行归纳总结，通过分析、研究，意在学习借鉴其诊疗思路和方法，共同探讨提高中医治疗呼吸病临床疗效之路径。书中内容新颖，理论与实践结合，突出中医辨证论治之特色，有较高的临床应用价值，适合于中医、中西医结合工作者阅读参考。

在本书的编写过程中，参考引用了一些公开出版的著作和发表在医学杂志上的相关内容，在此向原作者表示衷心感谢。由于时间仓促，加之受临床经验局限性和学术水平的影响，书中不妥之处在所难免，敬请广大读者批评指正，以求再版时修正。

尹国有

2012 年 9 月

2

目　录

第一章　感　冒

感冒是一种常见的上呼吸道感染性疾病，其发病无年龄、性别、职业和地区差异，一年四季均可发生，但以冬季、春季多见，尤其多发于气温突变、寒暖失常之时。常见的病原体为病毒，少数为细菌。感冒一般病情较轻，病程较短，预后良好，算不上疑难病症，但由于发病率高，若失于治疗，可诱发鼻窦炎、中耳炎、气管炎、肺炎、心肌炎、支气管哮喘等多种疾病，并可使机体原有的痼疾加重，不仅影响生产劳动，还严重危害到身体的健康，所以不能忽视对感冒的防治。

感冒以发热不适、畏寒、头痛、流泪、鼻塞、流涕、喷嚏、咽痛声嘶、呼吸不畅、咳嗽等为主要临床表现，属中医学"伤风"、"冒风"、"伤风感冒"、"感冒"等的范畴，乃感受风邪致，是由于风邪侵袭人体引起的外感疾病。感冒的病位主在肺、卫，以肺卫功能失调，卫表不和，肺失宣肃为主要发病机制。由于感邪的不同，中医有普通感冒和时行感冒之分，其辨证首当区分是普通感冒还是时行感冒，然后再辨其属风寒、风热、暑湿，并注意分清体虚外感之气虚、阴虚等。

中医治疗感冒，应遵循"其在皮者，汗而发之"之意，以解表达邪为基本原则，在此基础上依辨证结果之不同，选用与之相适应的治疗方法。如风寒者治以辛温发汗，风热者治以辛凉清解，暑湿杂感者治当清暑祛湿解表，夹燥者应轻宣润燥，体虚感邪者应扶正与祛邪共施等。

第一节　中医名家辨治经验

一、刘惠民辨治感冒经验

刘惠民辨证治疗感冒，以《内经》、《难经》、《伤寒论》为理论依据。重视整体，强调自然环境的变化对发病和治疗的影响，善用药性剧烈、作用峻猛的药物，尊重前人的经验但不墨守成规，疗效较好。

（一）以《内经》、《难经》、《伤寒论》为理论依据

刘氏认为，中医所称之伤寒是一切外感发热性疾病的总称，感冒、流感应属于这一广义的伤寒范畴中，其对感冒、流感的辨证治疗，多遵循《内经》、《难经》，取法《伤寒论》，按六经病证进行辨证，并根据《内经》"伤于风者，上先受之"的理论，采用治三阳经病的方法（以治太阳经病为主，根据见证间或应用治少阳或阳明经病的方法），以麻黄汤、桂枝汤、大小青龙汤、麻杏石甘汤、葛根汤、小柴胡汤等方剂为主方，结合临床见证化裁应用。

（二）重视整体，强调自然环境变化对疾病的影响

刘氏对感冒和流感的致病原因，除正视正虚因素外，也很重视六气偏盛（六淫）的致病作用，故在辨证、立法、处方、用药各方面也无不照顾到地理、气候的变化。如春季喜用葛根、薄荷，麻黄的用量常较小；夏季多用香薷、滑石；秋季常用麦冬、沙参；冬季则必用生姜、桂枝、麻黄等。另外同患感冒，南方人、北方人也有不同，如治南方人感冒常用豆豉、苏叶、荆芥、浮萍等轻解表剂，即使用麻黄，用量也多在6g以下；而治北方人感冒，则必用麻黄，且用量多在9g以上，甚则麻黄、桂枝并用，此北方人较南方人腠理充实之故。

（三）善用药性剧烈、作用峻猛的药物

刘氏治疗感冒、流感等外感疾病，根据病情轻重，善用药性剧烈、作用峻猛的药物，如解表之麻黄、桂枝，清热之石膏，通下之大黄等，每多应手取效。

（四）尊重前人经验，但不墨守成规

刘氏治疗感冒、流感，尊重前人经验，但不墨守成规，主张早期解表，更重表里双解，善用经方而不拘于经方，重视调理脾胃，强调早期治疗和恰当护理，并常根据情况选用民间验方。

1. 主张早期解表，更重表里双解　除重视伤寒六经传变的规律，根据《伤寒论》"病在表可发汗"的论述，主张早期解表外，基于对感冒、流感应属广义伤寒的认识以及多年的临床经验，认为此类疾病早期不仅限于表证，多数病例常兼见不同程度的里热。因此更主张解表清里同时进行，以奏表里双解之效。处方用药除用麻、桂解表剂外，多喜同用生石膏、知母等清里热之药，用麻杏石甘汤、大青龙汤加味，表里双解，每获良效。

2. 善用经方而不拘于经方　刘氏治感冒、流感，多用麻黄汤、枝枝汤、大小青龙汤、麻杏石甘汤等经方，但并不拘泥于此，而是根据临床见证，随症加减，灵活化裁，以经方为主，参以己见，见是症即用是药。如恶寒重者重用麻黄，头痛加白芷，颈项强痛用葛根，身痛用羌活，咽痛用玄参、桔梗、射干，痰饮咳嗽用五味子、干姜等。

3. 重视调理脾胃　在重用解表清里之剂的同时，非常重视脾胃之气，强调脾胃乃后天之本，为汗液滋生之源，这一点在其处方、用药及服药方法上均有体现。如在用麻黄、生石膏等解表清里药的同时，常配伍应用山药，既可养阴，又可健脾益胃。又如服药时往往仿桂枝汤的服法，"服已，须臾，啜热稀粥一升余，以助药力"，强调服第一次药后喝热米汤一碗，借谷气以助汗，兼益胃气以鼓邪外解。

4. 强调早期治疗和恰当护理 刘氏认为感冒、流感虽属外感疾病，但临床诊治，处方、用药决不容丝毫马虎，否则必将延误治疗。因此特别强调早期、及时、正确治疗，同时重视恰当护理，如用发汗之剂，每多嘱病人入晚服药，汗后注意保暖、避风，勿令外出，以免重感或发生其他变证。

5. 根据情况选用民间验方 除辨证施治处方用药外，刘氏善于根据患者的具体情况采用民间验方，每多获良效。如用生姜、生萝卜、带须葱头、苏叶等，水煎趁热顿服，服后片刻，再喝热米汤一碗，取微汗；或用午时茶、生姜，煎服法同前；或用苏叶、薄荷、豆豉、带须葱头、生姜、大枣等，煎服法同前。

〔刘惠民医案整理组. 刘惠民医案选. 济南：山东人民出版社，1976.〕

二、胡毓恒辨治感冒经验

胡毓恒辨治感冒，积累有丰富的经验，对常人感冒他多温凉并投，强调虚人感冒需扶正托邪，卫表症状明显者善用麻黄，疗效较好，值得借鉴。

（一）常人感冒多温凉并投

胡氏认为风为百病之长，寒为杀厉之气，风寒伤人其势最为峻猛，故感冒之初畏寒、无汗、头痛、身痛等卫表症状明显。然风为阳邪，易从热化，或素体阳盛，易于化热，或治疗不当，寒郁化热，或正气抗邪，正邪交争，热从内生，产生发热、口渴、咽痒、咽痛、鼻塞、声重、咳嗽、气促、舌苔薄黄、脉浮数或浮紧等寒热夹杂之肺系症状。如单用辛温解表，恐有伤阴之弊，独取辛凉解表，又宣肺解表之力薄弱。肺气失宣，则表寒难散，郁热难除。因此，胡氏取三拗汤合桑菊饮之意，用温凉平之法，自拟温凉汤，药取桑叶 8g，白菊 8g，麻黄 5g，杏仁 10g，连翘 10g，桔梗 10g，芦根 12g，薄荷 6g，甘草 4g。方中麻黄配杏仁宣肺止咳，解表散寒；桑叶、白菊清疏肺卫风热；连翘、薄荷散热解表；桔梗、甘草止咳利气；芦根清肺胃，生津止渴。如此，温凉合用，有疏散风热，宣肺止咳，解表散寒之作用。咳稠痰加川贝母；呕逆加法半夏、枇杷叶；高热口渴加石膏、知母；咽喉疼痛加金银花、板蓝根、牛蒡子；干咳痰少加玉竹、麦冬。

临床常见慢性支气管炎、支气管哮喘、慢性风湿性关节痛、慢性肾炎等慢性病之急性发作多与感冒有关，胡氏治疗感冒引发宿疾或宿疾并有外感之时，感冒重时先治外感，感冒轻时即在治疗原发病之基础上加一味麻黄或苏叶宣肺解表，其原则就是有一分表证即要驱一分表邪。

（二）虚人感冒需扶正托邪

《灵枢·百病始生》云："风雨寒热不得虚，邪不能独伤人，卒然逢急风暴雨而不病者，盖无虚，邪不能独伤人。此必因虚邪贼风，与其身形，两虚相得，乃客其形。"临床所见年老体弱之人，其免疫功能低下，对感冒往往防不胜防，时时感冒不断，迁延难愈，临床表现不典型，有的仅有卫表或肺系之轻微症状，很少发热。此证，胡氏多用参苏饮加麻黄益气扶正，宣散表寒。感冒反复发作，久羁不愈者，多为正气亏虚，宜加扶正之品托邪外出。气虚明显加白参补气；气阴两亏加西洋参益气养阴；气虚营亏加太子参、当归、白芍、川芎益气补血和营；妇女经、孕、产感冒多合四物汤养血和血。

（三）卫表症状明显用麻黄

胡氏治疗感冒重症，恶寒、头痛、身痛之卫表症状明显者，必用剽悍之峻药麻黄匹敌，以其轻扬之味、辛温之性达肌表，走经络，表散风邪。麻黄用量为 3～5g，小儿剂量酌减，从不取重剂，用峻猛之性，轻轻之剂，起效迅速，邪去而不伤正。多进药一剂即症状缓解，继进则风寒尽，正气复，服 2～3 剂而病愈，从未现大汗伤阴伤阳之弊。由于麻黄用量轻，又与辛凉解表药或补益类药相伍，服之一般不出汗，或很少出汗，只取麻黄逐邪从卫表而解之意，并不一定汗出，不象麻黄汤之性猛，汗出须止后服。至于风寒入经络、筋骨，与湿邪相搏难解者，麻黄用之十天半月或更长时间亦无妨。

根据解表方药研究证实，辛温解表剂有镇痛、促进儿茶酚胺的代谢产物排泄、提高细胞免疫功能等特性，辛凉解表剂有解热、消炎、抑制细胞免疫、降低糖代谢水平等特点。所以胡氏用温凉并投之法治常人外感，既能提高机体免疫功能，解除畏寒、头痛、身痛等卫表症状，又能抑制内毒素诱导的单核细胞致热原的产生与释放，达到解热、抗炎的效果。而感冒反复发作，迁延难愈者，多与机体免疫功能低下有关，胡氏治体虚感冒多用辛温解表药配以益气补血、温阳之品，提高机体抗邪能力。但素为阳体，又感风热之邪者，多体质强盛，免疫功能亢进，感邪之后多易化热伤阴，故一般不用辛温解表，单用辛凉解表剂。病程久而伤阴者，兼以清热养阴。

〔毛丽．胡毓恒治感冒经验．湖南中医学院学报，1995，15（3）：38.〕

三、朱建贵辨治感冒经验

朱建贵认为治疗感冒应四时有别，对发热者不可一味辛凉，同时应十分重视气血阴阳虚损情况，临证辨治感冒谨遵"必先岁气"、"发表不远热"、"老人勿忘扶正"的原则，取得了很好的疗效，充分显示了中医个体化诊疗的优势。

（一）必先岁气

朱氏认为临床辨治外感病必须重视时令的变化和气候的特点，治疗感冒应四时有别，不可只是简单地分为风热、风寒，必须考虑时令邪气之不同，才能做到"审察病机，无失气宜"，即所谓"必先岁气"。一般而论，从大寒到惊蛰的六十天，为厥阴风木主令，外感发病多为风温、春温；春分至立夏，为少阴君火主令，病多属温热病范围；小满到小暑，为少阳相火主令，此时多暑病；大暑至白露，为太阴湿土主令，外感发病湿温为多；秋分到立冬，为阳明燥金主令，外感发病多为秋燥；小雪到小寒，为太阳寒水主令，病变多伤寒。此其常也，然有其特殊情况。冬至之后六十天的雨水，因冬至阳渐生，天气应逐渐转温，若未转温，是"至而不至"；若气候急速热如夏日，是"至而太过"；若冬日的严寒仍然存在，则是"至而不去"；若未到雨水，而天气即温暖如春，是属"未至而至"。对于这些气候的反常状态，人体就会不适应而产生各种疾病。所以临证务必掌握四时五运六气与疾病发生发展的规律，注意辨别时令与邪气，才能做到"知常达变"。如当代杰出的中医学家蒲辅周先生 1956 年在石家庄治疗流行性乙型脑炎时，用白虎汤得心应手，第二年北京也染疫，仍然应用白虎汤却无效。蒲氏通过对患者客观分析，结合北京当时雨水多的特点，加一味苍术便使许多垂危患者起死回生。

现在人们只要一患感冒，不论春夏秋冬、风寒风热，即服感冒清热冲剂，夏天即用藿香正气制剂。医者辨证，大都只简单地将感冒分为风寒和风热，殊不知尚有挟暑、挟湿、挟燥之别。若不注意六气致病特点，见外感即一概而论，往往会事倍功半，延误病情。朱氏认为感冒发热四时有别，必须考虑时令邪气，才能做到"审察病机，无失气宜"。

（二）发表不远热

朱氏认为治疗发热不可一味辛凉，甚或苦寒，许多发热往往是伤于寒而转为热，本寒而标热，故寒从外入者应从外出，即所谓"发表不远热"。"发表不远热"出自《素问·六元正纪大论》。王冰注："故发汗者，虽热生病夏月，及差亦用热药以发之。"张介宾曰："发者，逐之于外也"，"寒邪在表，非温热之气不能散，故发表者不远热"。其义有二：一是指虽在炎热的夏季，若辨证为风寒袭表，也要用麻黄、桂枝、苏叶、荆芥等辛温解表药；二是指感受外邪，正气奋起抗邪而发热甚，肌肤灼热，"体若燔炭，汗出而散"，需用辛温药汗之。若盛夏感寒，温药宜轻，隆冬受寒，温药宜重，但若在盛夏之月感邪重，又兼里虚寒者，也需用参、附、麻黄等热药。感寒重而体实者，汗之宜重，可用辛温重剂麻黄汤，感寒轻而体虚者，汗之宜轻，可用香苏散。临证不可一见外感发热，即用大剂辛凉，甚或苦寒药攻伐之，此为用寒药治寒邪，结果导致病情加重。朱氏每遇外感发热者，必洞察毫厘，仔细审辨其寒热之病机，不被"表热"之假象所迷惑，他认为有的发热往往是伤于寒而转为热，本寒而标热，寒从外入者，仍从外出，此时应"发表不远热"。

（三）老人勿忘扶正

老年人感冒往往是本虚标实，即"邪之所凑，其气必虚"，所以治疗时应十分重视其气血阴阳的虚损情况，做到"扶正以达邪"，即所谓"老人勿忘扶正"也。《养老奉亲书·医药扶持第三》中说："上寿之人，血气已衰，精神减耗，危若风烛，百疾易攻"。人到老年，就像磨损了几十年的机器一样，各个部位的零件运转失灵，五脏六腑的机能衰退，脾的运化、肺的输布功能都大不如前，因此气血生成不足，不能满足机体的需求，就会导致疲乏无力、精神不振等机体失养的症状，如同大风中的残烛，稍有风吹草动即易患病。老人体虚，又有阴虚、阳虚、气虚、血虚之别，若其人平素手足心热、心烦、失眠、盗汗，则为阴虚体质，外邪侵袭，多入里化热；若其人平素畏寒肢冷，为阳虚体质，往往易受寒邪侵袭；若其人平素倦怠乏力，气短懒言，则为典型的气虚体质，稍感外邪，则易妨碍气的升降出入功能；若其人面色少华，爪甲不荣，则为血虚体质。然"衰老之人，不同年少真气壮盛，虽汗吐转利，不至危困。其老弱之人，若汗之则阳气泄，吐之则胃气逆，泻之则元气脱。"故老人生病，最难将息，一味攻伐其邪，就会邪去人衰，或空伐其体而无力抗邪。《伤寒赋》中说：动气理中去白术，即理中汤去掉白术，加入发汗药，保元气而除病气；仲景少阴伤寒，脉沉细，反发热者，用麻黄附子细辛汤温肾解表；阳虚又兼外感者，东垣用补中益气汤加解表药；阴虚外感者，丹溪用芎归汤加解表药。总之，一切阳虚者，皆宜温阳发汗，一切阴虚者，皆宜养阴发汗。朱氏认为老年人患病，不仅内伤病是本虚标实，外感病往往也是本虚标实，是正气亏虚而感受了外邪，即"邪之所凑，其气必虚"，所以他在治疗老人外感病时，十分重视审察患者的气血阴阳虚损状况，强调"老人勿忘扶正"，扶正以达邪。

〔李利荣. 朱建贵辨治感冒经验浅析. 北京中医，2007，26（3）：150. 〕

四、李振华辨治感冒经验

李振华治疗感冒，根据感受不同病邪，从症状上综合分析，辨别出是风寒或风热等不同病理，作为辨证依据。在治疗上强调总以疏风宣肺解表为原则，风寒以辛温为主，风热以辛凉为主，若有挟暑挟湿或体质虚弱或变生他病，则随症治疗，其疗效较好。

（一）风寒证

风寒证的症状为恶寒发热，头痛无汗，鼻塞声重，喷嚏，鼻流清涕，肢体酸痛，口不渴，咳嗽吐白痰，舌质淡红，苔薄白，脉浮紧。本证为感受风寒，寒邪束表，肺气不宣，其治疗宜以祛风散寒，宣肺止咳为法，方用加减荆防败毒散。处方：荆芥9g，防风9g，前胡9g，柴胡9g，杏仁9g，川芎9g，陈皮9g，甘草6g，生姜9g。方中荆芥、防风、生姜辛温解表，祛风散寒；川芎行气活血止痛，使祛风寒之力更强；前胡、杏仁、陈皮配生姜，宣肺止咳祛痰；柴胡配川芎、陈皮，理气和中，解表清热；甘草调和诸药。

如若恶风低热、喷嚏、鼻流清涕、鼻塞声重、肢体酸困、舌苔薄白、脉浮者，证系风寒感冒之轻证，可用加味葱豉汤（葱白3寸，淡豆豉9g，苏叶9g，生姜9g，红糖适量）治疗。如发热恶寒、寒热往来、汗出不解、头痛、骨节酸痛、食欲不振、口干、小便黄、舌质淡红、苔薄白、脉浮弦数者，系风寒由表传里，居于半表半里之间，并有内传阳明化热之势，可用柴胡解表汤（柴胡9g，黄芩9g，桂枝5g，葛根12g，黄芪12g，川芎9g，香附9g，砂仁6g，陈皮9g，知母9g，花粉9g，滑石15g，甘草3g，生姜9g，红糖适量）治疗。如发热恶寒、寒热往来、早轻晚重、汗出不解、头痛、食欲不振、胃脘胀满、舌质淡红、舌苔白稍腻、脉弦数者，为风寒之邪留于半表半里，表邪未祛，胃有宿食积滞，即所谓表不解、里不和之证，其治疗用柴胡双解汤（柴胡9g，黄芩9g，桂枝5g，生白芍9g，黄芪12g，川芎9g，香附9g，砂仁6g，陈皮9g，吴萸子5g，炒山楂12g，青皮9g，甘草6g，生姜9g，红糖适量）。

（二）风热证

风热证的症状为发热重，微恶风寒，咽喉干痛，或见咽喉红肿、头痛、自汗出、口渴欲饮、咳嗽、吐痰黄稠不利、面色潮红、小便黄，舌质红，苔薄黄或薄白，脉浮数。本证系外感风热，从呼吸道而首先犯肺，肺气失其宣肃，表卫调节失司而为病，治疗宜以辛凉解肌，宣肺清热为法，方用加减银翘散。处方：金银花15g，连翘12g，蒲公英21g，牛蒡子9g，桔梗9g，荆芥9g，薄荷9g，淡豆豉9g，葛根12g，菊花9g，甘草3g。方中荆芥、薄荷、淡豆豉、葛根疏风解肌，透表散热；连翘、金银花、蒲公英、菊花清热解毒；桔梗、甘草配牛蒡子清利咽喉，宣肺散热。高热口渴甚者加知母9g，生石膏30g，板蓝根30g；鼻衄者加白茅根30g，黑柏叶12g；咳嗽吐黄痰者加杏仁9g，川贝母9g，生桑皮12g，地骨皮12g；恶心呕吐者加竹茹12g，藿香6g，大白9g。

症见高热，口渴，剧烈咳嗽，呼吸气喘，头痛肢体疼痛，咳痰黄稠不利，口唇青紫，舌质红，苔薄黄，脉浮数，系风热闭肺，肺失肃降，治宜清热宣肺，祛痰平喘，可用加味麻杏石甘汤（辽沙参24g，麻黄9g，杏仁9g，生石膏30g，苏子9g，桔梗9g，生桑皮12g，地骨皮15g，川贝母9g，陈皮9g，甘草3g）治疗。如高热不退，自汗出，口渴引饮，心急烦躁，鼻衄，口唇干燥，头晕头痛，甚则神昏谵语，舌质绛红，苔黄少津，脉数，证系高热伤阴，热入营血，甚至热犯清窍，多为病毒性流感，宜及时治疗，其治法为清热解毒，凉血透窍，方选加减清营汤（犀角9g，生地15g，玄参12g，竹叶15g，金银花15g，连翘12g，黄连15g，麦冬15g，菊花12g，节菖蒲9g，甘草3g。由于犀角已禁用，现常用水牛角代替）。

（三）风寒挟湿

风寒挟湿证的症状为恶寒低热，骨节痛重，头痛头沉，食欲不振，舌质淡，苔白腻，脉濡数。本证系感受风寒挟湿，风湿客于肌表，经络营卫受阻，治疗宜以疏风散寒，祛湿通络为法，方用羌活胜湿汤。处方：羌活9g，独活9g，藁本9g，川芎9g，防风9g，蔓荆子9g，甘草6g。方中羌活、独活、防风、藁本疏风散寒，燥湿通络；川芎、蔓荆子活血祛风而清头目；甘草和中而调和诸药。恶心不食者加藿香9g，砂仁6g。

（四）暑证湿

暑湿证的症状为头晕头痛，身热无汗，心烦口渴，干呕食少，体困无力，小便短赤，舌质红，苔黄腻，脉濡数。本证系暑令感冒，暑必挟湿，多为因热贪凉，寒邪束表，暑热内闭，治疗宜清暑祛湿解表，方用加减新加香薷饮。处方：香薷9g，厚朴9g，连翘12g，金银花15g，藿香9g，白芷9g，竹茹12g，菊花

12g, 滑石 18g, 甘草 3g。方中香薷、白芷祛暑化湿, 解表止痛; 藿香、厚朴、竹茹行气化湿, 和胃止呕; 连翘、金银花、菊花、滑石、甘草清热解暑, 清利湿热。

（五）其他证

除上述证型外, 临床还有气虚感冒、阴虚感冒等。气虚感冒者, 每遇风寒而感冒, 迁延不愈, 或反复发作, 不发热或有低热, 恶寒, 鼻塞, 流清涕, 身困无力。证系素体气虚, 或感冒后发汗太过, 或反复感冒经常发汗, 以致肺卫气虚, 卫外不固, 风寒易于侵袭, 治疗宜扶正祛邪, 不宜单纯解表发汗, 感冒愈后宜补气健脾、调和营卫以增强抗病能力, 方选加减补中益气汤（黄芪 30g, 党参 15g, 白术 9g, 当归 9g, 杭白芍 12g, 桂枝 6g, 防风 3g, 柴胡 6g, 白芷 9g, 甘草 3g）。

阴虚感冒者, 由于阴虚肺燥, 卫气不固, 外邪易于侵袭, 症见发热汗出, 身困无力, 头晕头痛, 咽干口渴, 五心烦热, 舌质红, 苔薄黄, 脉细数, 其治疗宜滋阴清热, 辛凉透表, 不宜辛温解表发汗, 否则汗多伤阴, 加重阴虚内热, 方选育阴透表汤（辽沙参 21g, 麦冬 12g, 桑叶 9g, 菊花 9g, 葛根 12g, 薄荷 9g, 淡豆豉 9g, 柴胡 9g, 桔梗 9g, 牛蒡子 9g, 甘草 3g）。

〔李振华. 常见病辨证治疗. 郑州: 河南人民出版社, 1979. 〕

五、于己百辨治感冒经验

于己百对感冒的治疗独具特色, 他将感冒分为风寒型、风热型、半表半里型、表寒里热型以及兼证型五个证型, 主证用主方, 兼证、伴证用对药、组药, 易于掌握, 屡试屡效。

（一）风寒型

主要症状为发热恶寒, 头痛, 肢体酸痛, 鼻塞流涕, 口不渴, 有汗或无汗, 舌苔薄白, 脉浮。无汗、脉浮紧者, 为风寒表实证；汗出、恶风、脉浮缓者，为风寒表虚证。

1. 风寒表实证　治宜辛温解表，方用麻黄汤。兼项背强痛者，用葛根汤；肢体重痛、胸脘痞闷、咳嗽咯痰而挟湿者，用荆防败毒散。

麻黄汤：麻黄 9g，桂枝 6g，杏仁 9g，炙甘草 3g。服后覆被微汗出。

葛根汤：葛根 12g，麻黄 9g，桂枝 6g，芍药 6g，炙甘草 6g，生姜 9g，大枣 12 枚。服法同上。

荆防败毒散：荆芥 9g，防风 9g，柴胡 9g，川芎 6g，枳壳 6g，羌活 6g，独活 6g，茯苓 9g，桔梗 9g，炙甘草 9g，薄荷 6g，前胡 9g。水煎分 2 次服，服法同上。

2. 风寒表虚证　治宜调和营卫，解肌发表，方用桂枝汤。兼项背强痛者，用桂枝加葛根汤；兼咳喘者，用桂枝加厚朴杏子汤。

桂枝汤：桂枝 9g，芍药 9g，炙甘草 6g，生姜 9g，大枣 12 枚。服药后，饮热粥以助药力，覆被令微汗出，不可大汗。

桂枝加葛根汤：即上方加葛根 12g。

桂枝加厚朴杏子汤：即桂枝汤加厚朴 6g、杏仁 9g。

于氏认为有汗、无汗是桂枝汤、麻黄汤的鉴别要点，是临床处方的一条准则。

（二）风热型

主要症状为发热不恶寒，或初起微恶寒，头痛，肢体酸痛，鼻塞声重，口干咽燥或咽痛，小便黄赤，舌苔微黄，脉浮数。

风热型治宜辛凉解表，清热解毒。热甚者可用银翘散，热不甚而咳重者可用桑菊饮。

银翘散：银花 15g，连翘 15g，桔梗 10g，甘草 6g，牛蒡子 10g，薄荷 6g，竹叶 6g，荆芥穗 6g，淡豆豉 12g。病重者可日服 2～3 剂。

于氏将本方广泛用于外感风热表证及咽痛诸病。常见加减：麻疹初期有表证者，可与越婢加术汤或五苓散等方合用；泌尿系感染有表证者，可与导赤散合用。在临床使用时，如兼见胸脘痞闷、舌苔腻、脉濡的挟湿证，可加藿香、郁金以芳香化浊；津伤而口渴者，加天花粉、葛根以生津止渴；热化火而咽喉肿痛者，加玄参、板蓝根、山豆根以解毒消肿。

桑菊饮：桑叶 10g，菊花 12g，杏仁 10g，连翘 15g，薄荷 6g，桔梗 10g，甘草 6g，芦根 18g。

（三）半表半里型

主要症状为寒热往来，胸胁苦满，心烦喜呕，食欲不振，口苦咽干，头晕目眩，舌苔白或微黄，脉弦细。

半表半里型治宜和解表里，方用小柴胡汤。兼头痛、肢体酸痛、汗出，即半表半里兼风寒表虚证，宜和解表里，调卫解肌，用柴胡桂枝汤；兼口干舌燥、大便秘结，即半表半里兼内热实证，宜外和内清，表里双解，用大柴胡汤。

小柴胡汤：柴胡 18g，黄芩 9g，生姜 9g，半夏 9g，党参 9g，炙甘草 9g，大枣 12 枚。

于氏认为小柴胡汤应用范围很广，不论外感、内伤、上下、内外，凡具有少阳证的疾患，均可灵活加减。如内实者，加芒硝、大黄通腑攻里；外热不解者，加葛根、升麻散邪清热；阴虚者，加麦冬、秦艽、鳖甲滋阴养阴；气虚者，加黄芪、白术补气益气；血病者，加当归、白芍补血和血；气滞者，加枳壳、香附行气散滞；痰证者，合二陈汤除湿化痰；水湿者，合五苓散渗湿利水。

柴胡桂枝汤：柴胡 18g，黄芩 9g，生姜 9g，半夏 9g，党参 9g，炙甘草 6g，大枣 6 枚，桂枝 9g，白芍 9g。

此方的主证，既有小柴胡汤证，又有桂枝汤证。在《伤寒论》中，小柴胡汤证为少阳证，桂枝汤证为太阳证，故此证称为太少合病。因两证共存，故在治疗上两法合用。我国西北地区，尤其是甘肃的感冒病人，十有八九属于本证型，于氏多用此方治疗，往往2、3剂见效，4、5剂痊愈，疗效确实可靠。常见加减有：头痛甚者，加菊花、蔓荆子、川芎疏风散邪，活血止痛；肢体痛甚者，加桑枝、延胡索、白芷通经活络、止痛；项强者，加葛根升阳散邪、解肌；咽痛者，去桂枝，加牛蒡子、玄参、板蓝根疏风散邪，解毒利咽；咳嗽者，加茯苓、杏仁化痰宣肺、止咳；半表半里兼风热证者，上方去半夏，桑枝易桂枝，加天花粉养阴清热。

大柴胡汤：柴胡18g，黄芩9g，生姜12g，半夏9g，大枣12枚，白芍9g，枳实12g，大黄6g。

（四）表寒里热型

主要症状为发热恶寒，头痛，肢体酸痛，口渴咽干，汗出或无汗，咳嗽气喘，烦躁不安，小便短赤，舌苔黄，脉浮数。

表寒里热型治宜解表宣肺，清热止咳，方用麻杏石甘汤。若发热恶寒，肢体疼痛，无汗，咳嗽，烦躁不安，脉浮紧，即表寒里热烦躁证，用大青龙汤；若素有痰饮，又因新感而发热恶寒，头痛身痛，咳喘不得卧，痰多且稀，舌苔润滑，脉浮紧，即外寒内饮证，用小青龙汤；兼烦躁不宁，口渴不饮者，即外寒内饮有热烦躁证，用小青龙加石膏汤。

麻杏石甘汤：麻黄9g，杏仁9g，生石膏30g，炙甘草6g。

于氏认为麻杏石甘汤为外有表证、肺有邪热的肺炎常用治疗方剂。

大青龙汤：麻黄12g，杏仁9g，生石膏30g，炙甘草6g，桂枝6g，生姜9g，大枣10枚。

于氏认为大青龙汤为发汗重剂，治外感表实、内有邪热的重证，临床上尤以壮人感冒发热、身痛用之最佳。

小青龙汤：麻黄9g，桂枝9g，干姜9g，白芍9g，细辛6g，半夏 9g，五味子 6g，炙甘草 9g。

于氏认为小青龙汤治外寒客表、水饮内停所致之咳嗽痰多而稀，脉浮紧者，是治疗慢性支气管炎、哮喘病因新感而发作的常用方。

小青龙加石膏汤：小青龙汤加生石膏 30g。

（五）兼证型

1. 感冒挟湿（胃肠型感冒）　主要症状为发热恶寒，关节酸痛，头痛如裹，身重困倦，胸脘满闷，腹痛，呕吐泄泻，无汗，口不渴，苔白腻，脉濡滑。

治宜解表化湿，理气和中，方用藿香正气散。常用药物为藿香 9g，苏叶 6g，白芷 6g，大腹皮 6g，白术 9g，茯苓 9g，半夏 6g，陈皮 6g，厚朴 6g，桔梗 6g，炙甘草 6g，生姜 3 片，大枣 3 枚。

2. 感冒挟暑　主要症状为发热恶寒，头重头痛，面赤口渴，不出汗，或有吐泻，舌红苔白，脉数。

治宜辛凉解表，清暑化湿，方用新加香薷饮。常用药物为银花 15g，连翘 15g，香薷 9g，鲜扁豆花 15g，厚朴 9g。得汗，止服；不汗，再服。

〔邓沂. 于己百教授治疗感冒的经验. 甘肃中医学院学报，2000，17（4）：1.〕

六、丁学屏辨治感冒经验

丁学屏临床经验丰富，对四季感冒的治疗有独到见解，强调临证应根据四季气候的变化特点恰当选择治疗感冒的法则，提出春季感冒治宜辛凉解表、疏风透热，夏季感冒治宜宣化、顾护伤津，秋季感冒须分温燥和凉燥，冬季感冒则应辛温疏解。

（一）春季感冒，治宜辛凉解表，疏风透热

春时气暖多风。初春之时，风气当令，"风者，百病之长也"。风为阳邪，其性开泄，升散向上，易侵袭卫表。温邪内伏，风邪外搏，风热为病，邪从上受，多从口鼻或皮毛侵入机体而发病。症见发热、汗出恶风、头胀痛、周身酸楚、鼻塞流黄涕、口干欲饮、咽喉红肿疼痛、咳嗽痰黄等，舌质红，苔薄白或薄黄，脉浮数。此为热病初起，邪在肺卫，属手太阴，法当辛凉解表，疏风透热。方取《温病条辨》银翘散加减。药用荆芥、淡豆豉、薄荷辛凉疏风；金银花、连翘、竹叶清热解毒，透邪外达；牛蒡子、桔梗轻宣肺气，所谓治上焦如羽是也；芦根、甘草甘淡生津。合而成为宣肺透邪，清解表热之方。此方之妙，以辛凉之剂，轻解上焦，不犯中下，无开门揖盗之弊，有轻以去实之能，用之得法，奏效显著。咳嗽较重痰多黄者，丁氏善用白前、佛耳草、鱼腥草、桃仁、杏仁、浙贝母、冬瓜子、瓜蒌等清肺止咳化痰；口干咽痛者，加玄参、马勃、蝉蜕、僵蚕增强消肿散结，散风清热之功，取效甚捷；口渴重者，重用芦根、天花粉；头痛重者，加桑叶、菊花、蔓荆子清利头目；若热不甚高，但见鼻塞身重、咽痛咳嗽等，可予桑菊饮辛凉宣肺；若肺气闭塞，痰鸣喘吼，胸高气促者，需辛凉开肺，用麻杏石甘汤救其急迫。

而至春夏之交，是湿热浸淫的季节。气温升高，雨湿较多，风邪偏轻，湿热之邪偏胜，以头胀如裹、身热缠绵、汗出而热不解、咳嗽不剧、胸闷腹胀、小便黄赤、大便秘结而濡滞、舌边尖有红刺、苔中黄或黄腻为主要证候。当用辛芳淡渗之法，上下分消。仿藿朴夏苓汤、三仁汤意化裁。药用制川朴、仙半夏、白豆蔻、藿香、佩兰、杏仁、茯苓、滑石、通草、生薏苡仁、陈皮等。若身热高壮，口渴神烦，宜轻清宣透、化湿清热为要，加入栀子豉汤之意，如清水豆卷、净蝉衣、焦山栀、净连翘等。

（二）夏季感冒，治宜宣化，顾护伤津

暑为六淫之一，暑主夏令。凡盛夏暑热之时，或行长途，或在田野，不辞劳苦而伤暑，即一般所谓中暑。《内经》谓："寒则皮肤急而腠理闭，暑则皮肤缓而腠理开"。故邪易入以从其合。大凡冒暑轻症，口鼻吸受暑气，暑邪袭卫，症见身热无汗、体若燔炭、头痛面赤、口干齿燥、小便短黄，舌质红，苔黄，脉浮数等。丁氏认为，暑病治疗上需注意其有两个特性，一是暑必挟湿，暑与普通火热之邪不同，夏月火土司令，天之暑热下迫，地之湿气上蒸，氤氲蒸腾，人在其中，最易感受湿热之邪。喻嘉言曾说："热蒸其湿是为暑，无湿但为干热而已，非暑也。"可见暑必挟湿。暑湿合邪，三焦翕受，最易壅塞气机，见发热、乏力、头脑昏重、胸痞纳少、恶心等症状。治宜选轻清芳淡之剂，如薛生白《温热病篇》之五叶芦根汤。药如薄荷、荷叶、枇杷叶轻宣肺气，辛凉涤暑；藿香、佩兰宣化湿浊，流畅气机；冬瓜子、芦根甘淡之品，叶氏所谓"驱湿热于下"是也。二是暑热最易耗气伤阴，暑为阳邪，其性属热属火，壮火食气，感受暑邪后多伤气分，气虚则卫外功能不足，腠理失密而汗易外泄，故阴分也易耗伤，症见身热心烦、尿黄口干而渴者，治宜清泄暑热，益气生津，用甘寒轻清之法，取王孟英清暑益气汤加减。药如西洋参、石斛、甘草、粳米益气生津；黄连、知母、竹叶、荷梗、西瓜翠衣清热涤暑。对热退身凉之后，气阴不足，症见倦语不思饮食、口干便难，舌红少苔有裂纹，脉濡软无力者，可予薛生白参麦茯神汤及人参乌梅汤加减。药如西洋参、茯神、鲜石斛、麦冬、生地、乌梅肉、甘草、木瓜、山药、莲子等。

又有暑月感寒一证，因避暑贪凉，触冒风寒或空调取凉，则内蕴暑湿，外感风寒。症见身热、头痛、项强、腰背酸痛、恶风寒、无汗等。治宜疏表散寒，涤暑化湿，方取吴氏新加香薷饮加减。药如香薷、银花、鲜扁豆花、厚朴、连翘。或予活人黄连香薷饮出入，药如香薷、黄连、厚朴等。此乃阳气为阴气所遏，故用香薷辛温，气味芳香，薛生白谓："用其香薷辛温以散阴邪而发越阳气。"此为治暑之良药。李时珍说："香薷夏月发汗之药，犹冬月之麻黄。"厚朴辛温苦降，暑必挟湿，治暑方中，每加厚朴，燥湿而除满，使暑热自离而易解。湿困卫表，身重少汗恶风，加清豆卷、藿香、佩兰芳香化湿宣表。或恣食瓜果生冷，啖冰饮冷，感受寒湿，则胸膈痞闷、脘腹胀满，或有呕吐或便溏或泄泻，可予藿香正气散或纯阳正气丸治疗。

（三）秋季感冒，须分温燥和凉燥

温燥者，壮类风热，症见发热头痛、咽干口燥、干咳无痰、或痰中带血、鼻干无涕，舌质红，苔薄少津，脉细数。当以辛凉甘润之法，方选吴氏桑杏汤。丁氏认为，夏热秋燥，伤及上焦气液，肺失清润，清肃弗肃，气上冲咳，干咳无痰，咽燥口干，舌红少苔，此方最为合辙。药选霜桑叶、薄荷、炒牛蒡、青蒿、沙参、金银花、连翘、滁菊花、杏仁、柿霜、西瓜翠衣、梨皮、甘蔗汁、白茅根、芦根等。方中桑叶清宣燥热，《本草经疏》云："桑叶，甘所以益血，寒所以凉血，甘寒相合，故下气而益阴。"银花、连翘辛凉解表，杏仁苦辛温润，宣利肺气，《医学启源》说"杏仁除肺中燥，治风燥在于膈"。沙参、梨皮清凉生津，养阴润燥。诸药配合，共奏辛凉宣肺，清润燥热之效。咽喉肿痛者加炒牛蒡子、蝉蜕、僵蚕以清利咽喉；口渴较甚者加芦根、沙参、麦冬以润燥生津；咯痰黄稠者加鱼腥草、黛蛤散、全瓜蒌、合欢皮止咳祛痰；痰中带血丝者，为燥伤肺络，加白茅根、茜草炭、花蕊石等。

凉燥者，形同风寒，初起头痛身热、恶寒无汗、鼻鸣而塞、唇燥咽干、干咳连声、胸满气逆、两胁窜痛、皮肤干痛，舌苔薄白而干，脉浮弦紧。《内经》中说"燥淫所胜，平以苦温"，治宜苦温平燥，辛以散风之法，以杏前葱豉汤或杏苏散相因而用。前者药选鲜葱白、淡豆豉、牛蒡子、杏仁、前胡、桔梗、苏子梗、紫菀、远志、橘红、枳壳、生姜等。前者用杏仁、前胡、枳壳温畅肺气，苏梗、橘红、葱白辛润疏解，豆豉和中发表，开发上焦抑郁；桔梗轻宣肺经气滞。后者以苏叶辛温，开宣肺气，发表解寒，行气宽中；杏仁润燥化痰，肃降肺气；前胡下气化痰，半夏、陈皮、茯苓燥湿化痰；桔梗、枳壳一开一降，开畅气机；生姜、大枣调和营卫。叶天士说："秋令感伤，恰值夏月发泄之后，其体质之虚实不同……若因寒凉外束，身热痰嗽，只宜葱豉汤，或苏梗、前胡、杏仁、枳、桔之属，仅一、二剂即可。"

又有肺燥脾湿一证，由长夏脾经蕴湿，至白露霜降时分，肺感燥邪，症见咽喉干痛、干咳连声、胁肋窜痛、大便溏泄，舌苔薄白而糙，脉形浮而无力者，治宜味辛体润之品宣畅肺气，芳淡之味宣化湿浊，药如紫苏叶、薄荷叶、炒牛蒡、蝉蜕、僵蚕、白豆蔻、薏苡仁、茯苓、六一散、荷叶。丁氏认为，从《易经》"水流淡，火就燥"着眼，燥既从火，最易劫烁津液。且秋令感伤，恰值夏令发泄之后，肺胃津液已伤，是以治外燥之大法燥伤卫分，只须味辛体润之品，轻剂开上；燥遏气分，须选辛滑流利之品，宣通三焦；燥入营血，开窍息风而外，最需滋液救焚；终以甘凉或咸寒，阴柔方药收功。

（四）冬季感冒，治宜辛温疏解

寒为冬季主气，为阴邪，易伤人阳气。严冬之时，感受风寒，主要症状是恶寒重、发热轻、头痛无汗、四肢酸痛、鼻塞声重、流清涕、咽痒、咳嗽痰稀色白，舌苔薄白，脉浮紧等。治之需予辛温解表，宣肺散寒之法。丁氏认为，南人腠理疏松，《肘后方》葱豉汤合杏苏散最合机宜。若发热无汗，头痛骨楚，希冀迅速表散，可加入柴胡、葛根，配以杏苏散，药如苏叶、半夏、茯苓、苦桔梗、枳壳、甘草、生姜、大枣、橘皮、杏仁等发散风寒，宣肺化痰。而北地寒冽亢燥，伤寒容易化燥，须辛温发汗中佐以甘润，可予羌苏达表汤，药如苏叶、羌活、防风、白芷、杏仁、橘红、生姜、茯苓皮等。以及活人葱豉汤，药如葱白、豆豉、麻黄、葛根等加减。若风寒暴束，肺气闭塞，气急鼻煽，非麻黄汤之辛温开肺，难以救其危厄。病势较轻者，可予《太平惠民和剂局方》三拗汤（麻黄、杏仁、甘草）或华盖散（麻黄、紫苏、杏仁、橘红、桑白皮、茯苓、甘草）合宜而用。

另冬有非时之暖，应寒而反温，天气温燥，吸收其气，复感冷风而发者，症状表现为发热头痛、微恶风寒、咽喉红肿疼痛、咳嗽、痰黏或黄、鼻塞黄涕、口渴喜饮，舌尖边红，苔薄白微黄，脉浮数，治法应以辛凉解表宣肺为主。《外台密要》引《删繁》香豉汤化裁，药如香豉、葱须、石膏、栀子、生姜、大青叶、升麻、芒硝等。此方外以葱须、香豉、升麻解肌升阳发表，内以石膏、栀子、芒硝等清热解毒泻下，恰是对症。

此外，如患者素有气虚、阴虚、血虚、阳虚等内伤基础，丁氏认为在虚体外感时，需扶正与祛邪并举，根据病情，采取不同的治疗方法，可令脏气调和，邪去内安。如素体气虚，感冒风寒，内有痰湿者，症见恶寒较重、或发热、热势不高、鼻塞流涕、头痛、汗出、倦怠乏力、气短、咳嗽咯痰无力，舌质淡，苔薄白，脉浮无力，治宜扶正达邪，辛芳疏透，利湿化痰，予参苏饮加减。气虚卫疏，触冒风寒之后，气虚不能托邪外达，可予人参败毒散益气发汗。阴虚津亏者，感受外邪，津液不能作汗外出，微恶风寒、少汗、身热、手足心热、头昏心烦、口干、干咳少痰、鼻塞流涕，舌红少苔，脉细数，治法为滋阴解表，方用加减葳蕤汤加减。阴伤明显，口渴心烦者，加沙参、麦冬、黄连、天花粉清润生津除烦。冬不藏精，寒邪深伏少阴，至春夏阳气发泄，伏气成温者，热入营血，劫烁真阴，见温毒发斑，神昏谵语，肝风煽动等症，予养阴托邪法，黑膏方加减。虚人风热，伏气生温，失血之后或产后阴血亏虚，感受外邪，症见头痛身热、微汗、无汗等症，予养血发汗法，葱白七味饮加减。少阴伤寒，元阳衰微，不能祛邪达表者，予麻黄附子细辛汤鼓荡阳气，托邪外达。

由上可见，外感虽说是一般小病，但其发病因各季节所感受外邪不同，体质不同，治疗还是比较复杂的。因此，对外感病辨证论治的正确与否，辨证用药合理与否，可防止疾病传变，直接关系到疾病的预后。

〔徐佩英，陆灏，陶枫等. 丁学屏教授治疗四季感冒经验. 中国中医急症，2012，21（6）：903.〕

第二节　经典验案点评分析

一、任继学治疗感冒案

导读：感冒外证虽在而病机已见于里，形成太少合病者，治疗切不可一味地解表和营卫，宜双解两阳，发表与和里兼而用之，方选柴胡桂枝各半汤加减，使表解里和则病可自愈。

案体：张某，男，49 岁，1989 年 9 月 27 日入院。患者因头痛、发热 1 周，经自服解热镇痛药以及银翘解毒丸不见好转而来诊治，门诊以感冒收住院。入院时患者微发热恶寒、肢节疼痛、脘腹满闷、恶心欲吐，舌质淡红，苔薄，脉微略数。医生诊断为风寒表证，投桂枝汤以调和营卫，予鲜竹沥水以降逆止呕，服 4 剂药后未效，请任氏会诊。任氏诊毕谓："此太少合病，可与柴桂各半汤治之"。处方：柴胡 10g，桂枝 7.5g，人参 10g，黄芩 10g，半夏 10g，甘草 7.5g，大枣 6 枚，生姜 3 片。每日 1 剂，水煎服。服药 6 剂，病告痊愈出院。

〔封婉君. 任继学医案四则. 吉林中医药，1990，（2）：8.〕

评析：太少合病者宜双解。任氏谓："此外证虽在而病机已见于里，非柴桂各半汤双解两阳而不能治之也"。盖此证属太阳病迁延日久，又误以桂枝汤失治，故投桂枝汤而不效。本例患者外感已 1 周，本当寒热退之，而今反见发热恶寒之表证，更见脘腹满闷之里证。表证虽不去但已轻，仅见微发热恶寒、肢节疼痛，里证虽已见但未甚，仅见脘腹满闷、恶心欲呕，可见部分邪气已由太阳传入少阳，形成太少并病之局。投桂枝之半以散太阳未尽之邪，取柴胡之半以解少阳微结之证，但因疾病迁延日久，邪气虽未解而正气已虚，故不减方中之人参。此发表与和里兼用之法，切中其发病机制，故而药到病除矣。

二、蒲辅周治疗感冒案

导读：感冒夹湿者在临床中并不少见，其治疗宜用疏解之法，同时还应注意根据病情的发展变化及时调整治法和处方用药，做到"法随证变，药从法立"，方能取得好的疗效。

案体：薛某，男，60 岁，1963 年 3 月 8 日初诊。患者感冒两周，尚发热，鼻塞流涕、咳嗽、咽痒且痛、大便干燥、小便正常，舌淡苔白黄腻，脉浮微数。病属感冒夹湿，治宜疏解。处方：苏叶 4.5g，杏仁 6g，桔梗 3g，炒枳壳 3g，前胡 3g，制香附 3g，陈皮 3g，炒莱菔子 4.5g，薄荷（后下）3g，荆芥 3g，甘草 1.5g，葱白（后下）3 寸。3 月 16 日二诊时，患者体温正常，咳嗽已止，咽已不痛痒，鼻塞减轻，流黄粘鼻涕，大便软、量少，秽苔未净，脉浮滑。病势虽减，外邪未尽，治宜疏解，兼理肠胃。处方：苏叶 6g，杏仁 6g，桔梗 3g，炒枳壳 4.5g，前胡 3g，制香附 4.5g，陈皮 3g，炒莱菔子 4.5g，僵蚕 4.5g，炒神曲 6g，甘草 1.5g，豆豉 9g，葱白（后下）3 寸。4 月 2 日三诊，患者药后鼻塞减，不流涕，食纳尚可，腹胀，大便不畅量少，秽苔未尽，脉沉滑。外邪已解，湿滞未尽，治宜和脾消滞，清利湿热。处方：炒苍术 6g，厚朴 6g，陈皮 4.5g，炙甘草 1.5g，法半夏 6g，藿香梗 6g，槟榔 4.5g，炒枳实 3g，大黄（后下）3g，炒神曲 6g，生姜 3 片。继用香砂平胃丸 3 袋，早晚各服 6g，白开水送服，调理而愈。

〔吴春华. 内科病名家验案精选. 北京：人民军医出版社，2008.〕

评析：感冒夹湿治宜疏解。本例患者感冒已两周，尚发热，苔黄腻，乃湿性黏腻缠绵不愈之故，证属感冒夹湿。蒲氏在治疗时根据《内经》"从外之内而盛于内者，先治其外而后调其内"的原则，初诊治以疏解，二诊疏解兼理肠胃，三诊外邪已解，湿滞未尽，故治以和脾利湿消滞之法，立法处方的层次和脉络比较清楚，切合疾病的演变，处方用药与病证相符合，故而病获痊愈。

三、裴沛然治疗感冒案

导读：感冒发热中医辨证属风寒阻遏卫分，郁而生热，肺气失宣者，治疗宜以辛温解表为法，不能恐其清热不足而助热有余畏用或慎用麻桂之品，只要证治相符，取效迅速。

案体：汪某，男，45 岁，1984 年 2 月 12 日初诊。患者近因劳累，体力困倦，又在旅途感受风寒，出现高热畏寒无汗，测体温 41℃。自服退热片等西药，虽曾汗出，但高热不退，并伴剧烈头痛、战粟恶寒、全身骨节酸痛、咳嗽口渴，苔薄腻，脉浮紧而数。证属风寒阻遏卫分，郁而生热，肺气失宣，治宜以辛温解表。处方：净麻黄、川桂枝、光杏仁、生甘草各 15 克，水煎服。服 1 剂后大汗出，体温降至 38℃，骨节疼痛已除，头痛畏寒明显改善。续服 2 剂后，高热全退，诸症悉除，共服 3 剂，病告痊愈，饮食起居均恢复正常。

〔裴端常. 裴沛然治疗临证验案拾遗. 辽宁中医杂志，2001，28（3）：139.〕

评析：麻黄汤同样治高热。感冒发热，临床每每可见，而本例患者为高热 41℃。在中医临床上，对于外感高热，多畏用或慎用麻桂之品，恐其清热不足而助热有余，或有伤正劫津之虑，多用银翘、桑菊等辛凉解表清热之方加减。裘氏认为本例患者畏寒、发热、无汗、头痛、骨节疼痛等主证，与《伤寒论》中麻黄汤证治合拍，遂以原方加减用之，并重其剂量，由于证治相符，药专力宏，故取效迅捷而明显，风寒得散，高热即退，肺气得宣，诸症悉散。以麻黄汤治高热，在外感高热的治疗上又增加了一个思路，并由此证明了金代张元素所谓"古方今病，不相能也"之说的贻误后人。

四、许玉山治疗感冒案

导读：风热感冒是感冒中最常见的一种中医证型，其治疗宜以辛凉解表，宣肺清热为原则，方选银翘散加减，只要及时治疗多能很快痊愈，鲜有病程迁延及转变为其他病证者。

案体：段某，男，26 岁。患者感冒两天，发热，微恶风寒，溱溱汗出，鼻塞涕浊，咽喉疼痛，头痛咳嗽，吐白痰，烦渴，舌苔薄黄，脉浮数。风热上受，侵犯肺卫，郁于肌表，故发热，微恶风寒；风热为阳邪，其性开泄，故汗出溱溱；风热上扰，故头痛咽痛，鼻塞流涕；肺失肃降，故咳嗽吐痰；热邪内扰，故见烦渴；外感风热，则见舌苔薄黄，脉浮数。临床诊断为感冒，辨证属风热型，治以辛凉解表，宣肺清热。处方：金银花 25g，连翘 12g，芦根 12g，桔梗 10g，炒牛蒡子 12g，麦冬 12g，菊花 10g，薄荷 9g，射干 9g，蝉蜕 9g，白僵蚕（炒）10g，黄芩 8g，赤芍 10g，甘草 5g。方中以金银花、连翘清热透邪；菊花、薄荷、蝉蜕疏风清热；桔梗、僵蚕、炒牛蒡子、射干清热散结，利咽止痛；黄芩泻肺火，清上焦热邪；恐热伤阴血，故以赤芍清血中之热；甘草清热解毒，合桔梗利咽止痛；麦冬、芦根清热生津。此例患者诊断明确，治法合理，用药得当，故服上方 2 剂，感冒即愈。

〔吴春华. 内科病名家验案精选. 北京：人民军医出版

社，2008.〕

评析：风热感冒临床多见。感冒虽有数端，但临床以外感风热者最为常见，体强或初得病者，一般发汗解表即愈。其间有气虚、血虚、阴虚、阳虚而患外感者，则当各司其属，或益气解表，或养血解表，或滋阴解表，或助阳解表，对症下药，治无不愈。风热感冒，如治失其宜，最易化火伤阴，或邪火内扰神明，致神昏谵语等，故当及时治疗，万勿延误。本例患者病属风热感冒，治以银翘散加减，1 剂知，2 剂愈，可见银翘散诚为风热感冒之良方。

五、刘祖贻治疗感冒案

导读：感冒为临床常见多发病，对于老年患者，还应注意体虚，治疗宜益气解表，攻补兼施，做到"法随证变，药从法立"。若失于调护，往往发生传变或入里化热，病情加重。

案体：孙某，女，86 岁，2006 年 8 月 26 日因鼻塞、流涕、咳嗽 5 天就诊。患者 5 天前受寒后开始出现畏寒、鼻塞、流涕，伴有咽痒、咳嗽、咯少量黄白色稠痰，舌质红，苔薄黄，脉浮滑。诊断为感冒，属于风寒束表犯肺证，治以解表散寒，宣肺止咳为法。处方：紫苏叶 10g，防风 10g，薄荷 10g，百部 10g，苦杏仁 10g。矮地茶 10g，金银花 10g，蝉蜕 10g，陈皮 10g，甘草 10g。取 2 剂，日 1 剂，水煎服。2006 年 8 月 28 日复诊时，患者自述药后咳嗽减轻，稍有鼻塞，查舌苔薄黄，脉细。考虑患者素体气虚，卫表不固，易外感，故宜益气解表，攻补兼施。处方：黄芪 15g，白术 10g，杏仁 10g，前胡 10g，辛夷 10g，苍耳子 10g，金银花 7g，矮地茶 10g，陈皮 10g，甘草 10g。取 5 剂，日 1 剂，水煎服。经治疗后症状消失，病告痊愈，随访感冒减少。

〔贺兴东，翁维良，姚乃礼. 当代名老中医典型医案集·内科分册. 北京：人民卫生出版社，2009.〕

评析：老年感冒注意体虚。此患者初诊辨证为风寒邪气较盛之实证，病位在表、在肺，治疗应以治标实为先，用药选轻宣之剂，一方面遵从"治上焦如羽，非轻不举"的治疗思想，另一方面考虑患者年事已高，不耐强攻。复诊时邪气已衰其大半，患者以"畏寒"为主，又易感冒，考虑为素体气虚、卫表不固所致，故投以攻、补兼施之剂，方用黄芪、白术配伍取玉屏风散之意以益气固表，加以杏仁、前胡、辛夷、苍耳子、金银花、矮地茶宣肺解表，化痰止咳，药证相符，故而效果满意。所谓"法随证变，药从法立"，前后两诊体现了中医学辨证论治思想和治疗学中因人制宜的辨证观。

六、朱建贵治疗感冒案

导读：辨证论治是中医的特色和优势，治病用药必需注意辨证。体虚感冒在老年人中较为多见，对于辨证属阳虚外感者，应以温阳解表为治法，切不可一味应用清热解毒之剂。

案体：患者，女 84 岁。平素畏寒怕冷，于 2005 年 8 月 7 日感冒，微恶风寒，不发热，鼻流清涕，干咳无痰，头晕头胀，自服感冒清热冲剂及银翘颗粒不效，失眠，大便秘结，小便正常。望其形瘦面色无华，舌质暗，中有裂纹，舌苔薄白，脉右寸稍浮。辨为阳虚外感。处方：熟地 12g，山药 12g，山萸肉 12g，丹皮 12g，茯苓 15g，泽泻 10g，附片 6g，肉桂 2g，杏仁 9g，厚朴 12g，苏叶 12g，肉苁蓉 15g，炒枣仁 20g，知母 12g。取 5 剂，水煎服。药后感冒愈。

〔李利荣. 朱建贵辨治感冒经验浅析. 北京中医，2007，26（3）：150.〕

评析：辨证论治彰显特色。辨证论治是中医治疗疾病的基本方法，选用中成药同样需要辨证。此例患者平素畏寒怕冷，感冒后微恶风寒，不发热，鼻流清涕，干咳无痰，头晕头胀，属体虚感冒之阳虚感冒无疑。患者不知辨证，一见感冒就自服感冒清热冲剂及银翘颗粒，不知上述两种中成药主要用于外感风热证，药不对证，当然难以取效。孙思邈《千金翼方·养老大例第三》中说："年少则阳气猛盛"，"年迈则气力稍微"，"人年五十以上，阳气日衰，损于日至"。患者耄耋之年，年老体弱，平素畏寒，可知其肾阳亏虚。经云："邪之所腠，其气必虚。"虽为夏月，仍易感受风寒之邪，治以金匮肾气丸温补肾阳，扶正祛邪，加杏仁、厚朴、苏叶宣肺解表，炒枣仁、知母以安神，肉苁蓉补肾阳、润肠通便。朱氏紧紧抓住患者肾阳亏虚的本质，虽为外感，亦不纯用发散解表剂，虽值盛夏，亦不避讳桂附之辈，可谓胆大心细。由于病机清楚，辨证准确，药证相符，故药到病除，彰显了中医辨证论治的重要性。

七、李辅仁治疗感冒案

导读：老年人外感之后，外邪极易入里而变生他证，早期治疗宜注重宣散，不可过早收敛，同时要注意顾护正气。外感风热证，当以疏风清热宣肺为治则，方用银翘散加减。

案体：万某，男，65岁，2006年4月21日初诊。患者既往有高血压病、冠心病、Ⅱ型糖尿病，4天前受凉后出现恶寒，发热，测体温38～39℃，遇风寒加重，伴头痛、咽痛、音哑、咳嗽、咯吐脓痰。风热之邪从口鼻而入，肺气闭郁，难司开阖，卫阳被遏，阳气不得温煦体表，则见畏寒；卫表之气不得宣通，则见头痛；素体有热（此患者常来就诊，熟知其既往体质，故可测其证型），加之卫表之气不畅，热邪闭郁，壅遏于咽喉，则见咽痛、音哑；咳吐脓痰亦为肺热之象。诊断为感冒（上呼吸道感染），属中医风热外感型，治以疏风清热，宣肺开音，方拟银翘散加减。处方：板蓝根15g，柴胡10g，薄荷（后下）5g，金银花20g，连翘10g，牛蒡子15g，桑白皮15g，菊花10g，白芷

10g，甘草3g，羚羊角粉（分冲）0.6g。取5剂，日1剂，水煎服。复诊时患者自述服药5剂后恶寒、头痛已止，体温逐渐下降至37.4℃，现咳嗽有痰、痰色淡绿、流浊涕，查舌质淡红，苔薄白，脉细滑数。治法改为散风清热，祛痰宣肺，方用施今墨气管炎丸加减。药物组成为：南沙参15g，炙白前15g，橘红10g，杏仁10g，炙前胡15g，金银花20g，茯苓30g，石斛10g，炙枇杷叶10g，防风10g，连翘10g，天花粉30g，太子参20g，枸杞子10g。再取5剂，日1剂，水煎服。3诊时患者自述又服药5剂，诸症状均明显减轻，守上方加减再服5剂，诸症状完全消失。考虑到患者素患糖尿病，今又值发热之后，气阴损伤，遂以益气滋阴润燥之方调养之。

〔贺兴东，翁维良，姚乃礼. 当代名老中医典型医案集·内科分册. 北京：人民卫生出版社，2009.〕

评析：注重宣散慎用收敛。外感邪气最易袭肺，尤其老年人肺脾气虚，卫外不固，邪气更易从咽喉口鼻而入，侵犯肺脏而致咳嗽咳痰，甚至喘促。故治疗外感，当注重宣肺，不可见咳止咳，早用过用收敛之品，成闭门留寇之患。后期当注意顾护正气，不可过用苦寒。本例患者初治时属外感风热证，以疏风清热宣肺为治则，方用银翘散加减，可谓方药对证，复诊时以咳嗽有痰、痰色淡绿、流浊涕，舌质淡红、苔薄白、脉细滑数为突出表现，治法改为散风清热、祛痰宣肺，方用施今墨气管炎丸加减，乃法随病变，后期以益气滋阴润燥之方调养，目的在于顾护正气。"观其脉证，知犯何逆，随证治之"，适时扶正的思维，为本病案的施治特点。

八、许建中治疗感冒案

导读：感冒有风寒、风热、暑湿诸多证型存在，发生于夏季者应注意考虑兼夹暑湿之邪，其治疗宜在一般辨证施治的基础上兼以祛湿，加用清解利湿之品，方能取得满意的疗效。

案体：洪某，女，17 岁，因头痛、间断发热 10 天，于 1991 年 8 月 9 日就诊。患者 10 天前因气候突然变化出现恶寒发热，测体温 37.5℃，鼻塞，流清涕，全身不适，曾到某医院就诊，确诊为感冒，服汤药症状不减，今来我院就诊。现患者呈急性病容，精神欠佳，咽痛，咳嗽，咯白痰，流涕，微恶寒，低热，头重痛，心烦，无汗，小便黄，大便正常，舌质红，苔薄黄，脉细数。测体温 37.6℃，两肺呼吸音稍弱，偶可闻及湿啰音，查血常规白细胞计数正常。外邪在表未解，郁而化热，则见咽痛，恶寒发热，心烦无汗，小便黄；夏令感冒多夹暑湿之邪，故见头重，舌苔微腻。综合脉症，属热邪内郁，夹有暑湿。诊断为感冒，辨证属风热犯肺夹暑湿型，治以祛风解表，解肌清热，兼以利湿，方拟柴葛解肌汤加减。处方：柴胡 10g，葛根 18g，黄芩 12g，赤芍 15g，白芍 15g，知母 12g，白蔻仁 10g，滑石 18g，菊花 12g，羌活 10g，白芷 10g，桔梗 10g，生石膏（先下）30g，川芎 10g，牛蒡子 12g，薄荷（后下）10g，连翘 12g。取 7 剂，日 1 剂，水煎服。嘱其同时避风寒，畅情志。复诊时患者自述服药 7 剂后精神较前明显好转，测体温正常，双肺呼吸音稍弱，未闻及干湿啰音，但仍稍有咳嗽。效不更方，在上方的基础上加前胡 12g，款冬花 15g，继续服用。连服 7 剂，诸症俱失。

〔贺兴东，翁维良，姚乃礼. 当代名老中医典型医案集·内科分册. 北京：人民卫生出版社，2009.〕

评析：夏季感冒注意祛湿。感冒发生于夏季，考虑病夹暑邪，治疗兼以祛湿疗效较好。暑季感冒，因暑湿之邪粘滞难愈，常常较平素病程延长，呈表邪未解，内热难除之证候。此例患者注重暑季感冒治疗在一般辨证施治的基础上加用清解利湿之品，方用柴葛解肌汤解肌清热，桔梗、牛蒡子、知母、薄荷、连翘外解表邪兼清肺热，白蔻仁、滑石清解利湿，全方共奏祛风除湿，解肌清热之功，切中暑湿感冒之发病机制，故而药到病除。

九、李继昌治疗感冒案

导读：患者病属外感风寒夹湿，误作湿温给予渗利清里之剂治疗，致使表证未罢邪入少阴，之后从温助少阴之里而祛太阳未罢之寒入手治疗，观其脉证，随机应变，疗效满意。

案体：孙某之孙，男，16 岁，因高热五日不退而邀余往诊。据云初病起于风寒，因误作湿温而服三仁汤加石膏 1 剂，以致病势转增。诊视患者，恶寒发热、无汗、头身痛、四肢酸楚、神志迷蒙、肢冷，舌质淡，苔薄白，脉沉紧。此属伤寒失汗，误用渗利清里，导邪入于少阴而太阳之邪未罢之候。当即投以麻黄附子细辛汤加味一剂，从温助少阴之里而祛太阳未罢之寒。处方：麻黄 6g，附片（开水先煎透）30g，细辛 6g，甘草 3g，生姜 2 片，大枣 2 枚。二诊：上方服后，夜间烦热加剧，继则得汗而热退，头身疼痛亦觉减轻，唯肢冷脉弱，大便微溏，此为太阳表寒已解，少阴里寒未罢，阳气未复，兼有水湿之故，以真武汤继治。处方：附片（开水先煎透）30g，茯苓 18g，白术 9g，杭芍 9g，生姜三片。三诊：上方服 1 剂后各症均减，手温思食，二便正常，仍觉精神倦怠，此阳气渐复，故守上方以干姜 9g 易生姜，以助其回阳温里之力，连服 2 剂。四诊：各症均解，脉和神复，以补中益气汤调理善后。处方：生黄芪 15g，潞党参 12g，白术 9g，当归 9g，炙柴胡 3g，陈皮 3g，炙升麻 3g，炙甘草 3g，生姜 3 片，大枣 2 枚。

〔李继昌. 李继昌医案. 昆明：云南人民出版社，1978.〕

评析：注意辨明病之兼挟。病常有兼挟，感冒也一样，外感风寒夹湿者，其治当以发汗解表，佐以化湿为法。若不注意辨明其兼挟，外感风寒夹湿误作湿温，给予渗利清里之剂治疗，显然属于辨治失误。此例患者外感风寒兼挟有湿，法当发汗解表，佐以化湿。前医不辨表里，误作湿温，错以渗利清里，导致邪入少阴，而表证未罢。李氏初用麻黄附子细辛汤加味以救药误，恰到好处，故药后邪从汗解，热退症减。然外邪虽解，而阳气未复，又兼水湿，易方真武，温阳利水，此随机应变也，终以补中益气调理而愈。此案的治疗说明，辨证论治，"观其脉证，知犯何逆，随证治之"，方能取得好的疗效。

十、李辅仁治疗感冒案

导读："没有内热，则没有外感"，感冒发热因于表里失和者临床中常可见到，对于此类患者，不可单纯解表发散，应以"通里和卫"为治则，选用清解散加减治疗，效果不错。

案体：某患者，男，86 岁，因持续发热，伴恶风 2 周余就诊。患者平素嗜食辛辣厚味，大便干结，2 周前因受凉出现发热、怕冷、咽痛、微咳，即到医院就诊，查血常规白细胞不高，胸部透视未见异常，医生给予治疗感冒的中西药，配合抗生素，曾服中药汤剂近十天，效果不明显。李老师诊治，认为患者年事已高，慎用发散。观其舌苔黄厚腻，知其内热甚，表里失和，予清解散加酒大黄 5g。处方：金银花 20~30g，炙麻黄 3g，枳壳 10g，全瓜蒌 20g，荆芥 10g，防风 10g，柴胡 10g，薄荷（后下）5g，杏仁 10g，桔梗 10g，生甘草 3g，酒大黄 5g。仅服 1 剂，便通热退。连服 3 剂，病趋痊愈。

〔史学军，衣胜荣，刘震. 李辅仁教授治疗呼吸系统疾病用药经验浅谈. 中国中药杂志，2000，25（11）：701.〕

评析：通里和卫独具特色。外感之邪虽有风寒暑湿热之不同，但能随机体阴阳寒热虚实而转变。随着人们生活水平的提高，饮食、七情六欲均易内生郁热。一般来说，内热都偏盛，所以当今以风热感冒为多。李氏提出了"没有内热，则没有外感"的独到论断，认为里气不和，则外（卫）气不固，内热不清，则外气难调,制定独具特色的"通里和卫"治则。李氏一再强调不同时代赋予疾病以不同内容,治疗上也应随机应变。本例患者舌苔黄厚腻,内热甚,表里失和,李氏予清解散加酒大黄,方药对证,故而药到病除。李氏认为,外感之邪,一靠解表汗出而散,一靠宣肺清热而解,故解表发汗多用柴胡、荆芥、银花、防风、大青叶等,宣肺散热多用炙麻黄、杏仁、桔梗等。清肺热选苇根、茅根、生石膏、羚羊角粉、黄芩,通里选用瓜蒌、枳实或酒大黄等。李氏根据多年的临床经验,自拟了"清解散",其药物组成为金银花20~30g,炙麻黄3g,枳壳10g,全瓜蒌20g,荆芥10g,防风10g,柴胡10g,薄荷(后下)5g,杏仁10g,桔梗10g,生甘草3g。采用清解散酌情加减治疗感冒发热,疗效满意。由上不难看出,治疗感冒不能停留在单纯发汗解表上,因于表里失和者也不少见,治疗应做到随机应变,重视"通里和卫"治则的应用。

十一、陈松筠治疗感冒案

导读:感冒以风邪为主因,常因季节不同与其当令之时气合而伤人,但严寒之季何尝不患温病,暑夏之时何尝不感风寒,临证需做到知常达变,此案即属夏季风寒两感之感冒。

案体:邓某,女,15岁。患者6月乘凉露宿,感受风寒,先治未见效,3天后寒热更重,住院治疗。诊时患者恶寒发热、无汗、面色绯红、烦躁嗔怒、头身疼痛、乍有轻时,查舌苔薄白微黄不燥,脉浮紧而数。诊断为感冒,属于太阳病风寒两感之重证,治宜发汗解肌,表里两解。处方:麻黄7g,桂枝7g,杏仁10g,石膏30g,甘草3g,生姜3片,大枣3枚。上方服用2剂,已得微汗,恶寒发热、烦躁、身痛等症状俱减轻。因有人以为时值暑夏,主张将葛根、防风代替麻黄、桂枝,以求稳当。遂午前进药1剂,午后2小时诸症状复起,恶寒发热更张。知为不当,仍遵照前法治疗，3 日后痊愈。

〔湖南省中医药研究所. 湖南省老中医医案选. 长沙：湖南科学技术出版社，1980.〕

评析：不拘时令知常达变。感冒为六淫时行病毒侵袭人体引起的外感疾病，以风邪为主因，常因季节不同与其他当令之时气合而伤人，如冬季多属风寒，春季多属风热，夏季多夹暑湿，秋季多兼燥气等。但临证选方用药，也不必过于拘泥时令，要以整体观念、辨证论治为指导原则。严寒之季，何尝不患温病，暑夏之时何尝不感风寒，至于白虎忌秋冬、麻桂忌春夏，诸如此说，乃概言之。临证时不拘泥于时令，仔细分析，做到知常达变，才能避免诊断和治疗用药上的偏差，取得好的治疗效果。

十二、孙允中治疗感冒案

导读："有一分恶寒，便有一分表证"，表证存在治当发表，不可妄投清里之剂。患者病属风寒表证，因治疗不当致太阳表邪未解转入少阳，后以和解表里之法治之，病告痊愈。

案体：许某，女，81 岁，华侨，1975 年 5 月 9 日初诊。患者归国观光，行至香港，偶感风寒，头痛，咳嗽，抵沈阳后因洗澡受凉，始见发热，经用抗生素和白虎汤合治病势不减。寒热往来，咳喘痰稠，胃脘饱胀，口苦咽干，呃逆，便溏，舌质淡红，苔黄白相间，左脉细数，右脉弦数。此为太阳表邪未解，转入少阳，法当和解表里。处方：柴胡 10g，黄芩 10g，半夏 10g，白人参 10g，生姜 3 片，大枣 5 枚，瓜蒌 15g，桔梗 10g，枳壳 10g，杏仁 15g，桑叶 10g，桑皮 10g，紫菀 10g，金银花 15g，甘草 7.5g。取 3 剂，水煎服。5 月 12 日二诊，患者热退神清，纳食转佳，喘咳渐轻，二便如常，仍宗原方加焦槟榔 15g，羚羊角（单煎，另兑）0.5g。3 剂而安。

〔张英远. 孙允中临证实践录. 沈阳：辽宁人民出版

社，1981.〕

评析：和解表里较为常用。拘泥于西医病毒感染之认识，一见感冒就用清热解毒之清里剂，致使太阳表邪未解转入少阳者，在临床中较为多见，其治疗宜以和解表里为法。本例患者恶寒发热，头痛，病起于外感风寒，复因洗澡受凉重感，病在表，治当辛温发表散寒，前医却误认为里热证而妄投清里之剂，用抗生素和白虎汤大寒之剂清热，引邪入里，幸未酿成冰伏。以其现症见寒热往来、口苦、咽干、呃逆、苔白黄相兼，知邪在半表半里，故投小柴胡汤加减而取效。"有一分恶寒，便有一分表证"，表证存在，治当发表，不可妄投清里之剂。风寒表证早投白虎汤，胃阳被抑，故见胃脘饱胀、呃逆、便溏等症，于和解方中加紫菀、枳壳、焦槟榔芳化导滞，对加速感冒速愈，其作用不可低估。倘若置中焦症状于不顾，必转化它证，拖长病程，此顾护胃气对提高疗效之作用应予以足够重视。

第二章　慢性支气管炎

　　慢性支气管炎是指由于感染和非感染因素引起的气管、支气管黏膜及其周围组织的慢性非特异性炎症。据调查，我国人口中慢性支气管炎的患病率为 3%～5%，随着年龄的增长，患病率有逐渐递增之势，50 岁以上者可达 15% 左右。北方患病率高于南方，农村高于城市，工矿地区因污染严重患病率也较高，吸烟者患病率远高于不吸烟者。慢性支气管炎初期症状轻浅而不易引起重视，待病变持续进展并发展成为阻塞性肺气肿以至肺源性心脏病时，治疗效果往往欠佳，严重危害着人们的健康，因此积极开展对慢性支气管炎的早期防治具有重要的意义。

　　慢性支气管炎病程较长，临床表现多种多样，以咳嗽、咳痰或伴有喘息及反复发作的慢性过程为特征，每年病情发作至少持续 3 个月，并连续 2 年以上，属中医学"咳嗽"、"喘证"等的范畴。中医认为慢性支气管炎的病位主要在肺，其发病原因有外感和内伤两个方面，多因脏腑功能失调、肺虚卫外不固，以及感受外来之邪，致使肺、脾、肾三脏功能失调，肺失清肃，壅遏不宣，肺气上逆所致。慢性支气管炎的辨证宜根据急性发作期、慢性迁延期以及缓解期等的不同，首当分清外感与内伤，辨明属虚、属实以及虚实夹杂，之后再辨出证型所在。

　　对于慢性支气管炎的治疗，应谨守病机，辨证立法，发作期重在治肺，缓解期重在调理肺脾肾，加强缓解期的治疗是中医治疗慢性支气管炎的优势所在。对实证患者，应以祛邪为主，使邪祛则正安；对于虚证患者，应扶正与祛邪并施，在扶助正气的基础上佐以祛邪。

第一节　中医名家辨治经验

一、高复安辨治慢性支气管炎经验

高复安长期从事老年医学研究，其学验俱丰，尤其擅长辨证治疗老年性慢性支气管炎，临证强调补肺益肾，治病求本，治肺从脾，培土生金，化痰祛瘀，标本兼顾。

（一）补肺益肾，治病求本

老年慢性支气管炎属中医"内伤咳嗽"、"痰饮"、"喘证"等的范畴。老年人元气渐衰，肺脾肾不足，既易滋生痰饮，又易感受外邪，导致肺失宣肃而咳嗽不已。高氏认为究其病之根本，主要还在于肺肾亏虚。《景岳全书》中说："凡内伤之嗽，必皆本于阴分，何为阴分，五脏之精气是也，然五脏皆有精气，而惟肾为元精之本，肺为元气之主……肺肾俱病则他脏不免矣。"肺与肾乃金水之脏，肺为气之主，肾为气之根，病则可彼此影响，互为因果。久咳不愈伤肺，肺气日虚，母病及子，病则由肺传肾，导致肾也亏虚，肾虚水泛，为痰为饮，上阻于肺，又致咳嗽不已。最终必致肺肾俱虚，宣降摄纳失司，咳喘繁剧，缠绵难愈，这是老年慢性支气管炎的基本病机特点。高氏强调"治病必求其本"，故补肺益肾为其治疗该病的基本原则，即使在急性发作期，也不能仅仅是见痰化痰、见喘平喘，而应标本兼顾，扶正祛邪。临床上常用的药物有人参、麦冬、五味子、熟地、山药、山萸肉、补骨脂、蛤蚧、冬虫夏草等。久咳久喘，耗气伤阴，高氏常用生脉散，特别是五味子，在所必用，谓其"既主益气，又善敛阴，补肺滋肾，平喘止咳，不可或缺"。肾阴虚者用熟地、山药、山萸肉；肾阳虚者用制附子、肉桂、补骨脂等。兼风寒加荆芥、防风；兼风热加桑叶、菊花；有寒饮加细辛、干姜；有热痰加川贝母、鱼腥草；咳重加杏仁、款冬花；痰多加半夏、葶苈子；喘甚加黑锡丹；神疲肢软，纳呆便溏者，加党参、白术、炙甘草益气健脾。

（二）治肺从脾，培土生金

高氏对老年慢性支气管炎的治疗，虽重视肺肾两脏，但从未忽略脾虚这一重要因素。脾胃乃后天之本，气血生化之源，若脾失健运，水谷既不能化为精微上输以养肺气，也不能下输以滋肾元，反而聚为痰浊，上贮于肺，肺气壅塞则上逆为咳。由此可见脾虚对本病之邪实与正虚两个方面均有重要影响，尤其是后者，高氏认为是老年慢性支气管炎积年久咳，迁延难愈的一个重要因素。临床上老年慢性支气管炎患者常常见有少气懒言，倦怠乏力，脘闷纳呆，大便溏薄等脾胃虚弱的症状，高氏强调脾虚在老年人诸脏亏虚中的重要地位，常谓脾胃一虚，则四脏无所受益，机体防御功能减弱，百病易生。肺之与脾，子母相依，若脾虚不能散精归肺，则肺气先绝生化之源，此即肺最先受病。由于肺气的强弱在一定程度上取决于脾胃的盛衰，因此对一些久咳不愈的患者，采用治肺从脾，培土生金的方法，常可获得满意的疗效。临床上，高氏常用六君子汤、参苓白术散等方化裁，气虚明显者加炙黄芪，胸闷呕恶者加代赭石、旋覆花，食欲不振者加谷芽、麦芽，咳嗽甚者加杏仁、百部，痰多者加莱菔子、冬瓜仁，痰湿化热者加黄芩、鱼腥草，伴有浮肿者加猪苓、大腹皮，动则气喘者加补骨脂、菟丝子。

（三）化痰祛瘀，标本兼顾

虽然老年慢性支气管炎患者久病为虚，但临床上单纯的虚证少见，而常为虚中夹实，出现痰、热、湿、瘀等见证。高氏强调补虚不忘邪实，不仅仅是对处于急性发作期或慢性迁延期的患者而言，即使是处于缓解期，在以扶正固本为主治疗的同时，还应化痰祛瘀，标本兼顾。高氏认为老年慢性支气管炎患者经过治疗虽然病情得以缓解，但毕竟是积年久咳，其肺络深部之痰一时难以尽除，痰浊郁久则化热，热伤肺络，导致瘀血内生。此外，痰浊不化，阻碍气机，也会使血行不利，产生瘀血。由此可见，痰热与瘀血是导致本病反复发作，并可能进一步发展为肺胀的两个重要的病理因素。鉴于老年慢性支气管炎的这些特点，结合自己长期的临床经验，高氏自制固本咳喘胶囊，主要用于慢性支气管炎缓解期以及肺气肿等病的治疗，药物组成为人参、蛤蚧、冬虫夏草、川贝母和三七。该方特点是肺、脾、肾俱补，痰与瘀同治。方中人参大补元气，补脾益肺，生津安神，为治疗肺脾两虚病证的要药，对老年人元气亏虚更为适宜；蛤蚧入肺肾二经，具有补肺益肾，定喘止嗽的功效；《本草从新》谓冬虫夏草"保肺益肾，止血化痰，止劳嗽"，三药合用，可谓固本而无虞。川贝母与三七清肺化痰，活血祛瘀，二药合用以治标。川贝母入肺经，性凉而甘，兼有润肺之功；三七善化瘀血，又能止血妄行，对热灼金伤者尤为适宜。经大量临床观察，固本咳喘胶囊能预防感冒，减少老年慢性支气管炎复发，减轻咳、痰、喘症状，明显延长缓解期。

〔高健. 高复安治疗老年慢性支气管炎经验. 陕西中医，1999，20（3）：121.〕

二、曹世宏辨治慢性支气管炎经验

曹世宏治疗慢性支气管炎，不囿于外感内伤之辨证常规，根据邪正虚实的主次及病程演变的不同阶段，借鉴现代医学的分期标准，将慢性支气管炎分为急性发作期、慢性迁延期和临床缓解期进行辨证治疗，同时注意把培土生金贯彻辨治之始终，其疗效满意。

（一）分期辨治

曹氏将慢性支气管炎分为急性发作期、慢性迁延期和临床缓解期进行辨证治疗，在 1 周之内出现咳、痰、喘明显症状者为急性发作期。有不同程度的咳、痰、喘症状，迁延 1 月以上者为慢性迁延期。经治疗或自然缓解，症状基本消失或偶有轻微咳嗽咯痰，持续 2 月以上者为临床缓解期。分期辨治便于把握病机重点，采取针对性的治疗措施，充分体现其中西汇通的学术思想。

1. 急性发作期　曹氏认为急性发作期邪实正虚，问题的关键在邪实，病位主要在肺。病机或因痰热蕴肺，或因痰湿阻肺，或因饮邪犯肺，皆致肺失肃降，壅遏不宣而发为本病。治疗宗"急则治其标"为原则，以祛邪为法。

症见咳嗽气急喘促，喉中痰鸣漉漉，痰多色黄质黏，咯吐不爽，有热腥味或夹血，舌质红，苔黄腻，脉滑数者，多为痰热蕴肺。治疗重在清肺化痰，方选桑白皮汤加味。药用蒸百部、桑白皮、黛蛤散、黄芩、全瓜蒌、广郁金、苍术、白术、杏仁、南沙参、麦冬、川百合。兼喘息甚者，酌加干地龙、僵蚕、紫石英纳气平喘；兼鼻塞不通者，酌加辛夷花、苍耳子辛香开窍。肺微循环障碍是慢性肺系疾病常见的病理变化，诸多研究结果表明，养阴药能改善肺局部微循环，促进炎症的吸收，故曹氏常适当应用之。

症见咳嗽反复发作，咳声重浊，咯痰色白或带灰质黏稠成块，量多，痰出嗽平，伴胸闷脘痞，纳少便溏，舌质红，苔白腻，脉濡滑者，为痰湿蕴肺。治宜燥湿化痰，方选二陈汤、三子养亲汤加味。药用陈皮、半夏、苏子、莱菔子、川厚朴、苍术、白芥子、茯苓。若病久脾虚，神倦乏力者，酌加党参、白术、怀山药、炙甘草益气健脾；若寒痰甚，怕冷，痰白黏如沫者，酌加砂仁、草果芳香燥湿。

症见咳嗽喘息不得卧，咯痰色白或透明，质稀呈泡沫状，量少，恶寒背冷，舌质淡红，苔薄白，脉浮紧者，为饮邪犯肺。治宜温肺化饮，方选小青龙汤加减。药用麻黄、桂枝、干姜、五味子、半夏、白芍、茯苓、苍术、白术。若饮邪较甚，喘咳不得息者，酌加桑白皮、苏子、葶苈子泻肺平喘；若痰饮久郁化为痰热，耗伤阴津，咯痰稠厚，口干咽燥，舌质红少津，脉细滑数者，酌加麦冬、瓜蒌、贝母养肺生津，清化痰热。

2. **慢性迁延期** 曹氏认为慢性迁延期乃正虚邪恋，肺脾气虚，痰浊内蕴，治疗当宗标本兼治之法。此期见脾虚湿盛证，与急性发作期的痰湿蕴肺证表现相似，但病程迁延逾月，正气稍振，但尚不足以胜邪，治宜健脾化痰，方选杏苏二陈汤、六君子汤加减。药用苏子、杏仁、陈皮、半夏、党参、白术、茯苓。若痰浊较甚，酌加鱼腥草、冬瓜仁、金荞麦化痰泄浊；若脘痞纳呆，酌加厚朴、苍术行气运脾。

3. **临床缓解期** 曹氏认为本期病理特点为邪去正未复，遵循缓则治本之原则，以扶正固本为法，促进机体虚损脏器功能的恢复。临床多见肺脾两虚证，症见咳嗽，痰多色白质烯，面白神疲，少气懒言，舌质红，苔薄白，脉弱，治宜补肺健脾，方选参苓白术散、补肺汤加减。药用党参、黄芪、熟地、紫菀、山药、白术、陈皮、半夏、茯苓、甘草。若自汗多易感冒者，酌加玉屏风散以疏风邪实腠理；肺脾久虚必及于肾，出现呼多吸少，动则益甚者，酌加五味子、僵蚕、紫石英、冬虫夏草纳气平喘。本期需长期服药巩固，服汤剂不便者，可选参苓白术散、六味地黄丸、金水宝等成药补益肺肾。除药物治疗外，曹氏还提倡食疗，创"百合薏仁莲子羹"，收效明显。

（二）培土生金贯彻辨治之始终

痰既是引发慢性支气管炎的病理因素，又是慢性支气管炎发展的必然病理产物。曹氏认为治痰不治脾，非其治也。故其在3期辨证施治过程中都兼顾实脾。在众多健脾药中，曹氏多苍术、白术并用，燥运结合，符合脾喜燥而恶湿、主运化之生理特点。

〔孙燕妮. 曹世宏教授治疗慢性支气管炎的经验. 南京中医

药大学学报，1999，15（5）：317.〕

三、王有奎辨治慢性支气管炎经验

王有奎临床经验丰富，善于参照现代医学的观点，坚持中医特色，开拓创新，对治疗呼吸疾病颇有建树，在治疗慢性支气管炎方面积累有丰富的经验，其疗效显著。

（一）病因病机

慢性支气管炎属中医学内伤咳嗽范畴。王氏认为慢性支气管炎虽以咳嗽、咳痰为主症，但肺气虚是多年不愈、反复发作之关键。痰的产生是由肺失宣通肃降、不能散布津液，或脾失运化、水湿内停而凝聚所致。痰浊形成后又成为致病因素，为病毒、细菌生存繁殖之地，是产生炎症之源。气道中痰浊遇六淫之邪的触发，则引起病毒、细菌活跃，促使炎症发作。所以滞留气道之痰浊不除，炎症不清，慢性支气管炎就难以痊愈。痰浊不仅是本病迁延不愈之源，而且还是致病之标，治标不治本，已生之痰即便消除，新痰仍不断滋生，故祛痰同时须补益脾肺，以杜绝生痰之源。痰浊消除，肺气清肃，宣通肃降功能得以恢复，则咳嗽愈。

（二）辨证论治

1. 益气养阴，利痰止咳　慢性支气管炎常见阴虚肺燥。症见早晚咳嗽较重，痰少不利，咽干而痒，口干欲饮，或兼少气，呼吸无力，舌苔薄白，脉缓或细。此乃咳嗽日久，耗伤肺之气阴。此类咳嗽关键在于阴虚肺燥所致燥痰，虽量少但黏滞难咯，故需用力咳嗽，才能咳出少量黏痰，使咳嗽得以暂缓。王氏常重用麦冬、天花粉养阴生津，既可滋养肺胃之阴，缓解咽干咽痒、口渴欲饮症，又能稀释痰液，使之易于咯出；冬瓜仁利痰，使气道中痰液爽利咳出，缓解咳嗽；润肺止咳首选款冬花、百部，滋阴止咳选知母，使咳嗽迅速缓解。本病患者虽咳嗽多年，但呼吸无力等虚象并不明显，医者易忽略，王氏认为咳嗽日久必伤肺气，即使患者虚象不明显，也必用党参补肺气，五味子收敛肺气，以求治本。常用经验方润肺汤治疗，屡有效验。方药组成为桑白皮、款冬花、知母、五味子各12g，天花粉、冬瓜仁、党参各24g。每日1剂，水煎服。一般10剂可痊愈。

2. 健脾益气，祛痰止咳　慢性支气管炎多因脾虚运化失常，水湿停聚成痰上输于肺所致。表现为咳嗽，痰多，胸闷，咯痰爽利，晨起即咳嗽，咯痰频繁，咳出大量痰涎后，胸闷、咳嗽即可缓解，伴食少气短，倦怠无力，脘腹胀满，大便溏，舌苔薄白，脉缓。证属脾虚痰盛，此痰属湿痰范畴，王氏治疗此类咳嗽每以六君子汤加味。方中以法半夏、陈皮、茯苓化痰；党参、白术、甘草健脾益气，杜绝生痰之源；酌加紫菀、款冬花祛痰止咳。背部发凉，甚或恶寒者加干姜；脘腹胀满者加木香、厚朴；消化不良者加枳实；不思饮食、舌苔腻者加砂仁。

3. 补益肺卫，化痰止咳　慢性支气管炎患者，常年咳嗽，与季节无关，遇风加重，且经常感冒，每感冒则导致咳嗽加重，平素倦怠无力，自汗，身冷畏寒，舌苔薄白，脉虚。王氏对肺卫气虚者，常用补肺汤加减治疗，疗效显著。方药组成为黄芪、党参各24g，五味子12g，桑白皮、紫菀各15g，防风10g。痰多咳嗽重者加款冬花；身冷畏寒者加桂枝、白芍；自汗者加白术、浮小麦。

4. 宣肺化痰，止咳平喘　喘息型慢性支气管炎，除咳嗽、咳痰外，还有气喘，并见胸闷，气短，痰多，咯痰不爽，少气无力，舌苔薄白，脉弦。王氏认为此型是痰气郁结，日久致虚所致，治以定喘汤加减。方药组成为炙麻黄9g，款冬花12g，苦杏仁、紫菀、桑白皮、白前各15g，紫苏子18g，冬瓜仁、党参各30g。方中以炙麻黄、苦杏仁宣降肺气，止咳平喘；紫菀、款冬花、白前、紫苏子、桑白皮化痰止咳，肃降肺气而平喘；冬瓜仁利痰，清肃气道，使痰涎爽利排出；党参补益肺气，增强肺宣通肃降之功。

5. 清热解毒，化痰止咳　慢性支气管炎急性感染期，常表现为痰热壅肺，症见痰黄或黄白相兼，量多，黏稠，咯吐不爽，咳嗽，气粗急促，胸闷，或兼身热，舌苔黄腻，脉数。王氏每以清金化痰汤加减。方药组成为黄芩、浙贝母、天花粉、前胡、枳壳、知母各15g，鱼腥草、冬瓜仁各30g，桔梗12g，瓜蒌18g。方中黄芩、鱼腥草清解肺中之热毒，而消除感染；前胡、浙贝母、瓜蒌清热化痰；知母清热养阴止咳；天花粉、冬瓜仁利痰除痰。待感染得以控制，再根据其症状表现，予以辨证分型治疗。

〔陈火花. 王有奎主任医师治疗慢性支气管炎经验介绍. 新中医，2006，38（9）：17.〕

四、高辉远辨治慢性支气管炎经验

高辉远从事中医临床、教学和科研工作数十年，对慢性支气管炎的治疗颇多心得，临证强调新感引动伏痰者当先祛痰宣肺，正虚邪恋缠绵者法宜标本兼顾，病缓标实已平者重在扶正固本。

（一）新感引动伏痰，当先祛痰宣肺

肺位于胸中，为五脏之华盖，又为娇脏，性喜清肃，外合皮毛，最易感受外邪的侵袭。《内经》曰："诸气膹郁，皆属于肺。"膹为气上逆而喘，郁为闭塞。高氏认为慢性支气管炎有反复咳、痰、喘，尤以痰潜伏肺家是其发病基础。由于人体正气不足，卫外不固，气候稍变或寒冷，乘虚袭人之客邪，肺又首当其冲，新感引动伏痰，如此内外合邪，郁遏太阴，咳喘之痰因此诱发或转甚者屡见不鲜。故其主要表现为咳嗽、咯痰、痰多，气喘，或有发热恶寒，临证必须根据痰之色质、苔、脉等辨其寒热。寒痰宜温化，热痰宜清化。但治疗大法总不离乎祛痰宣肺，此时大忌敛肺止咳，以防闭门留寇。若是年老素体亏虚者，因其脏腑痿瘁，故宣肺不可太过，以免损伤正气。

高氏认为，临证不论何种咳嗽咯痰，只要是恶寒发热，咳嗽流清涕，痰白而稀，舌苔薄或白腻，脉浮或浮紧，便是寒痰阻肺的证候，宜鞠通杏苏散主之。方中苏叶发散风寒，前胡宣肺化痰，杏仁、桔梗、枳壳理肺降气，法半夏、陈皮、茯苓化痰理气，甘草调和诸药，生姜、大枣和营卫，使其表解痰化，肺畅气调，诸证可愈。若体素气虚，客伤风寒，内有痰饮，咳嗽痰多，头痛鼻塞，胸膈满闷，舌苔白，脉浮而虚者，可与参苏饮，以补气化痰。长期伏痰必从热化，症如咳嗽气急，咯痰黄稠，胸膈满闷，口苦口干，舌质红，苔黄，脉滑数等。其治宜清热化痰，清热化痰之方以清气化痰丸与温胆汤化裁最为合拍。若胸满痰阻，咳嗽吐痰腥臭，可予千金苇茎汤加桔梗、桑白皮、前胡，以取疏泄，导邪外出，病易解也。

（二）正虚邪恋缠绵，法宜标本兼顾

慢性支气管炎，病情既不能缓解痊愈，又未表现急性发作状态，然始终纠缠不愈者，此为慢性迁延期，属正虚邪恋之证。临床可见外邪客肺和痰浊壅肺的标实证，又有肺脾肾不足的本虚证。正如《内经》所云："肺不伤不咳，脾不伤不久咳，肾不伤不喘。"因久咳伤肺，肺主气，气虚则藩篱不固，卫气不能抗御外邪，久之脾气亦虚，肺虚生湿，湿盛生痰，痰气上逆，致肺失宣降，则咳嗽痰多，故有"脾为生痰之源，肺为贮痰之器"之说。如此久咳不已，终必及肾，肾虚则气不受纳，气喘不接，或肾阴不足，内热灼津生痰，此乃慢性支气管炎发展变化的基本规律。

高氏认为，久罹慢性支气管炎，卫气虚弱，患者不任风寒，极易感邪，其证咳嗽有痰兼喘，咳声低弱，痰白清稀，自汗恶风，易于感冒，身倦懒言，舌质淡，苔薄白，脉虚弱等。此多为肺虚痰恋之证，宜用玉屏风散合补肺汤化裁。方取生黄芪、太子参补肺益气固表，以白术、茯苓健脾利湿，补土以生肺金，法半夏辛温辛燥，功能燥湿化痰，橘红理气化痰，使气顺则痰降，气化则痰亦化，防风走表而祛风邪，五味子收敛耗伤之肺气，桑白皮、紫菀、杏仁顺降肺气，以复其清肃之权。

脾为后天之本，气血生化之源，气机升降之枢。肺气不足之因脾土亏虚者不为少见，故补益肺气而收效不显者，可从脾土求之。证如咳嗽痰多，痰白黏稠，倦怠乏力，食欲不振，腹胀便溏，舌淡苔白，脉沉滑，其病机为脾虚痰滞。高氏主张益气健脾，止咳化痰之法，宗六君子汤合二陈汤、三子养亲汤化裁。方取太子参、茯苓、白术、山药、炙甘草健脾益气，以化痰湿；法半夏、苏子、陈皮、杏仁降气化痰止咳；炒莱菔子、神曲醒脾开胃，消食化痰。兼寒者加少量干姜，与官桂同用，即可温中散寒，又有"少火生气"之用。其量宜轻勿重，缓缓调治。

肾为水脏，主藏精，故滋水润金为肺阴不足常用之法，特别于慢性支气管炎者尤宜。其证为咳嗽气急，水泛为痰，动则转甚，腰酸腿软，潮热盗汗等，高氏主张宜麦味地黄丸合太子参、天冬、沙参治之，甘寒滋阴，肺肾同治。俾金水相生，互滋互补，于证惬当。若肾气上逆而咳、痰、喘，上盛下虚，其证痰涎壅盛，胸膈噎塞，宜苏子降气汤，方中沉香、肉桂统纳肾气。肺气亏虚因肾阳失煦，徒温补肺气，补益中气不效者，当温肾纳气，其证多为咳发喘促，动则为甚，腰酸腿软，夜尿频多，头晕耳鸣，身寒肢冷，气短语怯，舌淡胖，苔白滑润，脉沉细，方宜右归丸化裁。方中以附子、肉桂温补肾阳，熟地、山药、山萸肉、枸杞子滋补肾阴，以阴引阳，杜仲强肾益精，五味子、胡桃肉补肾润肺，又能摄纳肺肾之气。气虚喘盛加人参、补骨脂补气助肾纳气。肾阳不足，温化无权，水湿上注为痰，咯痰量多而稀薄者，加法半夏、陈皮、苏子等。药出入其间，标本兼顾，效更显著。

（三）病缓标实已平，重在扶正固本

慢性支气管炎病人经过治疗或自然缓解，临床表现无明显症状，或有轻微咳嗽、咯痰，或稍有气喘，精神欠佳，面色少华，食纳欠馨，舌淡苔白，脉沉细无力等，均属临床缓解期阶段。此时病情暂趋于相对平稳状态，但机体抗病能力差，其病变尚未清除，容易复感外邪而使病症复发或加重，因此必须重视缓解期患者的治疗。正如朱丹溪所云："久喘之症，未发宜扶正为主，已发以攻邪为主。"可见前贤早就注意到了缓解期治疗的重要意义。慢性支气管炎缓解期以本虚为主，标证不突出，故治疗上主要针对其虚多实少的病机，缓则治其本，以扶正固本为要，以促进机体虚损脏器逐渐复原，提高自身抗病能力。高氏主张采用扶正固本，培补肺脾肾，改善此三脏功能为重点，临证多以保元汤、玉屏风散、六君子汤、人参胡桃汤等方剂为基础方化裁变通治之。方中以人参益气，黄芪固表，甘草和中，肉桂助阳，配合为用，相得益彰。其中参、芪得桂之引导，则益气之功更著，桂得草之和平，则温阳而调理气血。前人尝谓气虚久咳不愈，诸药不效者，惟有益脾补肾，此方用人参、黄芪、甘草补中益气，恢复脾胃功能，配以肉桂温下焦元阳，两顾脾肾，所以能治真元不足，阳气偏虚之喘证。另外合益气、固表、止汗之玉屏风散治肺气虚弱之喘哮，再合益气、补脾、化痰之六君子汤治脾气不足之咳喘，更合补气、益肾、定喘之人参胡桃汤治肾不纳气之喘甚，均为温补元气之举，使气充体壮，而虚损自复，纵有外邪，也不致作喘。

根据中医学"冬病夏治"的理论，在临床观察到夏季伏天使用益气健脾温肾之剂可增强人体抗病能力，慢性支气管炎患者用此治疗，冬季发病明显减轻，而且容易控制。高氏对有些患者在缓解期及平时亦喜以中成药调治，气虚者可用六君子丸、补中益气丸，肾虚者可用金匮肾气丸，或用平补阴阳的河车大造丸以扶正固本，缓缓图功之意，加之服药量少，不碍脾胃，对机体康复极为有利，常可取效。

此外，慢性支气管炎患者平时应注意预防感冒，适寒温，调饮食，戒除吸烟饮酒，忌食辛辣、肥甘厚腻之品，还应保持情绪稳定，坚持规律和合理的生活起居，参加适当体育活动，如太极拳、八段锦、散步、慢跑以及气功等，以增强体质，这对于控制慢性支气管炎的复发和发展都有益处。

〔王发渭，于有山. 高辉远辨治慢性支气管炎的经验. 吉林中医药，1995，15（1）：5.〕

五、李鸿娟辨治慢性支气管炎经验

李鸿娟治疗慢性支气管炎重视对痰的辨证，并从调整肺、脾、肾功能入手，消除痰液，恢复肺之宣降功能，临证将慢性支气管炎分为痰热蕴肺型，脾肾两虚、痰浊阻肺型，以及脾肾阳虚型论治，分别处以自拟清肺化痰汤、金水六君煎和大剂四逆汤治疗。处方用药主张抓主症，求病源，忌药力分散。认为"肺为华盖之脏"，肺气以降为顺，治喘宜降不宜升，提出"咳、喘病机不尽同，单喘不宜小青龙"的观点。

（一）见痰先辨痰，治痰顾标本

慢性支气管炎以反复发作性咳喘憋气为特征。咳痰为本病的重要症候，也是病情加重或减轻的一个重要标志，对痰的辨证和治疗在本病治疗中占有重要地位。痰是人体阴阳失调、水液代谢失常而形成的病理产物，又是"从外知内"、"见标识本"，据以辨证的主要客观依据。从辨痰本身来讲，清痰含有泡沫为寒痰，稠浊或黄稠为热痰，多而易出为湿痰，少而不易咯出为燥痰。同时还要结合舌象、脉象和其他临床资料综合辨证，更重要的是要辨明产生痰的原因。痰的产生主要与肺、脾、肾三脏功能失调有关，而本病的产生与发展，由肺而脾至肾，逐次加重，故根据临床具体情况，恢复肺、脾、肾三脏功能为治本之举。寒痰因于阳虚，当温化，即"病痰饮者，当以温药和之"。肺脾阳虚者宜苓甘五味姜辛夏仁汤加减，肺肾阳虚者宜真武汤加减，脾肾阳虚者宜四逆汤加减；热痰多见于急性发作期，常选用自拟的清肺化痰汤加减（炒杏仁、浙贝母、瓜蒌、陈皮、半夏、茯苓、黄芩、鱼腥草、芦根等）；湿痰当健脾燥湿化痰，宜二陈汤加减；燥痰当润之，以清燥救肺汤加减。

（二）无痰并非真无痰，四诊灵活参机变

许多慢性支气管炎急性发作时，憋喘很重，但不咳痰，多为严重呼吸道阻塞，痰不能出，或正虚无力排痰等，并非真正无痰，此时应综合四诊资料，灵活辨证遣药。例如伴发热、口干口渴、舌红苔黄腻、脉滑数，即可辨证为痰热蕴肺。予以清肺化痰汤，待喘憋稍减后，自然痰能排出；有些病人胸闷憋气，咳嗽无力，但咳声重浊，伴乏力、精神萎靡等表现，此为气虚无力排痰，治宜培土生金化痰，六君子汤加减；有些病人咳喘发作，伴水肿，由于过量应用了利尿剂，出现咳喘加重，痰难咳出，此类病人多伴口干舌燥、舌苔焦燥、脉细数，治疗宜养阴化痰，以麦门冬汤加减，并配合补液，调整水、电解质平衡。

（三）病情虽复杂，执简可驭繁

慢性支气管炎病情虽复杂，证型变化颇多，但李氏认为临床上最常见的只有3个证型，其他证型在此3型的基础上产生。本着辨证施治的基本原则，灵活加减运用，就可举一反三，执简驭繁。

1. 痰热蕴肺型　急性发作期早期，未经失治误治，未见明显虚损表现者多见此种证型。具体表现为咳嗽气喘，痰多色黄、质黏稠，可伴有发热、恶寒、胸痛，无明显乏力、水肿等表现，舌质红，苔黄厚腻或薄黄腻，脉滑或滑数。治宜清肺化痰，方用自拟清肺化痰汤加减。处方：炒杏仁9g，浙贝母15g，瓜蒌30g，陈皮 15g，半夏 12g，茯苓 9g，黄芩 9～12g，鱼腥草 18～30g，芦根 24g。其中炒杏仁、浙贝母、瓜蒌、陈皮、半夏、茯苓相伍专事化痰，黄芩、鱼腥草、芦根清解肺热。伴发热恶寒者加柴胡 30g，合黄芩解表清里；痰热内陷、上腹胀满影响食欲者，去黄芩，加黄连 10g，半夏、瓜蒌成小陷胸汤辛开苦降，泻热除痞。本方仅用清肺、化痰法，无扰肺之升降而肺气自平，配伍虽简，疗效可靠、快捷，较之抗生素等治疗毫不逊色，尤其适用于西药治疗无效者。

2. 脾肾两虚、痰浊阻肺型　肾气亏虚，水泛为痰；脾虚不运，湿聚生痰。痰蕴于肺而为咳喘。本型多见于久病体虚，遇感而发，或急性发作迁延日久不能缓解，正虚邪实者。症见咳嗽气喘，稍动辄剧，痰多质黏稠，色白或黄，无力咳出，咳出后咳喘可暂减，伴口干舌燥、纳呆、腹胀、头晕、腰酸、困倦，舌质红少苔或苔厚而干燥，脉细数、双尺脉滑大。治宜固肾纳气，健脾化痰，方用金水六君煎加减。处方：熟地 30～60g，麦冬 18g，当归 12g，黄芩 12g，陈皮 10g，半夏 9g，茯苓 9g，白术 9g，杏仁 9g，肉桂 10g，炙甘草 6g。金水六君煎出自《景岳全书》，功效标本兼顾，上下并治，润燥同用，今略事加减，颇为应手。方中大剂熟地合麦冬，金水相生，大滋已亏之肾，以固下虚之本元。麦冬、黄芩清肺以除上盛之热。二陈汤合白术健脾化痰，执中而治上盛之痰。肉桂一方面能纳气平喘，合炒杏仁使气能清肃下行，另一方面可益元阳，合熟地阴阳双补，平复肾元，以治水泛。当归养血润燥，活血化瘀。全方药味虽少，但组方周全，配伍精当，验之临床多有良效。临床应用时一定注意熟地要重用，而化痰之剂常是熟地用量的 1/5～1/3，疗效才好，不可本末倒置，更不可因有些病人纳呆、腹胀而惧熟地之滋腻。事实上，应用本方后未见 1 例出现纳呆或纳呆加重，反而随咳喘减轻，饮食渐增，腹胀等症消除。

3. **脾肾阳虚型** 该型多见于本病终末期合并心力衰竭的病人。症见咳嗽气喘，动则加剧，不能平卧，痰白质稀带有泡沫，伴畏寒怯冷，全身水肿，纳呆，腹胀、腹水，小便量少，大便溏薄，舌质淡或淡黯有瘀点瘀斑，苔白，脉沉微，或数极无度，或结、代。治宜回阳蠲饮救逆，方用大剂四逆汤加减。处方：附子（先煎）30～50g，干姜12g，半夏12g，桂枝12g，甘草6g，细辛3g，泽泻30g，五味子9g等。其中大剂附子回阳救逆，干姜、甘草顾护脾阳，细辛、半夏、桂枝温化寒饮，桂枝、泽泻通阳利水，五味子敛正气防诸辛燥药伤阴之弊。乌头类药物附子虽与半夏为相反药，但在临床应用中，两药相反相成，对阳虚之痰饮逆上疗效颇佳，未见任何副作用出现。

（四）抓主症，求病源，忌药力分散

李氏常说"打蛇打七寸"，治病用药要有重点，切忌漫无边际。例如慢性支气管炎病人，由于缺氧等因素，多有口唇紫绀，舌质紫暗、有瘀点瘀斑等瘀血见证，有许多医家提出以活血化瘀法为主治疗本病。李氏则认为，瘀血仅是本病之标象，多由于气机不畅、水液代谢凝滞，或阳虚、气虚，推动无力，或阴虚而血脉失于濡润所致，应探求根源，治病求本。当然也可兼顾活血，但不能一见瘀血症状，即大剂活血为主，舍本逐末，不但疗效差，还可能损伤正气，致病难康复。

（五）咳、喘病机不尽同，单喘不宜小青龙

小青龙汤为经方、名方，也为治疗呼吸系统疾病之常用方。本方以麻黄配桂枝走表而散风寒，合杏仁宣降开通肺气之郁闭，干姜、细辛、半夏温散寒饮，白芍、五味子敛正气，并防诸辛散药发散过度。可见，本方证病机应为外有风寒闭阻，内有寒饮阻气，临床特点为咳嗽气急，咳白色稀痰沫，故用药偏于升散、温燥，以外解风寒，内散寒饮，用于外寒内饮型咳嗽有显著疗效。而单纯气喘为气机上逆，肺为"华盖之脏"，位居最高，故肺气以降为主。治喘宜降不宜升，凡升举肺气之品，走表发散之药，皆非所宜，更不适宜应用升散温燥之小青龙汤。但用药不忌升麻、柴胡、黄芪等升举中气药，因其能举中气以养宗气，不至提肺气以助喘。

〔陈拥军，庞晓钟．李鸿娟主任医师治疗慢性支气管炎经验．吉林中医药，2008，28（1）：10.〕

六、朱秀峰辨治慢性支气管炎经验

朱秀峰认为慢性支气管炎是以咳嗽、咯痰为主要症状的呼吸系统常见病，治疗本病一定要探其致病根源，明辨标本缓急，权衡虚实寒热，分清缓急轻重，判断病位所在，临床分急性发作期、慢性迁延期、临床缓解期进行辨治，其疗效较好。

（一）急性发作期，当首先控制感冒

慢性支气管炎多因外感诱发，外感之中有风寒、风热之分。风寒证治以疏风散寒，化痰止咳；风热证治以疏风解表，清肺化痰。朱氏认为，本病感邪大多数均为病毒感染，初发治疗以疏风解表、抗病毒为要，而桑白皮等寒降之品不宜早用，防其敛邪，迁延难愈。若表证已解，咳嗽、咯痰表现为主，亦当分清寒热论治。咳嗽咯白色泡沫稀痰，方用自拟寒痰合剂，药用干姜、细辛、半夏，配收敛肺气止咳的五味子散中寓收，防其辛散耗气之弊；以矮地茶合茯苓健脾利尿，蠲饮降浊。全方配伍严谨，共奏温肺化饮，化痰止咳之功。若咳嗽较甚，舌红苔黄、脉数之痰热证，治宜清热化痰，方用自拟痰热合剂，药用金荞麦、鱼腥草、黄芩、海浮石清热化痰，百部、马兜铃镇咳，善嚏加辛夷、苍耳子、紫花地丁宣通鼻窍，痰多不易咯出加冬瓜仁、薏苡仁、芦根清热排痰，使痰祛咳止。呼吸道反复感染，易致气道炎症及超敏反应，引起小气道的狭窄或阻塞，表现为支气管痉挛伴喘息，治疗常用平喘合剂（由麻黄、钩藤、石韦、乌梅、老鹳草、甘草、地龙等组成）解痉、脱敏、平喘。

（二）慢性迁延期，正虚邪恋，宜标本同治

慢性迁延期多见脏腑功能失调，正虚与邪实错杂。朱氏临证根据寒热转化、痰气兼夹、气病及血、虚实夹杂、本虚标实等主要病机特点，采用八纲辨证与脏腑辨证相结合，常分为寒痰证，痰热证，湿痰证，痰浊伏肺、肺气不宣证，痰瘀阻肺、脾肾亏虚证五种证型论治。寒痰证常见咳嗽，冬季发作较重，咯痰稀白或背心有冷感，怕冷，舌质淡胖，苔白，脉弦细等，治宜温肺化痰，予寒痰合剂加减；痰热证表现为咳嗽，咯痰稠黏或黄脓，不易咯出，舌质红，苔黄或黄腻，脉数或滑数等，治以清肺化痰，以痰热合剂加减；湿痰证咳声重浊，痰白黏量多，胸闷，呕恶痰涎，舌苔白腻，脉濡或滑，治以健脾化痰，常用药物有陈皮、茯苓、制半夏、白术、厚朴、紫菀、苏子、杏仁、甘草等；痰浊伏肺、肺气不宣证表现为咳嗽，咯痰，喘息，胸闷，喉中有哮声，不能平卧，舌苔白或黄，脉濡滑或弦，治宜宣肺化痰平喘，药用麻黄、葶苈子、石韦、老鹳草、钩藤、平地木、蛇床子、甘草、前胡等，因感冒诱发者加板蓝根、白芷、贯众，咯痰黄脓者加鱼腥草、金荞麦、秦皮；痰瘀阻肺、脾肾亏虚证即虚喘证，主要表现为咳嗽，咯痰，活动后气短，甚至静坐亦气短，舌淡胖或紫，舌苔白，舌下静脉曲张增粗，脉弦或细数无力，两肺呼吸音低，或有桶状胸，治宜扶正活血化痰，常用药物为南北沙参、补骨脂、仙灵脾、黄芪、丹参、红花、赤芍、苏子、前胡、甘草等，咯痰黄脓、舌质红、苔黄者加鱼腥草、金荞麦、海浮石，伴有喘息、肺部有哮鸣音者加麻黄、钩藤、石韦等。

（三）临床缓解期，扶正固本，尤重视补肾

临床缓解期患者也经常咳嗽、吐痰、气喘或气短，且常伴乏力、汗多，抵抗力下降，经常感冒，诱发慢性支气管炎急性发作。其主要病理改变是由于肺、脾、肾三脏功能失调，致使肺气不足，卫外不固；脾失健运，生痰生饮；肾失温润，肾不纳气，久咳必耗气伤津，而正虚外邪易反复入侵，形成恶性循环，故扶正多从肺、脾、肾三脏入手。朱氏认为，"久病不已，穷必及肾"，故特别着重于治肾，常用辨证治法。肺气不足者，症见咳嗽无力，面色㿠白，声低懒言，自汗，易感冒，舌苔白，脉虚细等，治宜益气固表；脾气虚弱者，多表现为面色萎黄，肢倦乏力，食少不化，脘腹胀满，大便溏泄，舌质淡体胖，苔薄白或腻，脉弦细，治以补气健脾为主；肾阳不足者，症见气短，腰背酸痛，两膝以下有冷感，尿频失禁，或阳痿遗精，舌淡苔白，脉沉细无力，治宜温补肾阳为主；肺肾阴虚者，多见头晕，目眩，耳鸣，腰膝酸软，手足心热，口干咽燥，咳嗽痰少，舌红少苔或光剥，脉细数无力，治以滋肾润肺。

朱氏还认为，慢性支气管炎在分期治疗的同时要结合咳、痰、喘的性质而施治。咳分久近，一般外感咳嗽称为"新咳"，病的重点在肺，以邪为主；内伤咳嗽称为"久咳"，病及肺、脾、肾，多见虚中夹实证。外感和内伤两种因素，在慢性支气管炎的发生发展过程中，往往是互为因果的。痰分寒热，寒痰一般为白色黏液或浆液泡沫状痰，或多或少，或黏稠或稀薄，多为外感风寒束肺或痰湿蕴肺所致；热痰多为黏液脓性痰，或黄或绿，甚至黏稠难以咯出，为风热犯肺、痰热蕴肺或寒邪郁而化热所致。喘分虚实，实喘多为慢性支气管炎合并支气管痉挛时伴随症状，病人常有胸闷气急，呼吸困难，喉间有哮声，为痰浊阻遏，气道不畅；虚喘呼吸多短促难续，气怯声低，吸入为快，如合并以气短表现为主，多为慢性支气管炎合并肺气肿的虚喘证候。朱氏认为实喘责之在肺，虚喘责之肺肾。而慢性支气管炎各期的证型，临床可以单独或交互出现，如患者素有肺蕴痰热，复新感风寒，可表现为表寒里热证。此外，慢性咽炎、慢性鼻炎、慢性胃炎、支气管扩张等慢性病，亦可与慢性支气管炎同时存在，并互为影响，临床辨证治疗，当随证化裁。

〔朱启芳，王静，宋耀鸿. 朱秀峰治疗慢性支气管炎临证拾粹. 中医药学刊，2004，22（6）：977.〕

第二节　经典验案点评分析

一、高复安治疗慢性支气管炎案

导读：脾虚不运在老年人诸脏亏虚中占有重要的地位，若脾虚不能散精归肺，则肺气先绝生化之源。对肺脾气虚、痰湿阻肺的咳嗽患者，应用培土生金法治疗可获得满意疗效。

案体：张某，男，70 岁，1997 年 5 月 16 日初诊。患者患慢性支气管炎近 20 年，平素神疲乏力，嗜卧懒言，畏寒肢冷，极易感冒，1 个月前再次因感冒而诱发咳嗽加重，咳泡沫状白痰，量多，纳食不香，便溏乏力，查舌质淡红，苔白腻，脉濡细。西医诊断为慢性支气管炎，属中医咳嗽（肺脾气虚、痰湿阻肺）之范畴，治以健脾益肺，燥湿化痰，方选参苓白术散加减。处方：党参 15g，山药 30g，白术 25g，半夏 10g，茯苓 30g，杏仁 10g，百部 10g，薏苡仁 15g，谷芽 30g，桔梗 10g，麦芽 30g，炙甘草 10g，陈皮 10g，砂仁 6g。取 5 剂，日 1 剂，水煎取汁，分早晚 2 次服。二诊时咳势已减，原方再取 5 剂。三诊咳痰明显减少，纳差便溏好转，但仍四肢乏力，原方加羌活 10g，独活 10g，继续服用。服至 20 剂，痰消咳止，诸症状皆除。此后又在上方的基础上调理巩固 2 月余，停药后随访半年，未见复发。

〔高健. 高复安治疗慢性支气管炎经验. 陕西中医，1999，20（3）：121.〕

评析：培土生金可获满意疗效。脾胃为后天之本，气血生化之源，脾虚不运在老年人诸脏亏虚中占有重要的地位，常谓脾胃一虚，则四脏无所受益，机体防御机能减弱，百病易生。肺之与脾，子母相依，若脾虚不能散精归肺，则肺气先绝生化之源。由于肺气的强弱在一定程度上取决于脾胃的盛衰，老年慢性支气管炎患者常见有少气懒言、倦怠乏力、胸闷纳呆、大便溏薄等脾胃虚弱的症状，因此对久咳不愈的慢性支气管炎患者，尤其是老年人慢性支气管炎患者，采用治肺从脾、培土生金的方法，常可获得满意的疗效。此患者肺脾气虚，痰湿阻肺，治以健脾益肺，燥湿化痰为法，切中其发病机制，故而疗效较好。一脏有病，诸脏皆摇，治疗久咳要全面考虑，不能只盯住肺气虚和肺失宣降，这是临床中应当特别注意的。

二、姜春华治疗喘息型慢性支气管炎案

导读：急则治其标、缓则治其本是中医治疗疾病的基本原则，治疗咳嗽（喘息型慢性支气管炎）应分清标本与缓急，灵活选方用药，同时应重视缓解期治疗，注意预防其再发。

案体：屠某，男，44岁，因咳嗽、咳痰7年，加重1年，于1973年10月3日就诊。患者患支气管炎7年，逢冬必发，至翌年春末才见好转，近年来发作愈加频繁，时间也延长，每年历时约7个月，经常服用氨茶碱等治疗。诊时患者面色晦暗，形寒怕冷，气急，痰清稀色白，咳时胸胁痛，查其舌体胖大，苔薄白湿润，脉弦滑。诊断为咳嗽（喘息型慢性支气管炎），属肺寒伏饮证，治以温肺化饮为法，方选小青龙汤加减。处方：麻黄6g，白芍9g，桂枝6g，半夏9g，五味子6g，细辛2.4g，干姜6g，炙甘草6g。取3剂，日1剂，水煎服。10月6日二诊时，患者自述痰减、咳平，病情明显减轻，拟以左、右归丸各120g，每次各服6g，每日2次，补肾固本以预防其发作。

〔戴克敏. 姜春华治疗慢性支气管炎的经验. 山西中医，2002，18（6）：3.〕

评析：治咳嗽宜分清标本缓急。本例患者初诊时为寒咳兼里有水饮，小青龙汤证悉具，投小青龙汤 3 剂后，患者病情即显著好转，此可谓急则治其标。慢性支气管炎咳嗽的发病与肺肾两脏关系最为密切，"发作时治肺，平时宜治肾"，本例患者之所以用左、右归丸调理善后，是以补肾固本，预防再发为目的。若无左、右归丸，常服七味都气丸亦有较好的疗效。谨守急则治其标、缓则治其本这一基本原则，辨明慢性支气管炎的发病机制，根据其发作期、迁延期以及缓解期的不同情况，灵活选方用药，是取得好的疗效的重要一环。

三、李辅仁治疗慢性支气管炎合并感染案

导读：高龄老人常内有素疾，对内有素疾又外感风邪引发咳嗽者，治疗时当注意顾护正气，有时需攻补兼施，标本兼治，并注意随病情变化灵活加减用药，方能取得好的疗效。

案体：焦某，男，87 岁，2006 年 3 月 17 日初诊。患者以慢性咳嗽（慢性支气管炎）数十年，加重 1 周就诊。患者患慢性咳嗽多年，常因外感引发或加重，本次因受风寒引起咳嗽，咯吐白黏痰，痰量多，伴流清涕，恶风寒，不发热，纳差，舌质淡红，苔薄白，脉弦结代。素患慢性支气管炎、两下肺轻度间质纤维化、支气管扩张、冠心病、室性及房性期前收缩、肝硬化、脾切除术后、十二指肠溃疡、胃大部切除术后、慢性残胃炎及吻合口炎、胆囊切除术后、脑动脉硬化。诊断为咳嗽·久咳（慢性支气管炎合并感染），属内有夙疾，外感风邪证。患者年老体虚，正气亏虚，又感受外邪，致肺卫失宣，气道不畅，肺窍不利，而见咳嗽咯痰，恶风流涕；素体脾胃虚弱，加之外感风寒，胃失和降，则见纳差；脉结代则为心气不足，无力推动血液运行之象。治以疏风，清热，宣肺，兼补益正气，方拟银翘散加减。处方：炙白前 15g，金银花 20g，连翘 10g，柴胡 10g，橘红 10g，杏仁

10g，防风 10g，党参 20g，麦冬 15g，丹参 20g，款冬花 10g，甘草 3g。取 7 剂，每日 1 剂，水煎服。复诊时患者诸症均减，仍有白痰，疲乏无力，查舌质红，苔薄白，脉细滑，属表邪渐去，痰浊尚留，肺气不利，原方去解表疏风之品，加重化痰止咳之力，再进 7 剂。三诊时患者咳嗽愈，有少量白痰，仍感疲乏无力，汗多，腰痛，呈邪气去之八九，虚证逐渐突显之征象，用少量化痰中成药即可，也可待痰热净后服用补益之品。

〔贺兴东，翁维良，姚乃礼．当代名老中医典型医案集·内科分册．北京：人民卫生出版社，2009．〕

评析：高龄老人注意顾护正气。高龄老人大多长期患有各种慢性疾病，正气亏虚，各脏腑功能皆不足，极易感受外邪，发为外感。治疗时当注意顾护正气，有时需攻补兼施，标本兼治，兼顾其他脏腑功能。此患者所用之方为银翘散加减，以疏风清热、宣肺化痰为主，以治其急，加入党参、麦冬、丹参、防风，既有丹参生脉饮（生脉饮加丹参）之意，可益心气活血脉，治疗脉结代，又有玉屏风散之意，可益肺固表，治疗反复发作之外感咳嗽，有标本兼治之功效，效果尤佳。有时也可根据脾胃情况，适当加入焦三仙、砂仁、蔻仁、木香等，以和胃消食，固护后天之本，这种对老年人群体的特殊辨证立意，值得借鉴。

四、张镜人治疗慢性支气管炎案

导读："脾为生痰之源，肺为贮痰之器"，咳嗽的发生每因肺气不宣，失于肃降所致，其治疗首当治肺，但非独肺，治脾以绝生痰之源同样重要，若属久咳还需注意治气之根肾。

案体：许某，女，49 岁，1982 年 3 月 18 日初诊。患者主诉咳嗽数载，咳嗽痰多，每值秋冬频发，易感冒。近来咳嗽加剧，痰多浓稠，咽干，胸闷，大便溏，查舌苔薄黄，脉细滑，胸部 X 线摄片提示慢性支气管炎。临床诊断为咳嗽（慢性支气管炎），乃脾虚痰湿滋生，肺气失于宣肃所致，治当肺脾同治，肃肺止咳以治标，健脾运中以绝痰。处方：桑白皮（水炙）12g，冬瓜子9g，甜杏仁9g，野荞麦根30g，款冬花（水炙）9g，炙百部9g，天竹子5g，佛耳草15g，生白术9g，白扁豆9g，云茯苓9g，炒山楂9g，建曲9g，谷芽12g，生甘草3g。取7剂，日1剂，水煎服。服药7剂，咳嗽明显减轻，以上方加减连治3周，咳嗽已止，浓痰明显减少，便溏亦结，复查胸部X线摄片两肺已无明显异常。

〔张镜人. 中华名医治病囊密·张镜人卷. 上海：文汇出版社，2000.〕

评析：治咳责之于肺但非独肺。此患者痰饮素盛，秋冬气候转寒，易感外邪，咳嗽频作，乃脾肺俱病之征，宜在治肺的同时注意脾，以肺脾同调、标本同治为原则。方中百部、款冬花、杏仁肃肺润肺，化痰止咳；白术、白扁豆、茯苓健脾助运以绝痰疾之根；桑白皮、野荞麦根、佛耳草清泄肺金之热；天竹子性平，酸涩味甘，具有肃肺止咳化痰之功，久咳宜之，不过有文献记载本品有毒，用量不可过大。诸药配合，切中脾虚痰湿滋生，肺气失于宣肃之发病机制，故而疗效显著。这也证实了"治咳当责之于肺，非独肺也"之说颇有临床实际意义。

五、王章甫治疗慢性支气管炎案

导读："病痰饮者，当以温药和之"。治疗外寒内饮引起的咳嗽，应当以解表散寒，温肺化痰为治法，同时应注意"法随证变，药从法立"，"观其脉证，知犯何逆，随证治之"。

案体：张某，男，48岁，因喘促3年余，伴咳嗽痰多，于1976年11月就诊。患者患慢性支气管炎3年，每至秋末冬初即发，时因天气变寒而感寒诱发，症见咳嗽痰多，不易咳出，胸闷，伴见畏寒发热、头痛、流涕，查其舌质淡，苔白，脉浮滑。

诊断为咳嗽（慢性支气管炎），属于外寒内饮证，治以解表散寒，温肺化痰为法。处方：荆芥10g，苏叶10g，桂枝10g，细辛3g，法半夏12g，陈皮10g，茯苓20g，桔梗9g，枳壳10g，杏仁10g，厚朴10g，紫菀10g。取3剂，日1剂，水煎服。二诊时患者寒热表证消失，喘促及咳嗽明显减轻，胸闷亦减，但仍痰多、纳呆、倦怠，查舌质淡，苔白，脉滑，守上方去苏叶、荆芥、杏仁、厚朴，加丹参10g，炒白术10g，瓜蒌壳15g，薤白10g，继续服用。半月后三诊，咳嗽喘气症状十去其九，痰量极少，胸闷若失，唯气短乏力，查舌质淡，苔白，脉虚弱。嘱服益气固本丸半年，以调理善后，患者竟获痊愈。

〔王静明. 王章甫治疗慢性支气管炎经验. 江西中医药，1996，27（2）：88.〕

评析：立法方药宜随病情变化。《素问·至真要大论》有"谨守病机，各司其属，有者求之，无者求之，盛者责之，虚者责之"之训，遗方要细辨表里寒热虚实，分清标本缓急，采用分期治疗。此例患者以《金匮要略》"病痰饮者，当以温药和之"为指导思想，初中期以邪实为主，以攻邪为法，中后期以虚为主，以补立法，即急性发作期散寒解表，温肺化痰，迁延期温肺化痰兼以健脾化湿，缓解期则以益肺健脾补肾为原则。此例患者能获痊愈，充分体现了"法随证变，药从法立"，"观其脉证，知犯何逆，随证治之"的辨证思维模式。

六、朱进忠治疗慢性喘息性支气管炎合并感染案

导读：咳嗽反复发作，中医辨证属气阴俱虚，痰湿内郁，升降失职者，治疗宜以补气养阴，燥湿化痰为法，方选清暑益气汤加减，若只顾祛邪，非但邪不得除，正气反而更伤。

案体：赵某，男，47岁，2005年3月3日初诊。患者以阵发性咳嗽反复发作数十年，加剧5~6天就诊，5~6天来咳嗽，

昼轻夜重，阵发性加剧，有时连续咳嗽数十声始减，不久又连续不断的咳嗽，曾在某医院诊治，诊断为慢性喘息性支气管炎合并感染，经用中、西药治疗后非但症状不减，且日渐加剧，查舌苔薄白，脉弦大紧。从脉象来看其实质是气阴俱虚，痰湿内郁，升降失职的宿疾为主的疾病。临床诊断为咳嗽·久咳（慢性喘息性支气管炎合并感染），属气阴俱虚，痰湿内郁，升降失职证，治以补气养阴，燥湿化痰，升清降浊，方拟清暑益气汤加减。处方：沙参10g，甘草6g，黄芪15g，当归6g，麦冬10g，五味子10g，青皮10g，陈皮10g，神曲10g，黄柏10g，葛根15g，苍术10g，白术10g，升麻10g，泽泻10g。取3剂，每日1剂，水煎服，同时配合耆老胶囊，每次4粒，每日3次口服。复诊时患者咳嗽大减，唯时有咳嗽，查舌苔白，脉弦稍大，此少阳枢机不利，痰饮蕴肺之证，今脉已由"大"为主改变为以"弦"为主，即本证已由虚为主转变为枢机不利为主，故改用以调理升降为主的治法，而正虚用耆老胶囊缓调，方拟小柴胡汤加减。处方：柴胡10g，半夏10g，黄芩10g，干姜3g，五味子10g，紫菀10g，丝瓜络10g，款冬花10g。取4剂，每日1剂，水煎服，以和解少阳，化饮止咳，同时配合服用耆老胶囊。三诊时患者云：本证药后即解，咳嗽病数十年来几乎每年必发，发则虽用中、西药治疗数月而不效，今之速效是数十年来所没有的。

〔贺兴东，翁维良，姚乃礼. 当代名老中医典型医案集·内科分册. 北京：人民卫生出版社，2009.〕

评析：久咳需要调理升降开合。气管、支气管炎的咳嗽，若急性者，多主张用杏苏散、桑菊饮、桑可汤，慢性者，若实证多主张麻杏石甘汤、定喘汤、小青龙汤，若虚证者根据肺气虚、脾阳虚以及肾阳虚的不同进行治疗。今本病仅仅发病5~6天，采用清暑益气汤加减进行治疗，且方中很少应用止咳化痰药，为何见效？本病从表面上看是由新感之邪诱发的咳嗽，但从脉象来看其实质是气阴俱虚，痰湿内郁，升降失职的宿疾发病。在此种情况下，若以祛邪为主，则非但邪不得除，正反被其伤而使正气更虚，所以调理升降开合是本病的当务之急。清暑益气汤不但重视补正，尤其重视升降，药证相符，故而取得了较好疗效。由此可以看出，对于久咳患者，需要调理升降开合。

七、颜德馨治疗慢性支气管炎案

导读：辨证论治是中医的精华所在，咳嗽（慢性支气管炎）中医辨证属寒痰阻肺证者，宜以温肺散寒、助阳固表为法，取小青龙汤加附子投之，每能奏效，切不可独用寒凉药。

案体：鞠某，女55岁，因反复咳嗽不已8年，于2005年11月16日就诊。患者1998年因外感风寒而致咳嗽，经抗生素治疗后未痊愈，此后咳嗽反复发作，多因受凉而引起，冬天多发，天气转暖则好转。其咳嗽有痰，色白而浓稠，无胸痛，仅喉咙不适，X线胸部摄片显示肺纹理增粗，提示为慢性支气管炎，近日咳嗽、咳痰加剧，故来诊治。现咳嗽，痰多白沫，畏寒，以背部尤甚，大便日行3~4次，甚则气促，查其舌苔薄腻，脉沉细，诊断为咳嗽（慢性支气管炎），属于中医之寒痰阻肺证。痰饮伏于肺肾，病痰饮者，当以温药和之，证属阳失斡旋，故拟温煦，取"离照当空，阴霾自化"之意，方用小青龙汤加减。处方：淡附片6g，炙麻黄9g，半夏15g，细辛4.5g，甘草4.5g，五味子9g，桂枝4.5g，葶苈子9g，车前子9g，茯苓15g，桔梗6g，干姜2.4g，化橘红6g，白芍9g。取14剂，日1剂，水煎服。复诊时患者自述药后诸症状改善，仍有少许咳嗽，气促。伏邪从痰饮立法，得温缓解，宿患转平，故再宗前法，以肃余氛。处方：炙麻黄9g，淡附片6g，半夏15g，细辛4.5g，五味子9g，桂枝4.5g，白术15g，甘草4.5g，苏子9g，葶苈子9g，干姜2.4g，茯苓9g，菟丝子9g，地龙6g，巴戟天9g。再取14剂，日1剂，水煎服。药后咳嗽即止，其他症状也完全消失。

〔贺兴东，翁维良，姚乃礼. 当代名老中医典型医案集·内科分册. 北京：人民卫生出版社，2009.〕

评析：治炎症不可独用寒凉药。"病痰饮者，当以温药和之"，此例患者咳嗽 8 载，缠绵不愈，咳痰白沫，遇寒易发，且平素畏寒，背部冷感明显，苔白腻，脉沉细，寒象明显。饮邪入络，下渗为泻利，渍入太阳为背寒，故可取小青龙汤。但患者饮邪久伏，稍感外寒，即可引动伏饮，夹感而发，证属本虚标实，此非一般宣肺化痰药所能胜任。小青龙汤温阳之力尚嫌不足，加入附子一味，辛温大热，其性善走，加通行十二经纯阳之要药，外达皮毛而除表寒，里达下元而温痼冷，与麻黄配伍，能温肺散寒，助阳固表，宣补并用，攻补兼施，温扶阳气，应可克敌。临床凡见咳喘频发，咳痰清稀，背腧寒冷，舌苔白腻等阳虚阴凝证者，重视阳气在发病中的主导地位，取小青龙汤加附子投之，每能奏效，且不可拘泥于西医之炎症而独用寒凉之药。

八、祝谌予治疗慢性喘息性支气管炎案

导读：慢性喘息性支气管炎咳喘，中医辨证属痰浊阻肺，外感风寒，肝肺郁热者，治宜化痰肃肺，散寒平喘，平肺解痉，方用五子定喘汤、三拗汤合逍遥散加减，其疗效满意。

案体：刘某，男，66 岁，因反复咳喘 3 年，再发 1 个月，于 1994 年 10 月 17 日就诊。患者近 3 年来每发咳喘则喘憋，呼吸困难，持续数日，经应用抗生素、止咳平喘化痰西药治疗可缓解。今年 9 月初感冒后咳喘再发，夜间不能平卧，到我院内科住院治疗，查两肺可闻及广泛哮鸣音，胸部 X 线摄片提示双下肺纹理增粗，诊断为慢性喘息性支气管炎合并肺部感染。经静脉滴注青霉素、阿米卡星，口服氨茶碱、沙丁胺醇等治疗 10 天，症状缓解出院，但咳嗽、咳痰、喘憋时有反复，故而再治。现患者咳嗽时

作，咳吐白痰、量多，夜间喉中痰鸣，喘憋不得平卧，胸胁闷胀，口干不思饮，大便干燥，查其体形颇丰，唇黯，舌质黯红，苔黄腻，脉弦滑。临床诊断为慢性喘息性支气管炎，病属痰浊阻肺，外感风寒，肝肺郁热，治宜化痰肃肺，散寒平喘，平肺解痉，方用五子定喘汤、三拗汤合逍遥散加减。处方：炙苏子10g，莱菔子10g，白芥子3g，葶苈子10g，杏仁10g，炙麻黄3g，黄芩10g，柴胡10g，薄荷10g，当归10g，白芍30g，茯苓10g，白术10g，炙甘草5g。每日1剂，水煎服。服药7剂，咳喘遂平，痰量减少，夜能平卧，大便通畅，但仍口干少痰，查舌质黯红，苔薄白，脉弦细。上方去麻黄，加桔梗10g，再服14剂，诸症状悉除而愈。随诊两个月，未再复发。

〔董振华. 祝谌予临证验案精选. 北京：学苑出版社，2007.〕

评析：咳喘非一法一方能奏效。咳喘病的发病机制复杂多样，其治疗非一法一方所能奏效，宜诸法并施，数方合用，方能祛除病根，控制病势，药到病除。举凡咳喘证，多因肺停痰浊、表寒外束，若偏表寒重者，常用仲景小青龙汤法治疗；偏痰浊重则以五子定喘汤合麻杏石甘汤去石膏加黄芩法治疗；如兼痰浊化热，又酌加桑白皮、鱼腥草、连翘等清热泻肺之品。咳喘一证的病位主在肺，但其调在肝，肝失疏泄，气机逆乱，气道阻塞则常见胸闷憋气，两胁胀满之征。本例患者因受凉后出现咳喘，咳白黏痰，当用三拗汤；咳吐白痰量多，夜间喉中痰鸣，喘憋不得平卧，说明痰浊阻肺，当用五子定喘汤；胸胁闷胀、唇黯，脉弦滑，显为肝肺郁滞之象，当用逍遥散。今诸证候同见，故用五子定喘汤加三拗汤合逍遥散加减治之，之所以诸法并施，数方合用，实因病机复杂，非一法一方所能奏效。本例患者的治疗辨证精确，组方严谨，实属经典案例，可师可法。

九、晁恩祥治疗慢性支气管炎案

导读：慢性支气管炎咳嗽反复发作，伴少量白痰，辨证属风邪犯肺、肺气失宣者，其治疗应以疏风宣肺，止咳利咽为法，选用苏黄止咳汤加减治疗，常能获得较为满意的疗效。

案体：张某，男，43岁，2006年1月24日初诊。患者咳嗽间断发作4年，每因感冒或感受异味引起，发作时咳嗽，咯大量白痰，无明显喘憋，服甘草片、气管炎咳嗽痰喘片等效果不佳。现患者仍咳嗽，气急，咯少量白痰，对油烟、油漆异味较敏感，听诊双肺呼吸音粗，有散在哮鸣音，胸部X线片提示双肺纹理增粗，变态反应检查血清IgE正常，吸入组混合过敏原阴性，肺功能提示阻塞性通气障碍，小气道障碍，弥散减低，舒张试验阴性，查舌质暗红，舌苔薄白略腻，脉弦。临床诊断为咳嗽（慢性支气管炎），属风邪犯肺，肺气失宣证，治当疏风，利咽，降气，以疏风宣肺、止咳化痰为法则，拟苏黄止咳汤加减。处方：炙麻黄6g，杏仁10g，紫菀15g，苏子10g，苏叶10g，地龙10g，蝉蜕8g，五味子10g，百部10g，橘红10g，金荞麦10g，白茅根25g，炙枇杷叶10g，前胡10g。复诊时患者自述服药后夜间仍有1~2次咳嗽，痰量少，伴胸部憋气不舒，至咯出白痰方止，时对冷热空气交替敏感，纳食可，睡眠可，二便调，可知风邪未尽，仍拟上方，且加菖蒲以通利九窍，莱菔子降气化痰。患者继续服药21剂，基本不咳嗽，其后因感冒引发咳嗽，再来我处调服中药，7剂后即愈。

〔贺兴东，翁维良，姚乃礼. 当代名老中医典型医案集·内科分册. 北京：人民卫生出版社，2009.〕

评析：治咳嗽应重视疏风宣肺。咳嗽应详辨痰、喘和二便等，找出其发病机制，恰当立法、选方、用药，方能取得好的疗效。咳嗽属风咳者，可兼寒夹热，亦可与痰互为致病，临证宜详察各种兼证之权重，给予相应治疗。此案经查舒张试验阴性，但对各种气味极度敏感，每每诱发咳嗽，风邪犯肺，肺气上逆而为咳，肺之肃降功能不利则有痰。病属风邪犯肺，肺气失宣证，故其治当疏风，利咽，降气，以疏风宣肺、止咳化痰为法则，拟苏黄止咳汤加减。复诊虽咳嗽减，但风邪未去，咳嗽未止，表现出痰出咳方止的症状，可知有痰在里，遂加菖蒲以通利九窍，莱菔子降气化痰。本案以疏风宣肺为大法贯彻始终，突出抓住发病急骤，气急而咳嗽的辨证特点，从风论治，思维新颖，值得借鉴。

十、周仲瑛治疗慢性支气管炎案

导读：寒饮伏肺之咳嗽（慢性支气管炎）临床中较为多见，对此类患者应以温散伏寒，宣通肺气，达邪外出为治则，用散寒解表、温肺化饮之小青龙汤为主方治疗，效果不错。

案体：某患者，男，75 岁，2003 年 4 月 29 日初诊。患者2002 年夏季因热当风贪凉，诱发咳喘痰鸣，经抗菌消炎治疗，咳喘好转，但仍痰多，此后稍有受凉则咳嗽痰多，服中药少效，用西药抗生素，反见发热加重。目前时有咳嗽，遇寒加重，色白多沫，咯吐尚易，怕冷，胸背冷甚，二便尚可，舌质暗紫，苔黄薄微腻，脉细滑，间有不调。西医诊断为慢性支气管炎，中医诊断为咳嗽寒饮伏肺证。辨证为陈寒伏饮，肺失宣畅，以散寒解表、温肺化饮之小青龙汤为主方治之。处方：炙麻黄 4g，炙桂枝 6g，淡干姜 3g，细辛 3g，法半夏 10g，炒白芍 10g，五味子（杵）3g，炙甘草 3g，炙紫菀 10g，炙款冬花 10g，炒苏子 10g，佛耳草 15g，桔梗 5g。取 14 剂，每日 1 剂，水煎服。2003 年 5月 10 日复诊，经温肺化饮，助阳破阴治疗，背冷十减其五，自觉气道有痰，作咳，但痰量减少，咽喉亦有痰阻，稍觉口干，大便偏干，舌质暗，苔薄黄，脉细滑。上方加炙白前 10g，泽漆12g，改五味子（杵）为 5g，继续服用。2003 年 5 月 17 日再诊，患者胸背冷感缓解，大便日行 1 次，口干减轻，偶有微咳，有痰不多，食纳知味，舌质暗红，舌苔黄薄腻，脉细，病已明显好转。改为初诊方加生黄芪 6g，生白术 10g，防风 6g，以巩固治疗。

〔王志英，郭立中，叶放. 周仲瑛教授治疗肺系病证的经验. 中华中医药杂志，2009，24（1）：53.〕

评析：小青龙汤治咳嗽效果好。小青龙汤具有散寒解表、温肺化饮之功效，是治疗寒饮咳嗽的著名方剂，只要辨证准确，应当得当，随证加减，其疗效很好。本例患者咳嗽近一年，虽无明显外感表证，但胸背怕冷较著，咳嗽遇寒加重，咯吐白痰，当属表邪未能宣散，痰饮内结，以致咳嗽迁延反复，难以痊愈。周氏拟温散伏寒，宣通肺气，达邪外出之原则，以散寒解表、温肺化饮之小青龙汤为主方，并用桔梗宣肺祛痰，紫菀、款冬花化痰以加强温肺化饮之力，另加苏子降气化痰，佛耳草止咳平喘。通过温肺化饮，助阳破阴治疗，外寒得以部分消散，故胸背冷感减轻，咳嗽缓解。由于陈寒伏饮非一日之功能所能消散，故加白前、泽漆以增化痰之力。通过以上治疗，咳嗽渐近平息，但肺虚卫弱之状又较突出，遂转用玉屏风散益气固表以善后。

十一、裘沛然治疗慢性支气管炎案

导读：痰湿为阴寒之邪，当以温药治之，病虽有化热之象，亦当不避用温热之药。对于痰湿郁肺化热、肺失宣降之咳嗽（慢性支气管炎），治疗宜以温肺化痰，止咳清热之法。

案体：王某，男，56 岁，1998 年 4 月 20 日初诊。患者患慢性支气管炎 10 余年，经常咳嗽，咯痰不爽，伴气急胸闷，每于冬春及气候变化时发作。此次因感冒引发，已有 2 月余，且日渐加重，虽经西药抗菌消炎、止咳化痰等，均无良效，亦投中药多次，终未好转。现在咳嗽频作，咯痰黏白不爽，气短，胸闷，心悸，神色萎黄，时有低热，舌苔薄腻带黄，脉细滑带数。证属痰湿郁肺化热，肺失宣降，治当温肺化痰，止咳清热。处方：前胡9g，北细辛9g，生甘草18g，光杏仁9g，净麻黄10g，川贝母4.5g，黄芩20g，炙紫菀12g，龙胆草10g，淡干姜10g，诃子肉15g，丹参18g。取7剂，每日1剂，水煎服。二诊时患者咳嗽、咯痰、气急等症状已去七八，低热已除，精神明显好转，效不更方，原方又进7剂。三诊时咳、痰、喘已除，心悸明显好转。2月后随访，一般情况良好。

〔裴端常. 裴沛然临证验案拾遗. 辽宁中医杂志，2001，28（3）：139.〕

评析：痰湿化热不避用温热药。本例患者罹患慢性支气管炎已10余年，并逐渐加重，本次发作已2月余，虽中西医治疗均罔效。裴氏认为痰湿为阴寒之邪，当以温药治之，病家虽有化热之象，仍不避干姜、细辛等温热药，且剂量较大。麻黄、杏仁、前胡、川贝、紫菀、甘草等，宣降肺气，止咳化痰平喘，其中甘草量大，既止咳化痰，双调和诸药；又以诃子敛肺止咳，与麻黄配用，一散一收，相反相成；丹参活血宽胸定悸；龙胆草本为清泻肝胆炎热，今配黄芩，则清肺热止咳尤佳；诃子与麻黄同用，甘草重用，以及用龙胆草清肺热等，均为裴氏长期积累之独到经验。证属痰湿郁肺化热，肺失宣降，治以温肺化痰，止咳清热，辨证准确，治则得当，选方用药独特，所以药后疗效卓著。

十二、许建中治疗慢性支气管炎急性发作案

导读：慢性支气管炎急性发作与情志相关时，表现为木火刑金，可出现肝肺实热、气滞痰阻病理机制，宜从肝论治，以疏肝泻肺、宽胸止咳、清热化痰为治法，确能取得良效。

案体：郝某，男，73岁，2006年1月21日初诊。患者既往有高血压病史，素有吸烟史，20年前无明显诱因出现喘憋，在

我院门诊就诊，经检查胸部X线片及肺功能等，确诊为慢性支气管炎，此后每遇冬春季节交替或感受外邪时咳嗽反复发作，此次因生气后发病。现患者咳嗽声重，痰黏稠，带血丝，不易咯出，胸闷，两胁胀满，口干口渴，检查胸部X线片显示两肺纹理增粗，肺透明度增强，查舌质红，苔黄，脉弦数。临床诊断为咳嗽（慢性支气管炎急性发作），属肝肺实热、气滞痰阻型。患者因生气后发病，肝气郁结，肝郁化火，木火刑金，上犯于肺，可见咳嗽声重，痰中带血丝，黏稠，不易咯出，胸闷，两胁胀满，口干口渴。舌质红，苔黄，脉弦数为肝肺实热，气滞痰阻之舌苔脉象。治疗以疏肝泻肺，宽胸止咳，清热化痰为法，方拟黛蛤散合瓜蒌薤白半夏汤加减。处方：青黛10g，海蛤壳12g，山栀子12g，黄连10g，陈皮12g，竹茹12g，麻黄6g，炒杏仁20g，地骨皮12g，瓜蒌12g，薤白10g，半夏12g，枳实12g，柴胡12g，郁金12g，川楝子12g。取7剂，每日1剂，水煎服，同时忌食辛辣厚味。服药7剂后复诊，患者呼吸困难明显减轻，咳嗽次数减少，效不更方。连服21剂，诸症状缓解，继以固本咳喘片以巩固疗效。随访半年，未再加重。

〔贺兴东，翁维良，姚乃礼．当代名老中医典型医案集·内科分册．北京：人民卫生出版社，2009.〕

评析：木火刑金者宜从肝论治。咳嗽与情志相关时，根据咳嗽、咯痰的特点，加之有两胁胀满症状，表现为木火刑金者，应从肝论治。同时应注意表邪未彻底时仍应解表，否则仍存表证仅治里证难以取效。本例患者素有慢性支气管炎咳嗽，于生气后发病，出现咳嗽声重，痰中带血丝，黏稠，不易咯出，胸闷，两胁胀满，口干口渴等症状，肝气郁结，肝郁化火，木火刑金，上犯于肺之病机可辨。木火刑金者，宜从肝论治，患者以肝肺实热，气滞痰阻为发病机制，故治以疏肝泻肺，宽胸止咳，清热化痰为法，方拟黛蛤散合瓜蒌薤白半夏汤加减。方中黛蛤散疏肝泻肺，瓜蒌薤白半夏汤宽胸理气、止咳化痰，用麻黄、杏仁宣肺降逆以平喘，山栀子、黄连、陈皮、竹茹、地骨皮清热化痰，枳实、柴胡、郁金、川楝子疏肝理气。全方共奏疏肝泻肺，宽胸止咳，清热化痰之功，切中木火刑金，肝肺实热，气滞痰阻的发病机制，故疗效满意。

第三章　支气管哮喘

支气管哮喘简称哮喘，是由多种细胞（如嗜酸性粒细胞、肥大细胞、T 细胞、中性粒细胞、气道上皮细胞等）和细胞组分参与的气道慢性炎症性疾病。这种慢性炎症导致气道反应性的增加，通常出现广泛多变的可逆性气流受限，引发一系列的症状，常在夜间和（或）清晨发作、加剧，多数患者可自行缓解或经治疗缓解。据文献报道，全世界约有 1.6 亿支气管哮喘患者，各国患病率 1% ~ 13% 不等，我国支气管哮喘的患病率约为 1% ~ 4%，一年四季均可发病，但尤以寒冷季节及气候急剧变化时发病较多。支气管哮喘任何年龄均可罹患，一般认为儿童患病率高于青壮年，老年人群的患病率有增高的趋势，成年男女的患病率大致相同，其中约 40% 的患者有家族史。支气管哮喘如诊治不及时，随病程的延长可产生气道不可逆性狭窄和气道重塑，引发慢性支气管炎、肺气肿、肺源性心脏病、心功能不全等，是严重威胁公众健康的一种主要慢性疾病。

支气管哮喘以反复发作性的喘息、气急、胸闷或咳嗽等症状为主要临床表现，属中医学"哮证"、"喘证"、"哮喘"等的范畴。中医学认为多由于宿痰内伏于肺，复加外感、饮食、情志、劳倦诸因素，以致痰阻气道，肺气上逆而发病。支气管哮喘是一种反复发作的慢性疾病，故属邪实正虚之证，其辨证以辨虚实、分寒热为要点。

中医治疗支气管哮喘，应按照"急则治其标，缓则治其本"的原则，将其分为发作期和缓解期两期，进行辨证治疗。发作期以祛邪治标为主，缓解期以补虚治本为主。在发作期的治疗中，应分清是寒哮还是热哮，在缓解期则应分辨其肺、脾、肾哪一脏偏虚。由于支气管哮喘反复发作，虚易受邪，邪能致虚，所以虚实夹杂在临床相当常见，在祛邪时应注意其本虚，补虚时亦应考虑有无标实之余邪。

第一节　中医名家辨治经验

一、赵子贤辨治支气管哮喘经验

赵子贤长期致力于肺系疾病的临床研究，造诣颇深，运用经方辨证治疗哮喘发作，疗效卓著。赵氏认为治疗哮喘应根据患者个体差异、病情不同、所处环境不同以及有无并发症，灵活掌握证候的寒、热、虚、实，做出相应的治疗。

（一）治寒哮，善用小青龙类方

赵氏治疗寒哮，常选用小青龙汤及由此演变而出的厚朴麻黄汤、射干麻黄汤、小青龙加石膏汤等，认为小青龙汤虽然原文为外寒内饮而设，但临床运用时主要针对肺胃水气，正如徐灵胎所云："此方专治水气"，表证不是必具，扩大了本方的应用范围。若外受寒邪，里有水饮，饮邪化热而烦躁者，可用小青龙加石膏汤或厚朴麻黄汤。运用厚朴麻黄汤时，需抓着本方证的两个主要特点，一是喘甚，一是满甚，正如《备急千金要方·咳嗽门》中所说："咳而大逆上气，胸满，喉中不利，如水鸡声音，其脉浮者，厚朴麻黄汤方。"正是突出本方证的特点，所以用厚朴、麻黄为主药，以厚朴宽胸利气，以麻黄宣肺降逆平喘。射干麻黄汤适用于寒饮郁肺而见有咳嗽、喘急、痰多者，为治寒痰哮喘的常用有效之方。

以上各方中，均有麻黄、细辛、半夏、五味子等药，临床运用时，尤其应注意它们的配伍、用量等。赵氏认为麻黄为治喘要药，不论寒热虚实均可应用，但应注意生麻黄发汗力大，取其宣肺平喘功用时应加大白芍、五味子的用量；炙麻黄发汗力小，止咳平喘效果好，为赵氏喜用之品，寒哮配桂枝，热哮配石膏，清肺配黄芩，降气配杏仁或葶苈子，祛痰配射干，理气配厚朴，益气配党参（老年人用太子参），滋肾配熟地，温肾配附子，若患者有高血压可配伍牛膝、生牡蛎等或用黄荆子代麻黄。细辛具有窜透开滞的特点，为治寒痰喘嗽常用之品，临床应用不可拘泥细辛不过钱之说，应根据实际情况而定，赵氏对寒饮重者常用至 6 ~ 9g。经云"肺欲收，急食酸以收之"，方中白芍、五味子等正是据此而用，酸味收逆气而安肺。对于五味子，先贤多认为外感用有"闭门留寇"之患，不知仲景伤寒咳喘多用五味子，但应配伍干姜、细辛等才能使气机开阖有常，升降有度。赵氏喜用清半夏，认为清半夏辛味犹存，不仅能祛痰，更能辛散逆气，正合寒痰哮喘之病机。

（二）疗热哮，加味麻杏石甘汤

麻杏石甘汤为治疗肺热壅闭哮喘的常用方剂，全方药仅 4 味，但配伍精当。方中麻黄配石膏清宣肺热，麻黄配杏仁宣降肺气，甘草益气缓中，调和诸药，石膏可用至 30 ~ 60g。若热象明显可加黄芩、金银花、连翘、蒲公英、鱼腥草等清热解毒药；若痰黄而稠者加竹沥汁、全瓜蒌、海浮石、浙贝母等药以清热化痰；若咳喘不止、大便秘结者，可加大黄以通腑泻热，待腑气一通而哮喘自平。

（三）除顽哮，活血虫类搜剔良

哮喘病人尤其是久病者多见有面色晦暗，口唇发绀，舌质紫红或紫暗，舌体瘀斑或瘀点等瘀血征象。朱丹溪云："若无瘀血，何致气道如此阻塞，以致咳逆倚息不得卧哉。"说明瘀血内阻是哮喘难治的原因之一。因此治疗哮喘需在上述辨证的基础上酌加丹参、赤芍、桃仁、红花、川芎、赤芍、当归等活血化瘀药，方可收到较好效果。对于顽固性哮喘，赵氏认为一般草木之品难以胜任，需加用全蝎、蜈蚣、僵蚕、水蛭、地龙、蝉蜕等虫类搜剔药以搜剔肺经伏邪，增强平喘、降逆之功。

哮喘急性发作，一般经上述辨证治疗可收到较好疗效，但不易根除。赵氏特别强调只有加强缓解期治疗，才可能减少哮喘发作次数，以达到完全缓解。

〔崔秀芹，韩镭，张天嵩. 赵子贤教授应用经方治疗哮喘发作的经验. 国医论坛，1998，13（3）：22.〕

二、刘明达辨治支气管哮喘经验

刘明达根据支气管哮喘停药后复发率高的特点，选用中药采取初发急发者以清热祛痰、宣肺平喘为治，年老体弱、病程日久、正虚邪实者扶正祛邪，缓解期补益肺脾、滋阴润肺、温肾助阳的治疗方法，疗效显著，值得借鉴。

（一）初发急发者，以清热祛痰、宣肺平喘为治

支气管哮喘属中医之哮证，以膈上伏痰为发病的主要原因，以寒热之邪为诱因，并与饮食、精神、劳倦等有一定关系，正如《证治汇补·哮病》所言："哮为痰喘之久而常发者，因内有壅塞之气，外有非时之感，膈有胶固之痰，三者相合，闭拒气道，搏击有声，发为哮病。"因此发病时的基本病理变化为痰阻气闭，痰气搏结，以邪实为主。病人多表现为哮喘，咳嗽，咯黄色稠痰，或干咳无痰，口干，舌质红，苔黄腻，脉滑数等症。治则为清热祛痰，宣肺平喘，常用方药为麻黄、射干、黄芩、黄连、板蓝根、栀子、紫花地丁、芦根、苏子、天竺黄、桔梗、杏仁、紫菀、北沙参、甘草。方中麻黄、射干宣肺平喘；苏子降气平喘；黄芩、板蓝根、栀子、紫花地丁、芦根、天竺黄、紫菀清热祛痰；北沙参滋养肺阴；桔梗宣畅肺气；甘草调和诸药。病人服此方后，往往痰由黄稠转为白色泡沫痰，症状明显减轻。若兼恶寒

发热等表证，方中酌加银花、连翘以疏风解表；兼口干、舌红少苔、无痰者，去天竺黄、黄连，酌加麦冬、罂粟壳以滋阴敛肺止咳。

（二）年老体虚、病程日久、正虚邪实者，当扶正祛邪并举

支气管哮喘长期反复发作，导致肺气日益耗散，必然累及脾肾。肺虚气不化津，痰浊内蕴，肃降无权；脾虚不能化生水谷精微上输养肺，反而积湿生痰，上贮于肺，所谓"脾为生痰之源，肺为贮痰之器"是也。痰湿蕴肺，必然影响肺气之升降；肾虚精气虚亏，不能化气行水，则阳虚水泛为痰，或阴虚生热，热灼津液成痰，上干于肺，致肺气出纳失司。肾气虚则肾不纳气，出现气喘气短（中医肾气与包含现代医学的肾上腺皮质激素、性激素、前列腺素等功能有关），因此年老体虚、病程日久者常表现为正虚邪实，既有痰热内蕴、邪实闭肺之表现，又有脏腑虚衰之征，此时治疗不能一味地祛邪为主，而应扶正与祛邪并举，才能收到较好疗效。常用方药为麻黄、射干、黄芩、紫花地丁、栀子、黄芪、防风、枸杞子、补骨脂、炙苏子、百部、北沙参、甘草。方中除有清热祛痰平喘功外，并加上黄芪、防风益气固表，枸杞子、补骨脂补益肾气，北沙参养阴润肺，使之攻邪而不伤正。

（三）缓解期补益肺脾，滋阴润肺，温肾助阳

哮证的基本病理因素以痰为主，而痰的产生责之于肺不能蒸化津液，脾不能运输精微，肾不能输布水液。其发病虽主要在肺，但与脾肾关系密切，且三者之间互为影响，可合并同病，反复久发，气阴耗损，肺脾肾渐虚，正虚则腠理不固，更易发病。因此，一候哮喘缓解，则应注意补益肺脾，滋阴润肺，温肾助阳。使"正气存内，邪不可干"。常用方药为黄芪、党参、怀山药、白术、北沙参、麦冬、玄参、枸杞子、补骨脂、菟丝子、大贝母、紫菀、陈皮、甘草。方中黄芪、怀山药、党参、白术补益

肺脾；北沙参、麦冬、玄参养阴润肺；枸杞子、补骨脂、菟丝子滋肾助阳；陈皮、大贝母、紫菀祛痰止咳。诸药配合，达到扶正固本，减少支气管哮喘发作次数的目的。长期服用，可增强机体抵抗力。

总之，支气管哮喘初发、急性发作时，以实证为主，治宜祛邪为重；对于病程长、年老体虚者，常见虚实夹杂，治宜扶正与祛邪并举；对于缓解期的患者，则以扶正固本为治，从补益肺脾肾入手。

〔程枫. 刘明达主任医师治疗支气管哮喘经验介绍. 贵阳中医学院学报，1998，20（2）：9.〕

三、祝谌予辨治支气管哮喘经验

祝谌予治疗支气管哮喘，强调以发止辨虚实、重视脾胃，以治痰为要法、调畅气机，以抗敏为特色、辅以活血，方法独特，疗效较好。

（一）以发止辨虚实，重视脾胃

祝氏认为哮喘病机虽繁，证候虽多，但病位总不离肺。前人治喘常分虚实两型，新喘、体壮者属实证，久喘、体弱者属虚证。祝氏则常根据本病发作与缓解交替的特点辨析虚实，如哮喘发作时声如拽锯，不能平卧，不论病程新久，均按实证治疗。患者每因感寒而发，或引动内饮，或本为郁热之躯，与外邪一拍即合导致痰阻气逆，治宜表里双解，内外兼顾。属外寒内饮者，常用小青龙汤或射干麻黄汤化裁，以外散风寒，内蠲痰饮；外寒内热者（俗称寒包火），常用麻杏石甘汤加味，以宣泄肺热，化痰平喘。麻黄是仲景治疗肺实作喘之良药，唯因其发越阳气，体虚之人服后易心慌、躁烦，可伍用生石膏、白芍、五味子等。痰多常加苏子、化橘红；胸闷加厚朴、陈皮。此时要慎用敛润之药，以免闭门留寇。哮喘缓解后多属虚证，但病位有肺、脾、肾之分，肺为气之主，肾为气之根，肺主出气，肾主纳气，脾居中焦，为生痰之源。哮喘日久，必然由肺累及脾、肾，故培补脾肾，固本定喘，可冀杜其夙根。如肺卫不固，腠理不密，屡易外感，动则气喘者，常用升陷汤或生脉汤加味以实卫固表，气阴两补；脾不健运，痰湿内生，纳差便溏者，用香砂六君子汤或参苓白术散以健脾化痰，培土生金；肾失摄纳，呼多吸少，肢冷浮肿者，用真武汤或桂附地黄汤、七味都气丸以温肾纳气，补益下元。鉴于本病为沉疴痼疾，祝氏常仿施今墨先生用法，在主方基础上又加补骨脂、核桃仁、菟丝子、紫河车、大蛤蚧等纳气定喘药，配制蜜丸常服，以缓图竟功。

（二）以治痰为要法，调畅气机

祝氏尝谓："治喘不治痰非其治也"。乃因肺脏所伏之痰浊水饮，是哮喘屡发屡止的潜在病因，此即《金匮要略》所说之"伏饮"和"留饮"，或后世所称之"窠囊之痰"。痰浊水饮久居肺脏，每因感受寒邪、饮食劳倦、情志变动而诱发，搏击气道则出现痰涎涌盛，黏稠不爽，胸膈满闷，纳差便秘，苔腻，脉滑等，治疗用五子定喘汤（炙苏子 10g，葶苈子 10g，莱菔子 10g，杏仁 10g，白芥子 3g）加味。本方以豁痰下气的三子养亲汤为基础，加杏仁宣肺平喘，葶苈子泻肺行水，一宣一泻，气机通畅，哮喘自平。兼咳嗽加前胡、白前、紫菀、款冬花；兼食欲不振者加菖蒲、佩兰叶；胸闷者加厚朴、陈皮；便秘者加全瓜蒌、薤白。就临床所见，哮喘因痰浊阻肺者固多，因肺胃气逆或肝经郁火致病者亦不少，祝氏治疗时非常重视人身气机的调畅，所谓"气顺则一身痰涎自消"。除宣肺、肃肺之外，有时还常以降胃气和舒肝气为主治喘。如旋覆花汤在《伤寒论》中主治呕吐、呃逆等胃肠疾患，而祝氏独用其治疗肺胃气逆之喘证，盖旋覆花、代赭石既有镇喘降逆之功，半夏又有和胃化痰之效，相得益彰。而对于精神紧张或情志不遂，肝经郁火犯肺致喘者，则常用逍遥散加丹皮、黄芩、地龙、钩藤、杏仁、桑白皮等平喘解痉、宣肺止咳之药，寓有调畅气机、气顺痰消的含义。

（三）以抗敏为特色，辅以活血

典型的季节性哮喘与过敏因素关节密切，患者由于体质因素，接触花粉、尘螨、药物等变应源后，引起支气管平滑肌痉挛和管腔狭窄，导致哮喘发作，故又称为过敏性哮喘。此类病人大多见于青少年，祝氏主张辨病用药，常选验方抗敏煎（银柴胡10g，炒防风10g，乌梅10g，五味子10g，生甘草6g）以抗敏解痉，平喘止咳。方中银柴胡甘寒益阴，凉血退热；防风辛温，祛风解表；乌梅酸涩化阴生津；五味子酸温敛肺益肾；生甘草调和诸药。对血燥受风之过敏性疾患确有良效。治喘时随症加钩藤、薄荷、蝉蜕、地龙等解痉药物，而且药理研究发现上述方药均有抗变态反应作用。部分哮喘病人经西医确诊为伴有肺气肿、肺心病、肺间质纤维化或慢性心功能不全者，病程日久，可见面色晦黯，唇甲青紫，颈静脉怒张，舌质紫黯或有瘀斑、瘀点等体征。表现为气虚血瘀之候，盖因肺主气，助心脏以行血脉，肺病日久，宗气不足，无力以畅血行，则血脉受阻，宜从活血化瘀治疗，随症加当归、川芎、丹参，用川芎走上，当归行下，丹参活一身之血。血瘀甚者用桃红四物汤，活血化瘀治其标，配合益气养阴固其本。这种权衡轻重，气分病从血分治疗的方法，往往比单纯补气有效。

〔董振华，季元，范爱平．祝谌予治疗哮喘的经验．浙江中医杂志，1994，29（1）：19．〕

四、吴银根辨治支气管哮喘经验

吴银根认为"肺气不利"是支气管哮喘的主要表现，"痰"、"瘀"是支气管哮喘发病的主要病理因素，而"（肾）阳虚"是支气管哮喘反复发作的根本原因。支气管哮喘的治疗应以温阳化痰祛瘀为主要法则，但支气管哮喘不同时期，"气"、"痰"、"瘀"、"虚"等病机表现不同，应做到分期择法用药。

（一）急性发作期，急则先治气

临床上哮喘多表现为哮吼痰鸣，喘息咳嗽，胸闷憋气等，其成因虽多，但其发作期的主要病机是气闭痰壅，肺气愤郁，理当祛痰开泄，宣痹展气。"急则治其标"，在哮喘急性发作，尤其大发作时，除了针对诱因外，当务之急是解除肺气郁闭，予宣肺开郁，解痉平喘。然需开阖有度，方能邪祛正安。若发散太过，则耗散正气，甚则引起气脱等证。正如张锡纯所说"治肺之药，过于散则有碍于翕，过于敛则有碍于辟"。故常运用宣敛相合，开合相济的药对，以使肺气"升而降已"，顺应上焦的生理特点，使肺恢复正常的宣发肃降功能。常用麻黄配麻黄根、矮地茶，桂枝配厚朴等。认为麻黄在宣发肺气，解痉平喘方面效果显著，在哮喘急性大发作时必用。煎时宜后下，以使其挥发油不致挥发太过。

（二）非急性发作期，重在理痰

哮喘反复发作，乃有"夙根"之故。根据历代医家对于哮喘的认识，结合现代医学的观点，认为哮喘的病理基础在于"痰饮伏肺"。痰饮留伏于肺，遇感引触，痰因气升，气因痰阻，痰气交阻，搏于气道，肺气上逆，而致喘鸣。正如《证治汇补》中指出："哮为痰喘之久而常发者，因而内有壅塞之气，外有非时之感，膈有胶固之痰，三者相合闭阻气道，搏击有声，发为哮喘"。痰是哮喘发作的中心环节，治哮不能离开治痰之法。常用桑白皮配白果仁清热降气，敛肺化痰；生半夏配生南星燥湿化痰；当归配苏子、桃仁配杏仁，润燥滑痰。南星、半夏唯生用效果才显著，用量为每日15g，入煎剂，无明显毒副作用。

（三）病顽固日久，应注重化瘀

哮喘反复发作，迁延不愈，肺气闭阻，宣降失常，必然会影响肺的布津行血，使津聚成痰血滞为瘀，痰、瘀相互为患。痰浊阻滞，气血不畅可生瘀；瘀血内停，阻滞气机，使痰湿内盛。痰瘀相伴为病，则形成邪实坚固的哮喘。治痰需活血，血行痰易化，气行则血行。故于理气祛痰、活血化瘀法中，常加入当归、桃仁、川芎、丹参等活血和血药，加强化痰止咳平喘作用，用蜈蚣、全蝎、地龙等虫类搜剔药搜肝活络。长期大量应用，才能消除肺中伏痰顽瘀。

（四）缓解扶正，重在温阳补肾

哮喘的病因虽多，究其产生的根本原因（内因）则是阳虚寒盛。寒、痰、瘀均为阴邪，阳虚不能治阴，而致哮喘反复发作。肺、脾、肾三脏阳虚，则气血津液不能正常温化而致津停液聚，血行不畅致瘀。而肾阳是一身阳气之根本，肾阳虚则肺脾等诸脏俱寒。"肺为气之主，肾为气之根"。哮喘治本应重视补肾，因为肾为先天之本，五脏之根，精气充足则根本得固。肾虚摄纳失常，气不归元，故平素短气息促，动则喘甚，劳累后哮喘易发。吴氏在临床中通过统计发现，哮喘多在秋冬或冬春季节转换之时，多在夜间发作或加剧，诱因多为外感寒邪，80%的患者辨证属寒哮。故哮喘患者不论急性发作或缓解期，均需加入温阳补肾之品以扶正祛邪，祛寒除湿，且可辅以健脾化湿之药，杜绝痰、瘀的产生，从根本上防治哮喘。用附子温阳祛脏腑沉寒，散壅阻之冷痰；蛇床子、大蒜素可温肾散寒；菟丝子、补骨脂、仙茅、仙灵脾等温阳补肾，纳气平喘。补肾药物可提高机体免疫功能，增强下丘脑－垂体－肾上腺轴功能，减少对激素的依赖程度和副作用。

吴氏治疗支气管哮喘时，理气、化痰、祛痰、温阳等数法并用，但根据支气管哮喘在不同时期，其病理表现不同，用药的主次也不尽一样。急性期化痰祛瘀，散寒理气，佐以温补；缓解期则以温阳补肾为主，调补气血阴阳。用药不仅体现中医辨证，而且结合现代中医药研究新成果，临证颇为有效。

〔冯新格. 吴银根教授治疗支气管哮喘经验. 吉林中医药，2000，（1）：9.〕

五、张沛虬辨治支气管哮喘经验

张沛虬认为哮喘是一种发作性的痰鸣气喘病，发作时喉中痰鸣有声，呼吸困难，不能平卧，故有外寒诱发或外感风热时，必须以祛邪为先，用辛温解表、发散风寒，或用辛凉解表、清肺化痰，佐以平喘化痰之品。哮喘发作时只治喘，不急祛邪，则哮喘往往不能平，效果不好。对于缓解期之患者，平时主要在于培补脾肾，扶正可以增强患者的抗病能力，进一步改善患者的体质。

支气管哮喘在发作时，往往痰涎壅肺，胸闷气塞，即使有阴虚之兼证，亦不宜用滋腻之养阴药，张氏认为喘发时应先治喘化痰，俟喘平后再顾其阴。支气管哮喘在急性发作时，病人往往大汗淋漓，但张氏在多汗的情况下仍用较大剂量麻黄，因为麻黄平喘作用较其他中药明显，临床上也并未出现汗出亡阳的情况。多数病人在哮喘缓解后，汗出逐渐减少。喘平汗自止，汗出不已是喘甚之故。患者如有高血压，可加降压药，若合并出血或鼻衄，痰中带血，可与止血药同用。

地龙有平喘作用，可解除血管、支气管平滑肌的痉挛。古方补阳还五汤、大小活络丹中取其活血通络作用，民间用其通乳汁，民间单方地龙煎红茶治疗哮喘有一定疗效，张氏常用于哮喘，取得了良好疗效。仲景桂枝汤方有桂枝加杏子汤，张氏认为桂枝其实无平喘作用，是协助麻黄解表，有增强麻黄功效的作用。

支气管哮喘长期反复发作，晚期可并发肺气肿和肺源性心脏病，所以应积极寻找病因，避免接触致敏原，避免各种激发哮喘的因素，及时治疗过敏性鼻炎、上呼吸道感染等，并经常开展体育和劳动锻炼，增强体质。

张氏治疗支气管哮喘，主张辨证施治，在临床中，张氏将支气管哮喘分为发作期和缓解期，再分成若干证型进行辨证治疗，其治则恰当，组方严谨，疗效显著。

（一）发作期

张氏根据支气管哮喘发作期发病机制和临床表现的不同，主张分为寒痰阻肺型、热痰阻肺型两种证型进行辨证治疗。

1. 寒痰阻肺型　症见形寒肢冷，脊背发凉，恶寒怕风，发热不重，头痛身痛，呼吸气促，喉间痰鸣如水鸡声，胸闷如窒，咳痰稀薄，色白多沫，或痰少而黏，咳吐不爽，面色滞暗，舌质淡，苔白滑，脉弦紧或浮紧。治宜温肺散寒，祛痰平喘，方用小青龙汤加减，药选麻黄、桂枝、细辛、干姜、法半夏、橘红、紫菀、款冬花、苏子、五味子、苍耳子。

2. 热痰阻肺型　症见声高息粗，呼吸急促，喉中哮鸣，痰黏色黄，咳痰不畅，胸闷，发热面红，口干喜冷饮，舌质红，苔黄腻，脉滑数或弦数。治宜清热泄肺，化痰平喘，方用泻白散合麻杏石甘汤加减，药选炙麻黄、杏仁、黄芩、知母、桑白皮、款冬花、石膏（先煎）、地龙、金银花、甘草。哮喘严重时张氏常加佛耳草、葶苈子；痰多黄稠加鱼腥草、开金锁；咯痰不利加海蛤壳；喉中有水鸡声加炙射干；有过敏史者加苍耳子。

在哮喘发作时张氏常用如下验方：生麻黄 10g，杏仁 12g，甘草 10g，地龙 15g，百部 15g，细辛 3g，枳壳 6g，石韦 15g，五味子 5g，紫菀 10g，佛耳草 30g。有感染者加金银花 15g，鱼腥草 30g；鼻塞声音重者加苍耳子 15g。

（二）缓解期

缓解期以正虚为主要临床特征，张氏通常分为肺气不足型、脾气不足型和肾失纳气型三种证型进行治疗。

1. 肺气不足型　症见喘气短促，动则喘甚，言语无力，或因遇风寒哮喘即被诱发，下肢虚浮，舌质淡，脉沉细。治宜补肺化痰，佐以降气，方用参麦散合苏子降气汤加减，药选党参、麦冬、五味子、苏子、陈皮、姜半夏、款冬花、甘草。

2. 脾气不足型　症见哮喘，平素痰多，乏力倦怠，四肢困重，食少纳呆，腹胀便溏，常因饮食不当所诱发，舌体大有齿痕，苔白腻，脉沉滑无力。治宜益气健脾，方用六君子汤加减，药选党参、白术、茯苓、制半夏、生姜、山药、五味子、炒扁豆、佛耳草，海浮石。

3. 肾失纳气型　症见腰膝酸软，气短息促，呼多吸少，动则尤甚。肾阳虚者兼见形寒肢冷，面色苍白，自汗或肿而浮，夜尿频，舌质淡，脉沉细无力。治宜温补肾阳佐以纳气，方用肾气丸合参蛤散加减，药选熟地、山萸肉、山药、丹皮、茯苓、熟附子、肉桂、蛤蚧尾、五味子。肾阴虚者兼见自觉五心烦热，面颊升火，盗汗，口干，尿黄，舌质红少津，脉细数。治宜滋阴补肾，佐以纳气，方用七味都气丸合参蛤散加减，药选熟地、山药、茯苓、山萸肉、丹皮、泽泻、五味子、苏子、复方参蛤散。如肾阴阳两虚，左、右归丸各9g和匀，分3次服，平时常服，持之以恒。

在哮喘缓解期张氏常用如下验方：紫河车60g，蛤蚧粉45g，地龙粉75g，五味子24g，苍耳子60g，甘草30g。将上药研成粉或制成蜜丸，每次9g，每日2次，分早晚服用。

〔张沛虬. 支气管哮喘的证治. 浙江中医学院学报，1987，11（6）：22.〕

六、李鸣真辨治支气管哮喘经验

李鸣真辨治支气管哮喘，强调急则治标重在治肺，缓则治本重在脾肾，把固护卫外贯穿于治疗的始终，对于肺气壅盛者主张轻清大肠，取得了较好的疗效。

（一）急则治标，重在治肺

支气管哮喘属中医"哮证"、"喘证"的范畴，发病关键乃宿痰内伏于肺，复感外邪，或饮食失调，或情志不畅，均可触动肺中伏痰，痰随气升，气随痰阻，互相搏击，阻塞气道，以致肺气升降不利，肺失宣降，发为喘证。急性发作时，表现为呼吸急促，喘鸣有声，严重者张口抬肩，难以平卧，临床所见，皆为一派标实之象。故发作期治当攻邪为上，宜用祛痰宣肺降逆之法，以三子养亲汤合二陈汤化裁。三子养亲汤虽可降气化痰，但对于宿痰内伏之喘证，化痰之力仍显单薄，故加用化痰除湿之祖方二陈汤以加强化痰之力。因哮证有冷哮、热哮之分，临床用药，应仔细斟酌，若属冷哮，上方酌加细辛、杏仁、天南星、白附子等；若为热哮，则选贝母、瓜蒌、竹茹等。

（二）缓则治本，重在脾肾

支气管哮喘常反复发作，导致肺气耗散，累及脾肾。脾虚则不得运化水湿，输布精微，痰浊更易滋，故古人云："脾为生痰之源，肺为贮痰之器"。且中气不足，卫外不固，更易为外邪侵袭，再度诱发哮喘，形成恶性循环。肾虚则根本不固，摄纳无权，吸入之气不能摄纳于肾而发哮喘，故哮喘渐平之机，即是扶正固本之时，既当培土生金，又宜补肾固本，健脾多选四君子汤，补肾常用六味地黄汤。若肾阳不足，加附片、仙灵脾、补骨脂、菟丝子；若肾阴亏虚，加枸杞子、黄精、女贞子、何首乌。哮喘多病程久远，治疗非一日之功，故欲除病根，需频年累月，服药不断。患者或因工作繁忙，煎药不便，或恶汤药味苦，难以下咽，常一曝十寒，无济于事。故李氏常拟健脾补肾方，熬制成膏，寓治于补，既起根治之效，又除病家所苦。

（三）固护卫外，贯穿始终

腠理疏松，卫外不固，外邪易于侵袭，是哮喘反复发作的重要原因之一。患者平素怯寒，每每重裹，又常自汗鼻痒，喷嚏频作，鼻流清涕，此皆属一派卫外不固之象，即使哮喘发作之时，亦常实中夹虚，寒中包热，故李氏常用益气固卫之玉屏风散贯穿于治喘始终。李氏认为，玉屏风散中黄芪益气固表，白术健脾培中又能化湿，防风疏风祛邪，三药合用，扶正而不恋邪。又据现代医学研究，玉屏风散具有增强免疫功能、抗过敏等功效，而支气管哮喘与免疫异常、体质过敏有关，以玉屏风散与化痰平喘、补肾健脾诸法合用，与中西医理论皆为合拍。此外，对寒中裹热患者，还宜酌加清肺化痰之品，如黄芩、鱼腥草等。

（四）肺气壅盛，宜清大肠

"肺与大肠相表里"，于哮喘患者常可印证。尤以小儿患者，脾虚痰盛，常身体羸瘦，在家长呵护之下，屡进厚味，又脾阴不足，常见肠燥便秘。临床上患儿或哮喘时每有便秘，或便秘时易发哮喘，总因大肠气滞，上逆犯肺。治疗时宜轻清大肠，可平哮喘，即所谓"泄大肠以降肺气"。李氏介绍，有一经验方治疗哮喘有效，方中仅炙麻黄、生大黄、二丑三味，研末制成蜜丸内服，即是此意。唯哮喘患儿每多实中夹虚，恐上方过于峻烈，常临证时重用莱菔子消食、泄大肠之气，或短期用大黄通大肠腑气，每能奏效。

〔涂胜豪. 李鸣真教授治疗支气管哮喘经验简介. 中医药研究，1998，14（1）：1.〕

第二节　经典验案点评分析

一、周仲瑛治疗支气管哮喘案

导读：哮病（支气管哮喘）中医辨证属肺实肾虚，下寒上热，痰气瘀阻证者，治以温肾纳气，清肺平喘，化痰祛瘀，方选桂附八味合苏子降气汤加减，可收良效。

案体：赵某，女，44岁，2005年9月8日就诊。患者幼年时起即哮喘，常因受凉而反复发作。现患者气喘憋气，胸部有窒息感，喘甚有哮鸣音，咳痰较少，质黏色白，咳出症缓，伴畏寒，大便稀溏，数日1次或1日数次，有时腰酸，经行量多，查有子宫肌瘤，长期用激素、氨茶碱、止咳定喘片等治疗，效果不显。既往有预激综合征，已射频消融治疗，动态心电图提示室性早搏、室性心动过速、心房纤颤。查舌质淡紫，苔黄腻，脉细滑。诊断为哮证（支气管哮喘），病属肺实肾虚，下寒上热，痰气瘀阻证，治以温肾纳气，清肺平喘，化痰祛瘀，方用桂附八味合苏子降气汤加减。处方：制附片5g，肉桂（后下）3g，熟地10g，山萸肉10g，仙灵脾10g，补骨脂10g，炙僵蚕10g，炒苏子10g，当归10g，法半夏10g，紫石英（先煎）20g，海浮石15g，沉香（后下）5g，丹参15g，炙桑皮12g，炒黄芩10g。每日1剂，水煎服。2005年10月13日二诊时，患者自述药后哮喘减轻，不咳，喉中有痰，两胁背痛，有紧缩感，怕冷，胃胀，纳差，易出汗，夜难平卧。查舌质暗淡，苔黄腻，脉细滑，此为肺实肾虚，用药予以调整。处方：熟地10g，山萸肉10g，仙灵脾10g，当归10g，沉香（后下）4g，制附片6g，肉桂（后下）6g，补骨脂10g，海浮石15g，法半夏10g，陈皮6g，炒苏子10g，干姜4g，细辛3g，炙白前10g，炙紫菀10g，炙款冬花10g。2005年11月17日三诊时，患者病情稳定，鼻腔咽喉发凉，心悸，胸痛引背，唇干不欲饮，痰多难咯，质黏色白，大便烂，尿频，查舌质暗红，苔黄薄腻，脉细滑，予10月13日方改制附片10g，细辛4g，干姜5g，加菟丝子15g，桔梗5g，继续调治。

〔贺兴东，翁维良，姚乃礼. 当代名老中医典型医案集·内科分册. 北京：人民卫生出版社，2009.〕

评析：哮病发时未必皆实，平时未必皆为虚。"发时治标，平时治本"是哮病治疗的基本原则，但临证所见，发时未必皆实，故不尽攻邪，平时未必皆虚，亦非全恃扶正。因此，对于哮的治疗，可以认为发时未必全从标治，当治标顾本，平时亦未必全恃扶正，当治本顾标。本例患者哮喘反复发作数十载，有正虚的一面，往往遇劳感寒即发。外邪与痰浊相搏，壅阻肺气，则咳嗽多痰，气喘憋气；病久延及脾肾，则怕冷，大便溏薄，腰酸；痰气交阻，久延影响心血运行，则血郁成瘀。而初诊又见黏痰，苔黄，脉细滑等肺热内蕴之象。综合病机为肺实肾虚，下寒上热，痰气瘀阻，故治疗以温肾纳气，清肺平喘，化痰祛瘀为法。药用制附片、肉桂、仙灵脾、补骨脂、沉香、紫石英补肾气，壮元阳，纳气以平喘；熟地、山萸肉补肾阴，所谓善补阳者，必从阴中求阳；炙桑皮、炒黄芩清肺化痰；炙僵蚕、炒苏子、法半夏、海浮石降气化痰平喘；当归、丹参活血化瘀。药后症减，此后患者常服中药控制，未见哮喘复作。

二、曹世宏治疗支气管哮喘案

导读：哮喘急性发作期多以风动挛急，痰气交阻为主要发病机制，其治疗总以祛风化痰、止痉平喘为主，或佐以清肺，或辅以化瘀，然善治痰者，还需绝生痰之源。

案体：陈某，男，29 岁，1997 年 9 月初诊。患者以哮吼喘咳反复发作近 10 年，再发并加重 10 天就诊。患者近 10 天来喘息咳嗽，夜间为甚，痰多色白，喉间哮鸣，胸闷纳差，口干，大便欠实，查舌苔薄腻，脉细弦，两肺可闻及散在性哮鸣音。西医诊断为支气管哮喘，中医诊断为哮证，辨证属风痰伏肺，肺失宣肃，治以祛风健脾化痰为法。处方：苍术 10g，白术 10g，射干10g，枳壳 10g，杏仁 10g，郁金 10g，蝉蜕 10g，葶苈子 15g，蛤壳 15g，连皮茯苓 20g，地龙 12g，麻黄 6g，乌梅 6g。取 7 剂，每日 1 剂，水煎服。二诊时患者哮喘即得到控制，诉易于感冒，胸胁稍闷，时有咳痰，查舌苔薄白，脉细，两肺偶闻哮鸣音，改予健脾助运化痰肃肺治其本。用药为：太子参 12g，苍术 10g，白术 10g，炙黄芪 15g，山药 12g，防风 6g，蝉蜕 6g，炙麻黄 6g，杏仁 10g，枳壳 10g，蛤壳 15g，郁金 10g，瓜蒌皮 12g 等。服药 5 个月余，随访未再发作。

〔史锁芳. 曹世宏治疗支气管哮喘经验. 江西中医药，1998，29（6）：7.〕

评析：强调祛风健脾化痰，重视绝生痰之源。哮病（支气管哮喘）急性发作期多以风动挛急、痰气交阻为主要发病机制。对阳盛体质或病情久发、郁而化热的患者，则可表现伏风痰热之证，而对女性患者或痰浊积久不化的病人，尤可见到风痰夹瘀的机制。因此该期的治疗总以祛风化痰、止痉平喘为主，或佐以清肺，或辅以化瘀，然善治痰者，当治生痰之源，故临床不论运用何种化痰措施，都不可忽视健脾助运以绝生痰之源。《金匮要略》中有"病痰饮者，当以温药和之"之训，推崇"哮喘夙根专主于痰"的朱丹溪亦谓"实脾土，燥脾湿，是治痰之本"。故本病急性发作曹氏组方时选用苍术、白术、连皮茯苓健脾燥湿，以绝生痰之源；择枳壳、郁金、蛤壳理气宽胸，降气化痰；用麻黄、蝉蜕、防风、乌梅以祛风宣肺，抗过敏；选射干、葶苈子、杏仁、地龙利咽泻肺，解痉平喘。诸药共同组成基本方，具有祛风平喘抗过敏，健脾调气化痰浊之功。临床具体应用时，还宜随病情变化灵活变通化裁，如痰热明显时可加桑白皮、黄芩，或一枝黄花，以加强清化痰热之力；若痰浊痹阻胸阳，则合瓜蒌薤白半夏汤，以加强通阳泄浊之功；若风痰夹瘀，则加川芎、丹参、桃仁之辈，以增活血化瘀之效。

三、林琳治疗支气管哮喘案

导读：伏痰和外感六淫之邪是哮喘（支气管哮喘）发病的两个重要因素，对中医辨证属标本夹杂，寒痰瘀肺，肺肾阳虚的哮喘患者，治疗宜宣肺化痰，温补肺肾。

案体：刘某，男，43 岁，2002 年 10 月就诊。患者 1997 年开始出现反复发作性咳嗽，服药治疗效果不理想。1999 年开始出现气促，呼吸困难，喉中有哮鸣音，经检查诊断为支气管哮喘，给予解痉化痰及激素治疗病情可稍缓解，常因天气变化及异味刺激而诱发。10 天前因天气变化再发咳嗽气促，喉间有哮鸣音，咳嗽动则加剧，咳白稀痰，量多，疲倦无力，口干，肩背怕冷，无发热，查舌质淡黯，苔白腻，脉滑细。临床诊断为哮喘（支气管哮喘），病属标本夹杂，寒痰瘀肺，肺肾阳虚，治以宣肺化痰，温补肺肾。处方：炙麻黄 6g，炒杏仁 10g，苏子 15g，生艾叶 6g，桂枝 10g，炒白芍 12g，骨碎补 15g，防风 12g，白术 15g，地龙 12g，牛膝 15g，杜仲 10g，川芎 12g，黄芩 15g。取 4 剂，每日 1 剂，水煎服。二诊时患者气促减轻，咳嗽较前减少，咳白色泡沫痰，量少，稍口干，肩背怕冷，饮食、睡眠可，二便调，查舌质淡黯，体稍胖，苔白腻微黄，脉滑细、沉取无力，守上方加细辛 3g、干姜 6g，以加强温化寒痰平喘，取 5 剂，水煎服。三诊时气促明显好转，咳嗽减少，咳白色泡沫痰，量少，稍口干，肩背怕冷，舌质淡黯，苔微黄，脉滑细，遂以宣肺平喘、化痰活血、补益脾肾为治法，守上方加全狗脊 10g、鹿角片 10g、紫菀 15g，再取 5 剂，水煎服。四诊时病情明显好转，偶有咳嗽，痰量较前明显减少，肩背冷感亦减轻，以前方连服 7 剂，病情缓解现如常人。

〔刘慧．林琳治疗支气管哮喘的经验．辽宁中医杂志，2005，32（2）：98.〕

评析：抓难伏痰六淫之邪，重视温肺与化痰。哮喘的发病有两个重要因素，一为伏痰，一为外感六淫之邪，两者共同作用于阴性体质的人，使邪入机体易从寒化。治疗支气管哮喘宜从宣肺化痰和温补肺肾两方面入手。本例患者的治疗，方中以麻黄、杏仁、苏子、防风解表宣肺化痰；桂枝温阳通经，又可解表寒，与白芍配伍可调和营卫，又能养阴；川芎、地龙活血通络；骨碎补补肾；牛膝既能活血，又能补肝肾；杜仲、艾叶温阳。诸药合用，共成解表宣肺、温补肺肾、化痰平喘之功效，治法用药抓住了疾病的关键，故而疗效较好。

四、周仲瑛治疗支气管哮喘案

导读：治哮喘当审肺肾之阴阳偏虚、标本虚实的主次，发时治标、平时治本为治哮喘之常法。肾元下虚，痰热蕴肺，肺气升降失司者，则宜补肾纳气，清肺化痰。

案体：曹某，女，32 岁，1988 年 9 月 17 日就诊。患者素有过敏性鼻炎史，剖腹产后发生哮喘，迁延经年不愈。近来每日夜晚均发作，发时胸闷气塞，气逆作喘，喉中哮鸣，不得安枕，吸气尤难，伴有烦热多汗，口干，痰稠色黄味咸，舌质黯红，苔淡黄腻中灰，脉沉细滑数。临床诊断为哮喘（支气管哮喘），证属肾元下虚，痰热蕴肺，肺气升降失司，治宜补肾纳气，清肺化痰。处方：南沙参 15g，北沙参 15g，当归 12g，生地 12g，知母 10g，天花粉 15g，竹沥半夏 12g，炙射干 10g，炙桑皮 10g，炒苏子 12g，炙僵蚕 9g，诃子肉 6g，沉香 10g，坎炁 10g。另海蜇（漂）、荸荠各 7 只加水同煮，代水煎药，取 7 剂。1988 年 9 月 24 日二诊时，患者自述药后哮喘旋即控制，唯咳频痰稠，汗出量多，查舌苔淡黄灰腻，脉细滑，属肺实肾虚，治守前方，原方去诃子肉，加五味子 3g、山茱萸 6g，续服 7 剂。诸症悉平。

〔董建华. 中国现代名中医医案精华. 北京：北京出版社，2002.〕

评析：治哮不必囿于常法，需扶正祛邪兼顾。哮喘发作时虽以邪实为多，但正虚为主者也不少见。盖哮喘之证多有夙根，经久反复，每易耗散肺气，损及肾元。"肾为气之根"，肾之真元亏虚，根本不固，则气失摄纳，上逆于肺，若仍主祛邪治标之说，纵投大剂祛痰降气之品，亦鲜有效验。故不必囿于常法，当慎审肺肾之阴阳偏虚、标本虚实的主次，扶正祛邪兼顾，方能切中肯綮。本例患者素禀赋不足，剖腹产后体虚，阴血耗伤，复加感邪诱发哮喘，其痰稠色黄，舌苔黄腻，脉滑数，纯属痰热之象。但审其痰有咸味，脉兼沉细，显见肾已亏，故需扶正祛邪，滋阴清肺，以补肾纳气、清肺化痰之法治之。方以南北沙参、天花粉清养肺阴；生地、当归、山茱萸、坎炁、沉香滋养肾元，纳气归肾；射干、知母、苏子、竹沥半夏、桑皮、僵蚕清肺化痰；配伍诃子肉、五味子收敛耗散之气，清补相济；且仿王孟英雪羹汤，取海蜇味咸入肾，荸荠甘寒生津，加水同煮代水煎药，滋肾润肺化痰。诸药相合，使肺得清宁，肾能蛰藏，痰消气降则哮喘自平。

五、李统华治疗支气管哮喘案

导读：中医治疗哮病应四诊合参，审证求因，细察属虚属实。辨证属脾肾阳虚，痰浊瘀肺，肺气失宣，脾失健运者，治以温肾健脾，化痰平喘，方用真武汤加减。

案体：余某，男，43 岁，1999 年 11 月 9 日就诊。患者自述发作性哮喘 9 年，每年秋季发病，直到来年春节前后自然停止，此次发病已 2 月余。哮喘每于夜间 11 时左右发作，发时喘坐呼吸，张口抬肩，喉中痰鸣，唇绀汗出，动则喘甚，咽干欲饮。服麻黄素、氨茶碱、强的松等药可控制，但停药哮喘即发。现患者面色萎黄，唇色紫暗，纳呆食少，大便溏薄，日 2～3 次，查舌质淡红，苔薄白而润，脉洪大无力。临床诊断为哮证（支气管哮喘），病属脾肾阳虚，痰浊瘀肺，肺气失宣，脾失健运，治以温肾健脾，化痰平喘，方用真武汤加减。处方：制附子（先煎）25g，白术 25g，茯苓 25g，生姜 15g，白芍 10g，补骨脂 15g，沙苑子 12g，菟丝子 20g，党参 15g，陈皮 10g，制半夏 10g，甘草 3g。取 3 剂，每日 1 剂，水煎服。11 月 12 日二诊，患者服药 1 剂，当晚哮喘平可入寐，嘱停服西药，续服上方 6 剂。11 月 18 日三诊时，患者自述感受风寒后咳嗽，但哮喘未发作，喉中偶有痰鸣，并有轻微胸闷感，守上方去白芍、生姜，制附子减量为 12g，加干姜 9g，款冬花 15g，紫菀 12g，前胡 10g，取 6 剂，每日 1 剂，水煎服。11 月 24 日四诊，患者哮喘未再发，痰鸣胸闷亦未出现，饮食增加，精神气力好转，大便正常，要求巩固治疗，即给予真武汤，生姜易干姜 10g，加党参 15g，原方量加大 10 倍，共为细粉，制成水丸，每次 6g，每日 2 次，分早晚服。

〔郭淑云等. 李统华辨治支气管哮喘的经验. 中华实用中西医杂志，2004，4（17）：2143.〕

评析：审证求因察虚实，分清寒热巧用药。治哮喘宜审证求因，遵循虚补、实泻、寒温、热清之治则。《景岳全书·喘促》中说："顺有夙根，遇寒即发，或遇劳即发者，亦名哮喘。未发时以扶正气为主，既发时以攻邪为主"，这种观点未免束缚了后人的手脚。支气管哮喘多为外界致敏因素，如烟雾、粉尘等吸入发病，而因外感诱发者临床较为少见，故不应在急性发作期动辄以发表攻邪法治之。此外，发于夏者有寒证，发于冬者有热证，发于夜者有阳证，发于昼者有阴证。哮喘之暴作，虽有实证，而虚证尤多，李统华对于脾肾阳虚证或肺肾阳虚证之发作期，以温肾健脾、化痰平喘为法，投以加味真武汤或益肾润肺汤，屡获立竿见影之效。支气管哮喘不论其已发未发，或发于何时，均应四诊合参，审证求因，细察属虚属实，罹寒罹热，循虚补、实泻、寒温、热清之治则施以相应方药，从本而治，一中病本，即可获取速控哮喘之目的，且绝大多数患者远期疗效较好。

六、姜春华治疗支气管哮喘肺部感染案

导读：治疗哮病应中西医合参，吸取单方验方之长处，对风寒夹痰之发作期哮证（支气管哮喘、肺部感染）可选用"截喘汤"治疗，并注意随病情变化灵活加减。

案体：陈某，男，48岁。患者患支气管哮喘30余年，每届秋冬季必大发，曾用氨茶碱、皮质激素类药物治疗，但仅能当时缓解，停药又喘。因天冷受寒哮喘又大发，现已4天，每晚看急诊。1980年12月25日请姜氏诊治。诊时症见咳嗽哮喘，喉间痰多气寒，痰色白，恶寒，周身酸楚，胸闷夜不能平卧，查舌苔薄腻，脉浮紧。西医诊断为支气管哮喘、肺部感染，中医诊断为哮证（风寒夹痰），以"截喘汤"加减治疗。处方：炙麻黄9g，防风9g，佛耳草15g，老鹳草15g，碧桃干15g，旋覆花9g，半夏9g，开金锁1.5g，合欢皮9g，细辛1.5g，皂荚3g。此方服用三剂后支气管哮喘即有明显缓解，服至七剂，哮喘平止，胸部X线摄片显示肺部感染消失，其余症状也有明显改善，又续服冲剂巩固疗效。以后服用右归丸及人参蛤蚧散扶正固本，随访三年，未曾复发。

〔张丰强. 首批国家级名老中医效验秘方精选. 北京：国际文化出版社，1996.〕

评析：中西医合参很重要，单方验方都有效。姜氏针对哮喘发作期的治疗自拟的"截喘汤"，根据中西医结合病证互参原则，选药不落窠臼，撷取草药之长，吸收民间单验方之经验，抓住化痰和抗过敏两个重要环节，使支气管炎痉挛得以松弛，黏膜分泌物得以清除，其疗效显著。该方反映了姜氏治病重视截断的学术思想，截断就是快速有效，直中病源，控制病情，尽早顿挫病患，扭转病机，慎防他变。当然，在治疗中也应注意随病情的变化灵活加减用药，待病情逐渐好转进入缓解期，还应及时调整

治疗原则，改为着重扶正固本，以防其再发。

七、晁恩祥治疗支气管哮喘案

导读：风邪犯肺，肺气不宣，气道挛急，起病如风，中医诊断为风哮，其治疗以疏风宣肺、解痉平喘为原则，临床可获得较满意的疗效。

案体：韩某，女，58岁，2004年2月20日初诊。患者患支气管哮喘，反复发作已40年，近10年发作逐渐频繁，通常每年4~10月发作。发作时间逐年提前，吸入必可酮1年，仍不断发作，每次发作均无前驱症状。本月份发作4~5次，每次发作持续1小时左右，憋气、胸闷，常有窒息感，不咳嗽，咯少量白痰，吸入万托林等平喘药，口服海珠喘息定、华山参滴丸等可缓解。缓解后呼吸如常，伴有心悸，胃脘闷胀，食欲不佳，口干不欲饮，大便不干，查舌质淡红，苔白略厚，脉弦。诊断为风哮证（支气管哮喘），属风邪犯肺、气滞痰阻证，治以疏风宣肺、理气化痰、解痉熄风。处方：炙麻黄10g，蝉蜕8g，地龙10g，僵蚕10g，紫菀15g，杏仁10g，前胡10g，炙枇杷叶10g，瓜蒌10g，薤白10g，山茱萸15g，菖蒲10g，苏子10g，苏叶10g，五味子10g。取14剂，每日1剂，水煎服。2004年3月2日二诊时，患者自述服上药后症状减轻，曾先后有4次胸闷欲喘，但均未发作，无咳嗽、无痰，食欲欠佳，睡眠可，查舌质淡暗，苔白，脉沉缓，拟宣肺定喘、宽胸理气、解痉熄风之法再治。处方：炙麻黄10g，紫菀15g，杏仁10g，前胡10g，炙枇杷叶10g，瓜蒌15g，薤白10g，菖蒲10g，焦三仙各10g，苏子10g，苏叶10g，蝉蜕8g，地龙10g，僵蚕10g，五味子10g。取7剂，每日1剂，水煎服。2004年3月9日三诊时，患者自述服上药后未再发作哮喘，曾有1次自觉胸闷，胸闷后咳嗽、无痰，未服药，1小时后自行缓解，但活动后仍气短，饮食、睡眠均可，二便调，查舌质暗红，苔滑，脉弦，证属风邪犯肺、肺肾两虚，治以疏风宣肺、调补肺肾之法，方药予以调整。处方：紫菀15g，杏仁10g，前胡10g，炙麻黄10g，瓜蒌30g，薤白10g，炙枇杷叶10g，山萸肉10g，菖蒲10g，枸杞子10g，苏子10g，苏叶10g，五味子10g，蝉蜕8g，地龙10g。取30剂，每日1剂，水煎服。2004年4月9日四诊，患者服药后至今未喘，无咳、无痰，胸憋闷已解，气短减轻，饮食、睡眠可，二便调，查舌质淡红，苔薄，脉沉，守前法，前方再加枸杞子10g，继续服用3周。追访患者半年，未再发作喘憋，生活如常人，现仍每月间断服中药7剂，以巩固疗效。

〔贺兴东，翁维良，姚乃礼. 当代名老中医典型医案集·内科分册. 北京：人民卫生出版社，2009.〕

评析：注重祛外风熄内风，不忘调补肺与肾。哮喘病的证候学特征为喉中有哮音，此患者以憋气、窒息感、呼吸困难为主要症状，虽然没有哮鸣，但其反复发作的特点及导致缓解的因素等均符合哮喘病的诊断标准，故临床从哮喘病论治。其症状突发突止，缓解后如常人，病初有明显的季节性，但无明显的寒热之象，无明显的外感六淫之迹，无明显痰浊之征。此类哮喘病发生的主要机制在于风邪偏盛，气道挛急，治疗的重点应为疏风宣肺，解痉熄风，与其他类似病案不同的是本案在治疗上既注重祛外风，也注重熄内风，并充分考虑到患者咳喘日久，肺肾已虚，故在宣肺的同时，不忘敛肺降气，调补肺肾，标本兼顾。

八、许建中治疗支气管哮喘急性发作案

导读：哮病病久急性发作，中医辨证属肺气虚、痰热壅肺型者，其治疗以益气固表、清肺化痰、止咳平喘为法，方拟玉屏风散合麻杏石甘汤加味，可获较好效果。

案体：陈某，女，42岁，2006年6月26日初诊。患者以反

复咳喘 13 年，每因着凉、感冒而发病就诊。患者 13 年前受凉后出现咳喘，初期服氨茶碱有效，近 3 年来咳喘频发，多次在院外治疗，诊断为支气管哮喘发作、过敏性鼻炎，给予二代头孢、氨茶碱、万托林等治疗，症状缓解。今晨吸入灭蚊剂气味后咳喘加重，动则喘甚，自述服上药无效。诊时患者喘憋，动则甚，不能平卧，汗多，气促，心悸，咳嗽咳痰，量少色白，咽痒，鼻痒，打喷嚏，饮食可，二便调。查体两肺可闻及散在干啰音及哮鸣音，未闻及湿啰音，血常规检查白细胞 9.9×10^9/L，中性粒细胞 0.59，淋巴细胞 0.36，胸部 X 线透视未见异常，舌质红，苔薄黄，脉滑。临床诊断为哮病重度（支气管哮喘急性发作），肺气虚、痰热壅肺型。患者肺病日久，肺气已虚，自汗多，易感外邪，引动宿痰，痰热阻肺，影响肺之宣发肃降，可见喘憋，动则甚，气促咳嗽咳痰，量少色白；风邪犯肺，肺开窍于鼻，可见咽痒、鼻痒，打喷嚏。治疗以益气固表、清肺化痰、止咳平喘为法，方拟玉屏风散合麻杏石甘汤加味。处方：黄芪 15g，白术 12g，防风 10g，麻黄 9g，杏仁 10g，甘草 6g，生石膏 18g，白果 10g，干姜 6g，黄芩 15g，半夏 9g，紫菀 15g，款冬花 15g，金银花 15g，连翘 15g。取 7 剂，每日 1 剂，水煎服。同时配合使用氨茶碱缓释片（每次 0.1g，每日 2 次），曾用舒利迭、酮替芬。服药 7 剂后复诊，患者喘憋好转，咳嗽次数减轻，但在此期间又感受风寒，查舌质淡，苔白，脉弦滑，证型转向肺气虚、外寒内饮型，因此方用小青龙汤合玉屏风散加减，但因患者久病入络，故应适当增加活血药，连服 14 剂。再诊时患者症状基本得到控制，以后 2 个月逐步减量西药直至停用。再予玉屏风散颗粒益肺固表，长期服用，以巩固疗效。

〔贺兴东，翁维良，姚乃礼. 当代名老中医典型医案集·内科分册. 北京：人民卫生出版社，2009.〕

评析：注意肺气虚的本质，祛邪不忘扶正气。本例患者患哮病十余年，久病必虚，本次急性发病，初诊时证型为肺气虚、痰热壅肺，其治疗宜以益气固表、清肺化痰、止咳平喘为法，方拟玉屏风散合麻杏石甘汤加味。方中用玉屏风散益肺固表，麻杏石甘汤清肺化痰，以白果、黄芩、半夏、紫菀、款冬花、金银花、连翘降气平喘，清肺化痰，众多凉药之中佐以干姜护胃。复感外邪后，证型改变，故及时改变用药，获得良好效果。在哮病的治疗过程中，应注意患者肺气虚的本质，祛邪不能忘记扶正，同时还应随病情的变化及时调整治法和用药，临证时切记。

九、李鸣真治疗支气管哮喘案

导读：哮证（支气管哮喘）中医辨证属痰湿瘀肺型者，治以化痰平喘、祛风固表为法，哮喘渐平缓解之时，既当培土生金，又宜补肾固本，可服用药膏缓图以功。

案体：杨某，女，35 岁，1997 年 11 月就诊。患者自幼患支气管哮喘，伴荨麻疹，青春期发病尤甚，多次住院，用氨茶碱等治疗已渐乏效，激素治疗又致月经周期紊乱，复改脱敏治疗，但仍反复发作。诊时患者喉中哮鸣如吼，痰多白稀，夜间加剧，不能平卧，查舌苔薄白，脉右弦细，左沉细。临床诊断为哮证（支气管哮喘），证属痰湿瘀肺型，治以化痰平喘，祛风固表为法。处方：苏子 10g，杏仁 10g，莱菔子 15g，黄芪 20g，白术 10g，防风 10g，橘红 8g，法半夏 10g，茯苓 12g，补骨脂 10g，菟丝子 15g，当归 10g。每日 1 剂，水煎服，并随证情的变化灵活加减。服药 20 剂后哮喘大减，继之以膏药善后，处方如下：黄芪 100g，白术 60g，防风 50g，仙灵脾 80g，枸杞子 60g，菟丝子 80g，苏子 60g，杏仁 60g，莱菔子 80g，赤芍 80g，当归 60g，蛤蚧 3 对，山药 80g，党参 80g，干地黄 80g，茯苓 80g，黄精 100g，橘红 50g，法半夏 60g。嘱将上药熬膏服用，连服半年。3 年后随访，哮喘一直未发。

〔涂胜豪. 李鸣真教授治疗支气管哮喘经验简介. 中医药研究, 1998, 14（1）: 1.〕

评析: 发作时当攻邪为上, 缓解时扶正固本。支气管哮喘属中医学"哮证"、"喘证"的范畴, 发病的关键乃宿痰内伏于肺, 复感外邪, 或饮食失调、情志不畅, 均可触动肺中伏痰, 痰随气升, 气随痰阻, 互相搏击, 阻塞气道, 以致肺气升降不利, 肺失宣降, 发为喘证。急性发作时, 表现为呼吸急促, 喘鸣有声, 严重者张口抬肩, 难以平卧, 临床所见, 皆为一派标实之象, 故发作时治当攻邪为上, 宜用祛痰宣肺降逆之法, 以三子养亲汤合二陈汤化裁。支气管哮喘常反复发作, 导致肺气耗散, 累及脾肾, 脾虚则不得运化水湿输布精微, 痰浊更易滋生, 故古人云"脾为生痰之源, 肺为贮痰之器", 且中气不足, 卫外不固, 更易为外邪侵袭, 再度诱发哮喘, 形成恶性循环。肾虚则根本不固, 摄纳无权, 吸入之气不能摄纳于肾而发哮喘, 故哮喘渐平之机, 即是扶正固本之时, 既当培土生金, 又宜补肾固本, 健脾多选四君子汤, 补肾常用六味地黄汤。若肾阳不足, 加附片、仙灵脾、补骨脂、菟丝子; 若肾阴亏虚, 加枸杞子、黄精、女贞子、何首乌。哮喘多病程久远, 治疗非一日之功, 故欲除病根, 需频年累月, 服药不断。患者或因工作繁忙, 煎药不便, 或恶汤药味苦, 难以下咽, 常一暴十寒, 无济于事, 故拟方健脾补肾, 熬制成膏, 寓治于补, 既起根治之效, 又除病家所苦。

十、李今庸治疗支气管哮喘案

导读: 饮邪在哮喘的发病中占有十分重要地位, 哮喘证属外寒内饮交相犯肺, 致肺气不降者, 其治疗宜以外散表寒、内祛水饮为主要原则, 方用小青龙加减治疗。

案体: 吴某, 女, 23 岁, 1958 年 8 月就诊。患者自幼患哮喘, 每于冬夏两季发作。就诊时怀孕 3 个月, 哮喘复发, 胸中满闷，呼吸气塞，喘息不能平卧，喉中喘鸣有声，咳唾白色泡沫，烦躁，心下有水浸泡感，心窝部时贮少许汗水，舌苔白，脉浮。治宜外散表寒，内降水饮，佐以清热除烦，投小青龙加石膏汤。处方：麻黄10g，桂枝10g，白芍10g，五味子8g，细辛6g，干姜10g，制半夏10g，甘草10g，石膏（先煎）15g。每日1剂，水煎服。服上方3剂，哮喘减轻，改拟厚朴麻黄汤。处方：厚朴12g，麻黄10g，干姜10g，五味子8g，细辛6g，石膏15g，半夏10g，杏仁10g，小麦20g。又服3剂，诸症尽退，至春节后顺利分娩，唯产后偶感寒邪，哮喘又复发。仍以小青龙汤外散寒邪，内降水饮，加当归、川芎各10g以养血活血为治。药服10剂病愈，至今未复发。

〔汪悦. 支气管哮喘的中医特色疗法. 上海：上海中医药大学出版社，2004.〕

评析：哮喘外寒内饮多见，投小青龙汤效好。肺居胸中，主气，司呼吸，外合皮毛。水饮之邪蓄积在胸，遇外寒则牵动水饮上逆犯肺，阻塞气道，肺气壅遏失于宣发肃降，故胸闷、喘息不能平卧，气道狭窄则呼吸不利而喉中喘鸣。外寒、内饮交相犯肺，致肺气不降，故咳嗽而唾白色泡沫。水饮阻于心胸，阳气郁结不伸，则心下有水浸泡感，且见烦躁。心在液为汗，心液外泄，则见心窝部时有汗水。病由外寒引动内饮而发，故脉见浮象。本例患者是典型小青龙汤类方的见症，故用小青龙加石膏汤治疗，方中用麻黄、桂枝发表散寒，半夏逐饮，干姜、细辛、五味子止咳，且干姜、细辛温里散寒以助半夏之逐饮，甘草调和诸药，加石膏以清热除烦。诸药配合，切中病机，故而药后哮喘减轻，之后随病情变化而改用厚朴麻黄汤、小青龙汤，病变向愈。在本例患者的治疗中，抓住了外寒内饮这一发病的关键，选方用药总以《伤寒论》中之小青龙汤这一治疗外寒内饮之著名方剂为基础，取得了满意的疗效，充分说明了经方具有强大的生命力。另外需要说明的是，本例患者属孕期发病用药，用药时切记注意其禁忌，不能伤胎和引发其他不良反应。

十一、晁恩祥治疗支气管哮喘案

导读：支气管哮喘反复发作，喘憋不愈，中医辨证属风邪犯肺、痰湿内阻之风哮者，从风论治，以疏风宣肺，化痰止喘，缓急利咽为原则治之，可获得满意疗效。

案体：靳某，男，48 岁，2005 年 11 月 29 日初诊。患者幼时曾有荨麻疹病史及过敏性鼻炎史半年，1 年前出现喉间哮鸣音伴呼吸困难，来院呼吸科就诊。肺功能检查提示小气道通气障碍，舒张试验阳性，诊断为支气管哮喘，给予普米克都保及奥克期都保各 2 吸，早晚各 1 次治疗，用药后能咯出大量稀白痰或少量块痰。用药半年无大发作，但仍每日反复发作喘憋，自觉胸闷明显，呼吸不畅，不咳嗽。近 1 月胸部喘憋哮鸣发作加重，气喘如牛，发作时伴咳嗽、流涕、喷嚏或咯黄痰，咽痒剧烈，口干明显，不能做剧烈运动，生活质量明显下降，完全依赖上述药物控制病情，且药量逐渐增加，大便偏干欠畅。就诊时查体咽部无充血，扁桃体无肿大，双肺可闻及少量哮鸣音，舌质淡红体胖大，舌苔薄白腻，脉弦细。临床诊断为支气管哮喘，属中医风哮（风邪犯肺、痰湿内阻）之范畴。急则治其标，缓则治其本，风证当疏风，治宜疏风宣肺，化痰止喘，缓急利咽。处方：炙麻黄 6g，杏仁 10g，紫菀 15g，苏子 10g，苏叶 10g，炙枇杷叶 10g，前胡 10g，五味子 10g，地龙 10g，蝉蜕 8g，牛蒡子 10g，金荞麦 15g，橘红 10g，鱼腥草 25g，黄芩 10g，瓜蒌 15g。取 7 剂，每日 1 剂，水煎服。复诊时患者胸部喘憋明显减轻，咽痒、口干、咳嗽亦随之减轻，咳痰渐利，呼吸不畅基本消失，黄痰及块痰明显减少，仅晨起有小发作感，今晨不喷药能自行缓解，已停用抗过敏药仙特敏 3 天。遵上法加减调服中药 3 个月，其间西药逐渐减量至停药，病情明显好转，平素已无明显喘憋。2006 年 3 月发现对家中宠物狗过敏，远离宠物狗后症状全无，病愈。

〔贺兴东，翁维良，姚乃礼. 当代名老中医典型医案集·内科分册. 北京：人民卫生出版社，2009.〕

评析：哮喘反复发作不愈，从风论治疗效好。哮证有热哮、寒哮、痰哮等，此外风哮在临床中也很多见，其临床特点当有拘急突发，常有过敏因素或有过敏性鼻炎史，见有咽痒、鼻痒、气道挛急等症状，常无明显的寒、热、痰的表现，受风邪或感受异味加重（诱因）。本例患者临床诊断为支气管哮喘，属中医风哮（风邪犯肺、痰湿内阻）之范畴，以疏风宣肺、化痰止喘、缓急利咽为原则进行治疗，药后疗效满意。患者服药后好转的最大特点是气道通畅感。从风论治，疏风解痉，宣肺降气，化痰平喘，调畅气机在本案中是重点。

十二、陈瑞春治疗支气管哮喘案

导读：宿痰内伏是支气管哮喘发病的根本病机，痰湿阻肺是其主要病理变化，以化痰涤饮为基本治法，并注意守方加减巩固治疗，多能取得较为满意的临床疗效。

案体：熊某，男，51 岁，2005 年 3 月 9 日初诊。患者既往嗜饮啤酒 10 余年，戒断 1 年，无吸烟史，3 年前开始出现每闻及霉味即气喘发作，即到医院就诊，诊断为过敏性支气管哮喘，用氨茶碱可缓解。诊时患者气喘，喉中哮鸣，咽痒，咳痰白黏，不易咯出，发时胸闷，口干，饮水偏多，纳食尚可，睡眠欠佳，大便溏，小便正常，查舌质淡红，苔白根部略厚，脉浮缓弦。此为素有痰饮内伏，风寒引动而发病，临床诊断为哮病（过敏性支气管哮喘），属痰湿阻肺证，治宜外散风寒，内化痰饮为法，方用麻杏二陈汤加味。处方：生麻黄 5g，杏仁 10g，陈皮 10g，法半夏 10g，茯苓 15g，炙甘草 5g，僵蚕 10g，地龙 10g，瓜蒌皮 10g，苏子 6g，款冬花 10g，紫菀 10g。取 7 剂，每日 1 剂，水煎服。服药后患者气喘胸闷等均减轻，皮肤多处现体癣，瘙痒流水，自述如不流水则易发哮喘，大小便正常。此为风寒减，痰饮内伏但有外达之势。守前法适当加入清热利湿之黄芩、桑白皮，疏风之防风、苏叶继续服用。以后守此方加减，共服中药 60 余剂，哮喘基本得到控制，体癣亦基本痊愈。之后随访得知，其哮喘一直未发，即使天气变化或闻异味，最多出现胸闷，亦很快能缓解。

〔贺兴东，翁维良，姚乃礼. 当代名老中医典型医案集·内科分册. 北京：人民卫生出版社，2009.〕

评析：宿痰内伏是病之根，化痰涤饮为治法。本例患者为素有痰饮内伏，风寒引动而发病，属哮病之痰湿阻肺证，当以外散风寒、内化痰饮为法。痰饮宿疾，因病在肺，故而用麻杏宣肺；涤痰只用二陈汤，是其饮邪在肺，且郁久成痰，取二陈理气化痰，同时用风药疏在表之风兼透在里之风；清热药当轻用，恐其苦寒碍湿。由于药证相符，并注意守方加减巩固治疗，所以疗效满意。值得一提的是，从始至终只用麻杏二陈汤，所加之药亦为增强温化寒痰之品，可见效不更方，有方有守，是治疗慢性病的重要原则。

第四章　支气管扩张症

支气管扩张症是指直径大于 2mm 中等大小的近端支气管由于管壁的肌肉和弹性组织破坏引起的异常扩张。本病为慢性支气管化脓性疾病，大多数继发于呼吸道感染和支气管阻塞，患者多有童年麻疹、百日咳或支气管肺炎等病史。随着人民生活的改善，麻疹、百日咳疫苗的预防接种，以及抗生素的应用等，支气管扩张症的发病已明显减少。支气管扩张症形成以后，易反复继发感染引起肺功能损害，少数还可发展为慢性肺源性心脏病，同时支气管扩张大量咯血还可引起休克、急性肺不张，甚至突发性窒息死亡，因此应积极采取措施进行防治。

支气管扩张症以慢性咳嗽、咳大量脓性痰和（或）反复咯血为主要临床表现，属中医学"咳嗽"、"咯血"、"肺痈"等的范畴，中医认为火、痰、瘀为引起支气管扩张症的主要因素，其本在于机体正气不足，常由病邪的侵入而诱发。支气管扩张症的辨证不但要辨其是属迁延期还是急性期，还要通过辨痰、辨血以分清虚实和主要病机所在。通常情况下，如咳嗽轻，咳痰量少，痰色不黄，为肺热不重；咳痰量多，质稠色黄或绿，为痰热壅盛；痰黏稠难以咳出，或干咳无痰，则为阴虚肺燥。血色鲜红、量多，质地黏稠者为热证、实证；血色黯红、量少，或夹有血块者，为瘀血。

中医治疗支气管扩张症，应遵循"急则治其标，缓则治其本"的原则，分急性发作期和迁延期，急性发作期以清肺化痰降气、凉血止血为基本大法，迁延期以养阴润肺、益气化瘀为主，并配以清热化痰之法，在此基础上依辨证结果的不同灵活变通，选用与之相适应的治疗方法。

第一节　中医名家辨治经验

一、洪广祥辨治支气管扩张症经验

洪广祥辨治支气管扩张症，将其分为痰热瘀阻证、肝火犯肺证、热伤血络证以及肺热阴虚证四种证型，强调根据病人的体质及季节选用方药，缓解期应着重调肝泻肺以达到治肝理肺之目的，同时还应积极治疗并发症，注意扶正固本，以减少复发机会，提高临床疗效。其效果颇佳。

（一）辨证分型治疗

1. 痰热瘀阻证　痰热瘀阻证多见于支气管扩张急性发作阶段。症见咳嗽，气息粗促，痰黄黏稠，咳吐不爽，胸部隐痛，或痰中带血，血色鲜红、紫暗相兼，或发热，舌质红暗，苔黄腻，脉弦滑数。治疗重在泄热祛痰。基本方：葶苈子 10～15g，虎杖 15g，浙贝母 10g，金荞麦根 30g，天葵子 15g，十大功劳 15g，七叶一支花 15g，冬瓜仁 30g，卫矛 10g，桃仁 10g，生大黄 10g。本方具有较强的抗感染作用，如痰及呼吸有臭味，痰培养有绿脓杆菌或厌氧感染时，可加败酱草 15～30g。本方组合意在直挫病势，但药性偏于寒凉，对脾胃虚弱的患者必要时减量，或稍佐健脾和胃之品，如鸡内金、炒麦芽、法半夏、陈皮等。有气阴两虚见症者可适当加用孩儿参、北沙参、麦冬、百合等益气养阴的药物。

2. 肝火犯肺证　肝火犯肺证症见呛咳阵作，咳时面赤，咽干，情绪急躁易怒，胸胁胀痛，或痰中带血，血色鲜红，舌质红，苔薄黄，脉弦数。此证主要表现为热象突出，如果不及时控制，火热之邪伤及气阴，可致气阴两虚或肺热阴虚。治疗重在清肝泻肺，以阻止病情发展。基本方：青黛 10g，海蛤壳 15g，丹皮 10g，栀子 12g，枇杷叶 10g，黄芩 10g，白头翁 10g，秦皮 15g，桃仁 10g。胸胁胀痛明显者加瓜蒌皮 15g，郁金 10g；大便干结者加生大黄 10g，既可通便，又可使火热之邪下行。

3. 热伤血络证　热伤血络证以咯血为主症，症见痰中带血或纯血鲜红，出血量多，舌质红，苔黄，脉弦数。此证常伴痰热壅肺或肝火犯肺的本经证候。治疗重在清热泻火，凉血化瘀止血。洪氏认为支气管扩张症咯血的治疗，重点应放在清肝泻肺以达到止血之目的，所谓"治火即是治血"，澄本清源以治其本。基本方：黄芩 10g，青黛 10g，生地 30g，白茅根 30g，桑白皮 15g，藕节炭 40g，茜草 15g，生大黄 10g，三七参 6g。咳嗽和咳痰不畅常常是诱发或加剧咯血的重要原因之一，因此注意"镇咳祛痰"是控制和减少出血的重要环节。对于支气管扩张因咯血量大而引起窒息者，应合理配合西医治疗方法以取长补短，提高疗效。

4. 肺热阴虚证　肺热阴虚证多见于支气管扩张症缓解阶段，此时感染控制，咯血停止，仅有咳嗽，气短，乏力，胸部不适，口舌干燥，或者低热，舌质偏红暗，苔薄少或乏津，脉细数。治疗宜益气养阴，化瘀通络。基本方：孩儿参 30g，北沙参 15 ～ 30g，麦冬 10g，百合 15 ～ 30g，玉竹 10g，川贝母 6g，怀山药 15g，十大功劳叶 15 ～ 30g，丹皮 10g，赤芍 10g，桃仁 10g。如脾胃虚弱，运化不及，食欲差者，加鸡内金 10g，谷芽 10g，麦芽 10g，白豆蔻 6g，以健脾助运；有明显低热者，洪氏认为不一定都属阴虚，痰热郁遏于肺也会出现低热，如处理不当，将有可能再度出现急性复发，可用金荞麦根、七叶一枝花、天葵子、鱼腥草之类药物以控制感染；若低热确属阴虚所致，可加用清虚热药，如银柴胡、白薇、地骨皮等。

（二）需注意的问题

洪氏认为治疗支气管扩张症还应注意根据病人的体质及季节选用方药，缓解期应着重调肝泻肺以达到治肝理肺之目的，同时积极治疗并发症，注意扶正固本，以减少复发机会。

1. 根据病人的体质及季节选用方药　就大多数支气管扩张症患者的体质来看，气火旺盛、阴虚肺燥者居多，而支气管扩张症的发作常以春季和秋季为多，这与中医所称的肝气旺于春和秋燥伤肺的特点有着密切的关系。因此，对支气管扩张症患者，要注意在春季服用平肝清肺方药，而在秋季就应服用清燥润肺的方药，这对改善患者适应自然界气候的调节能力，控制急性发作有良好的作用。

2. 着重调肝泻肺达到治肝理肺目的　支气管扩张症的部分患者常因情绪抑郁，郁而化火，或性情急躁，暴怒伤肝，以致肝火横逆侮肺，而激发支气管扩张症的急性发作。此类患者的证候表现，常以咯血为主，多数是出血如注，肝火之盛和邪火迫肺的见证突出，因此对这类患者缓解期应着重调肝泻肺为主，以达到治肝理肺的目的，这样可起到预防本病急性发作的作用。

3. 积极治疗并发症以提高临床疗效　支气管扩张症患者多伴有鼻窦炎、扁桃体炎和慢性阻塞性肺部疾病，如慢性支气管炎、支气管哮喘、慢性阻塞性肺气肿等，肺结核也常为并发症之一。对并发症的积极治疗，有利于减少或控制支气管扩张症复发的几率，并有效地提高临床疗效。

4. 注意扶正固本以减少复发的机会　支气管扩张症患者体质多虚，防御能力低下，加之痰液黏稠，排痰不畅等，常造成反复感染。缓解期扶正固本，通过补益肺、脾、肾，可以提高机体免疫功能，增强抗御外邪的能力。另外对排痰不畅者在方药中加入鲜芦根、冬瓜仁、南沙参、浙贝母、麦冬、海蛤壳等药，可使痰液变稀有利于排出，达到驱邪以扶正、邪去正自安之目的，从而减少复发的机会。

〔赵凤达. 洪广祥治疗支气管扩张的经验. 北京中医，1995，（1）：10.〕

二、王会仍辨治支气管扩张症经验

王会仍辨治支气管扩张症，强调治病求本重阴虚，标本同治祛痰毒，根据辨证结果的不同随症加减、灵活用药。

（一）治病求本重阴虚

支气管扩张多由于感受外邪日久不愈，邪气留于肺中，郁久化热，煎熬肺中津液，致津亏液耗，阴虚火旺，灼伤肺络，迫血外溢而发。王氏根据前人之经验并结合自己多年的临床实践，认为本病是由于病程迁延，久病伤阴，肺肾阴虚，阴无所制，虚火上炎所致，其以阴虚为本，补阴之不足是治疗的关键，确定滋补肺肾之阴的治本之法。处方：南沙参 15g，北沙参 15g，桑白皮 15g，炙枇杷叶 15g，太子参 12～20g，麦冬 15～20g。方中沙参养阴生津，润肺止咳，北沙参力强，南沙参力弱，二者伍用养阴生津、润肺止咳力倍增；桑白皮与炙枇杷叶均能养阴清肺润燥；太子参与麦冬养肺肾之阴液。诸药相伍，肺肾之阴得复，虚火自降。

（二）标本同治祛痰毒

王氏认为感染是导致支气管扩张反复发作、迁延不愈的主要原因之一，因此抗感染是治疗支气管扩张的主要方法，应贯穿于治疗的整个过程。患者常表现为咳吐大量脓痰，或白或黄，或伴有发热、乏力、食欲减退、消瘦等。临证时十分重视清热解毒药及祛痰药在支气管扩张中的应用，如选用鱼腥草 30g，野荞麦根 30g，白花蛇舌草 30g，重楼 15g，佛耳草 20g，浙贝母 15～20g，姜半夏 10g，黄芩 12g，桔梗 12g，甘草 6g。本方有清热解毒，排脓化瘀之功。选用上药 5～6 味与上述滋阴药配合应用，标本兼治，养阴清热、化痰排脓功效倍增。

（三）随症加减药灵活

王氏治疗迁延期支气管扩张，在养阴清热解毒祛痰的治疗基础上，根据患者的体质、临床表现等，随症选药，灵活加减。迁延期支气管扩张患者因反复感染，病情迁延，且体质多虚，防御外邪能力降低，故常易反复感染，缠绵不愈。对体弱易感风寒者，加用黄芪 12～20g，防风 6g，白术 6～12g，绞股蓝 15g，以益气固表，提高机体免疫力。脾为生痰之源，脾虚失于运化水湿，湿聚则痰生，痰湿互结，上阻于肺则咳痰不已，加用姜半夏 6～10g，陈皮 6g，茯苓 6～12g，白术 6～9g，以健脾燥湿化痰，并加薏苡仁 30g 健脾祛湿以绝生痰之源。患者如有鼻咽瘙痒，为风邪所致，加蝉蜕 6～12g，苍耳子 6～12g，地肤子 12g，辛夷 10g，以祛风止痒，清利鼻咽；口燥咽干，舌红少津者，加鲜石斛 20～30g，鲜芦根 30g，以清虚热，养阴生津；痰多难咳者，加竹沥 10g，半夏 10g，天竺黄 10g，竹茹 10g，浙贝母 15～20g，以清热祛痰；咳甚者加前胡 12g，苦杏仁 10g，炙款冬花 10g，姜半夏 10g，以宣肺止咳；食欲不振，舌苔厚腻者，加藿香 6～10g，佩兰 6～10g，以芳香化浊，清热祛湿，醒脾开胃；咯痰带血者，加白茅根 30g，茜草根 30g，仙鹤草 15～30g，黄芩 12g，凌霄花 15g，以清热凉血止血；如咯血量多，在止血药的运用中，根据"血见黑则止"的理论，选用一些炭类药，如蒲黄炭、贯众炭、地榆炭、茜草炭等，增强收敛止血的功效。

支气管扩张症见反复咳嗽、咳大量脓性痰，或伴咯血，其主要病机是痰瘀阻肺，郁而化热。病程迁延日久，郁热损伤肺阴，出现肺热阴虚。病情反复发作，损伤肺气，肺虚日久及脾，肺脾两虚，津失输布，转输不利，更易聚而为痰。肺气亏虚，卫外不固，更易感受外邪而致病情反复发作。因此，稳定期治疗尤其重要，通过扶正固本以提高免疫功能，增强机体抗御外邪能力。王氏认为，本病稳定期的表现以正虚标实、虚实夹杂为主，病机为阴虚肺热，肺脾两虚。治疗重在养阴清肺，健脾化痰。方拟沙参麦冬汤、百合固金汤、八珍汤、知柏地黄汤为基础加减，药用南沙参、北沙参、天冬、麦冬、西洋参、绞股蓝、制玉竹、生地、百合、杏仁、浙贝母、竹沥、半夏、茯苓、陈皮、太子参、焦白术、炙桑白皮、山药、黄芩、白茅根、鱼腥草、佛耳草、知母、黄柏、丹皮、山茱萸、枸杞子、凌霄花、女贞子、旱莲草、皂角刺、当归、炒白芍、川芎、野荞麦、甘草等。可将上方制成膏剂，长期服用，缓图以功，达到巩固疗效、防止复发的目的。其制备方法是先将上述中药饮片清水浸泡，连煎三汁，过滤后去渣，文火浓煎，然后加入黄酒、冰糖、阿胶、龟板胶等配料以便收膏。其中知柏地黄汤滋阴降火，沙参麦冬汤润肺生津，八珍汤及阿胶调补气血，以求"养阴以濡肺体，益气以复肺用"。复加百合、女贞子、旱莲草、龟板胶增强滋阴润肺之力，桑白皮、佛耳草、黄芩、白茅根、野荞麦清肺，再以二陈汤、杏仁、浙贝母等健脾化痰。诸药合用，共奏养阴清肺，健脾化痰之功。

〔殷莉波，徐婷贞. 王会仍用膏方治疗呼吸系统疾病经验.山东中医杂志，2004，23（11）：689.〕

三、邵长荣辨治支气管扩张症经验

邵长荣在辨治支气管扩张症方面积累有丰富的经验，强调急则治标、清肺平肝，缓则治本、益气养阴，同时将健脾化痰贯穿始终，注意应用活血化瘀以提高疗效，重视肺鼻同治和整体治疗。

（一）急则治标，清肺平肝

邵氏认为痰热壅肺型及肝火犯肺型为临床最常见的支气管扩张分型，对于这两种证型，应以急则治标为原则，采用清肺和平肝之法则进行治疗。

痰热壅肺型的特点是风热犯肺或风寒袭肺，蕴结不解，郁而化热；或平素嗜酒太过，恣食辛辣煎炸厚味，酿湿蒸痰化热；或情志抑郁，化火生痰，痰火上扰，肺受邪热熏蒸所致。痰热痰浊蕴结于肺，肺失肃降，则见咳嗽，咯痰黄浊；如痰热入于血分，与瘀血搏结，则可蕴酿成痈，咳痰有腥臭味，或脓血相间，同时伴胸闷、发热、口干、尿赤、大便干结等里实热证。证属肺热壅盛，胃肠热结，热伤肺络，治以清肺通腑为法，方用自拟鹿衔芩连方加减治疗。方中鹿衔草甘苦平，清肺化痰，兼有止血、祛风湿及补肾强骨的作用，攻补兼施，民间常将其用于肺痨咯血；黄芩清热解毒，善清上焦之肺热，为肺科要药，对于肺热炽盛者，邵氏一般重用至18g，而对于虚症也不避黄芩，只是酌加养阴润燥之品以制黄芩之苦燥；连翘清热解毒，消痈散结，归心肺两经，长于散上焦之风热，支气管扩张症患者有咳嗽、咳吐腥臭脓痰类似于肺痈之主症，予连翘消痈排脓，正合而治之；另可选紫花地丁、败酱草、蚤休、野荞麦根、白茅根以增清肺解毒之效，枳实、大黄、全瓜蒌泻腑通便，腑气得通，肺热可清，肺气乃顺，咳喘自止。

《内经》有"五脏六腑皆令人咳，非独肺也"之论。邵氏认为支气管扩张症虽病位在肺，但应从整体观出发，提出了"止咳不独治肺，重在治肝"的学术观点。肺主降而肝主升，二者互相协调，是全身气机调畅的重要环节。肝火犯肺型的特点是肝木郁滞以致气流受阻，津液输布失常，痰液停聚，影响肺之宣肃；木郁土壅，肝气不疏亦可导致脾虚无法运化水液，致生成痰湿，症见咳嗽、咳痰。肝气郁积化火，木火偏旺，金不制木，木反侮金，气火上逆，灼伤肺络，则咯血鲜红。肝火犯肺者应以平肝清肝、凉血止血为治疗大法，处方以柴胡清肺饮、青黛散加减。方中柴胡疏肝，前胡宣肺润肺，一疏一宣，使肺气通畅，宣肃正常，咳嗽自平；平地木、功劳叶平肝阳，柔肝阴；青黛、栀子泻肝清火；配合六月雪、茜草根、蒲黄凉血止血。

（二）缓则治本，益气养阴

所谓"正气存内，邪不可干，邪之所凑，其气必虚"。支气管扩张症患者幼年多罹患麻疹性肺炎、百日咳等疾病，病邪的侵入则与素体肺气阴不足有关。肺卫不固，腠理疏松，护卫不利，易受外邪；气机欠畅，肺失宣肃，久咳不止，又伤肺络，而痰血相间。痰郁日久，化火成瘀，灼烧津液，津亏液少，失于濡养，阴液亏耗，阳亢于上，血随阳火上升，咯血不止；又津血同源，血少则津亏，病情更为加重；且本病缠绵难愈，反复发作，病程日久，气阴亏虚尤甚，甚则及肾，可致肾阴不足。缓则治本，益气养阴为治疗支气管扩张症的治本大法。邵氏每在泻肝、清肺、凉血、止血、祛痰、行瘀的同时予以益气养阴之品，标本兼顾，方选自拟三参养肺汤合麦门冬汤加减。药物选用太子参、玄参、沙参、黄芪、麦冬、生地、百合、款冬花、黄芩等。邵氏认为肺为娇脏，用药贵在轻盈，宜清补而不宜滋补，即《景岳全书·新方八略引》所谓"阴虚者，宜补而兼清"。

（三）健脾化痰，贯穿始终

支气管扩张症患者常常咯痰不尽，尤其早上起床后老痰不尽，口淡乏味，食欲不振，有时感到胸闷背重，如负重担，疲惫无力，查舌苔白腻等，此为脾气虚弱，痰湿阻肺之证。痰湿阻肺常可使支气管扩张缠绵难愈，此时用一般的清肺化痰药疗效平平，而以健脾祛湿排痰的方法常可获效，此乃治疗支气管扩张症的关键。脾为生痰之源，肺为贮痰之器，脾气虚弱，不能运化水湿，久则聚而为痰，痰湿互结，上阻于肺，使患者咯痰不已，健脾才能使之运化功能恢复。邵氏常用二陈平胃散健脾化湿，配用陈葫芦、防己、车前草加强利湿之功，合黄芪益气健脾，以促进培土生金的作用，使元气恢复。有的患者咯痰厚黏，且量多，咯之不畅，邵氏认为此乃老痰也，因为宿痰伏肺，气机郁滞，升降失常，常可影响血脉运行，出现痰瘀胶结不解，常用自拟的三海汤，即海浮石、海藻、海蛤壳，其中海浮石、海蛤壳入肺经，具有软坚化痰、清肺之功，《本草衍义补遗》称之具有"消积块，化老痰"之效。他认为排痰化湿是一个缓慢过程，用药宜渐消缓化。如果猛剂急攻，则痰未消而正气已伤，必须权衡邪正虚实，缓急轻重，必要时用攻补兼施的方法，可酌加功劳叶、仙鹤草益气补虚，提高免疫力。支气管扩张症患者病程较长，长期服药，脾胃功能更容易受损，邵氏在处方中常加谷芽、麦芽、焦山楂以护脾胃，助运化，促进药物被人体吸收。

（四）活血化瘀，提高疗效

支气管扩张症患者由于病期较长，病变局部由于淋巴血管破坏和局部循环不良，纤维化较多，造成病变不易痊愈等情况。根据"久病必瘀"的学术观点，治疗过程中加用活血药物祛瘀生新，改善病灶周围的血液循环，帮助药物渗透以增加疗效。支气管扩张症患者常合并咯血，选用活血药物是否适宜？唐容川的《血证论》明确提出："凡系离经之血，与营养周身之血已睽绝而不合，此血在身，不能加于好血，而反阻新血之化权，故凡血证，总以祛瘀为要。"在具体应用时要明辨标本，权衡轻重缓急，若是由于瘀血日久导致的出血，血色黯淡，应以活血化瘀药为主，如血色鲜红，可以选择化瘀止血药物配合收敛止血、凉血止血药物。

（五）肺鼻同治，整体治疗

支气管扩张症患者常伴有副鼻窦炎，鼻塞、流黄脓涕，中医学称为鼻渊。慢性副鼻窦炎经久不愈，脓涕沿着咽喉、气管壁向下流，沉积于小支气管，使其反复感染，久而久之是造成支气管扩张的重要原因，右下肺多见。而支气管扩张症又常因感冒、上呼吸道感染而导致复发，尤其是合并副鼻窦炎者，往往是引起本病复发和加重的主要原因，从而使支气管扩张症的防治更为复杂。邵氏在长期临床实践中常将两病同治，用千金苇茎汤加鹿衔草、黄芩、佛耳草、山海螺、鱼腥草等药清热解毒、排脓痰。对鼻塞严重者，还在处方中配伍辛夷、苍耳子、路路通、牛蒡子等以开窍通鼻，可获得意想不到的效果。

〔薛鸿浩，张晔敏，吴定中. 邵长荣治疗支气管扩张经验. 山东中医杂志，2010，29（12）：855.〕

四、吴银根辨治支气管扩张症经验

吴银根擅长治疗呼吸系统疑难病，他认为支气管扩张症的治疗，要抓住咯痰、咯血、细菌、正虚等四个辨治要点，才能收到较好的效果。

（一）辨咯痰

1. 痰为主要的病理因素　支气管扩张症主要表现为慢性咳嗽、咯大量脓痰，而且常与体位有关，如晨起或夜间卧床体位变动时，咳嗽、咯痰量增加。吴氏通过流行病学调查发现，痰存在于几乎所有的病例中，而且急性期和缓解期均可以见到，故认为本病病理因素主要责之于痰，临床上痰浊壅阻、痰湿蕴滞、痰热胶著常是本病治疗的难点之一。

2. 辨有形之痰重在色质　肺系疾病之痰，各有其特点，支气管扩张症之痰多为有形之痰，而且缠绵难除。对有形之痰的辨识，必须通过痰的颜色、质地、量和气味综合分析，分清热、湿、寒、燥等之异，才能采取针对性治疗。一般来说，急性期多为黄脓痰或黄绿痰，且量多；缓解期多为白痰或黄白相兼，质清稀或黏稠难咯。

若痰为黄脓或痰中带血，伴有发热、乏力、纳差等，此为热痰，其治当急以寒凉之剂以清肺化痰，邪去则正自安。药如蒲公英、半枝莲、紫草、紫花地丁、白花蛇舌草、鱼腥草、虎杖、野荞麦根等。用药应中病即止，不可过量或久用，以免苦燥伤阴，寒凉败胃伤脾。

若痰黄腥臭者，为痰与热毒互结，急当清热解毒，化痰浊，宜用桑白皮、黄芩、鱼腥草、紫花地丁、紫草、白花蛇舌草、半枝莲、虎杖等清热解毒之品，加用薏苡仁、芦根、桃仁、桔梗、红藤等化浊行瘀散结。

若痰黄绿者，属《内经》所云之"劳风"，其症为"咳出青黄涕，其状如脓，大如弹丸，从口中若鼻中出，不出则伤肺，伤肺则死也"。究其病机，黄属热（火），绿（青）属风，正如李中梓谓："在肝经者，名曰风痰……其痰青而多泡。"因风因火而生痰，痰非病之本，乃病之标耳，而风、热（火）实乃病之本邪。故吴氏强调清热祛风，在上述清热解毒药的基础上，加用全蝎、蜈蚣、地龙等搜内风之药，兼有外风者酌加蝉蜕、僵蚕等祛外风之品，并适当选用银柴胡、青蒿、白薇、白薇等退虚热、祛肝风之味。

若痰多清稀色白者，为湿痰，治当燥湿化痰，药用半夏、南星、苍术、白术、皂角等。其中半夏、南星宜生用，其效方宏，但世人多惧其有毒而不敢用。吴氏曾分别以生半夏6g、9g、12g、15g煎煮半小时后服用，并无口麻、咽痛、呼吸困难、呕吐等毒副反应，遂在临床上大胆用之，一般剂量9～15g。病情缓解后或原先病情轻者，可用法半夏，并配伍陈皮、厚朴、茯苓等温肺化痰之品。若痰白质黏者，属热、属燥，当清肺、润肺、化痰，药如南沙参、北沙参、麦冬、玄参、天花粉等，切忌用燥药。

3. 见痰治痰可多法并用　吴氏认为痰之为病，必有所以致之者，或因虚或因实，治疗时或补或泻者，自有对待之法，在见痰治痰的同时，更要灵活运用其他治法。如治痰必理气，"善治痰者，不治痰而治气，气顺则一身之津液随气而顺矣"，故吴氏必用当归、沉香、苏子、仙灵脾、巴戟天、鲜山药等降气纳气以助气化；治痰必理脾胃，"善治痰者，惟能使之不生"，故以党参、黄芪、白术、怀山药、黄精补脾胃以绝生痰之源；养阴化痰两不相悖，一般认为养阴滋腻之品，碍脾而生痰，其实不然，特别是热痰更易伤阴，故需灵活运用养阴之品，如沙参、麦冬等；治痰兼活血，吴氏认为本病至后期则多为痰瘀同病，故需痰瘀同治方能取效，常常以蜈蚣、全蝎、蝉蜕、僵蚕、炮山甲片等活血通络之品以搜肺络之邪，常收桴鼓之效。

（二）辨咯血

1. 咯血多因火伤肺络　大约50%～70%的支气管扩张症患者有反复咯血史，程度不等，痰中带血至大量咯血，出血量与病情严重程度、病变范围有时不一致。部分患者以反复咯血为惟一症状，平时无咳嗽、咯脓痰等症状。吴氏认为咯血在中医虽有咳血（咳血者，咳而有声，而痰内有血是也）、嗽血（嗽血者，无声而痰易出，痰中有血是也）、咯血（咯血者，喉中常有血腥，一咯即出，其色可红或紫是也）之分，但其出血之机理，大多与火伤肺络有关，其治当以"清金保肺为主"。

2. 咯血治当清金保肺　治疗支气管扩张症咯血，中、西医各具所长，一般可根据咯血量的多少来合理选择中、西医治法。对于咳嗽、痰中带血丝，或咯血一两口者，《不居集·咳血》云："总由火克肺金，肺燥血出，若不滋养真气，补水生金，何以望痊。"吴氏认为此一由肝郁化火，郁火伤肺，肺金受邪，不能生水，水火失济，则阴火亢盛，而为痰血凝结；二由肝肾阴液不足，水亏则火盛，火盛则刑金，金病则肺燥，肺燥则络伤而咳血，液涸而成痰；三由外感风热或风寒之邪，入里化热，"热壅于肺则咳血"。前两者均宜壮水补阴，兼以滋润、凉血止血，禁燥热、苦寒，禁伐气，药如生地、玄参、南沙参、北沙参、麦冬、玉竹、女贞子、旱莲草、藕节。兼肝郁化火者，佐以清肝火，药如丹皮、栀子、夏枯草、青黛等；对于热壅于肺而咳血者，清之则可，药用重楼、侧柏叶、石上柏等。上述情况，皆可加用化痰止咳之品，如紫菀、款冬花、百部、白术等。对于咯血量多者，以中药治之恐不及，则宜结合现代医学之手段，取效较好，且不可延误时机，失去救治的机会。

（三）辨细菌

1. 辨药敏，合理运用清热解毒　反复的肺部感染，特别是细菌感染，是本病不断加重的原因之一。虽然根据临床表现和辨痰可以大致判断细菌种类，如痰黄绿或青绿者提示绿脓杆菌感染，痰为砖红色、性黏稠呈胶冻样提示肺炎克雷伯杆菌感染，痰为铁锈色提示肺炎链球菌感染，脓性痰且有腥臭者提示厌氧菌感染，但总不及高质量的痰细菌培养准确。吴氏在临床中强调结合细菌培养及现代中药药理研究成果，根据不同致病菌选用清热解毒药。如肺部感染由肺炎双球菌引起者，可用麻杏石甘汤加黄芩、虎杖、金银花、紫花地丁、板蓝根；由大肠杆菌引起，加红藤、败酱草；由肺炎克雷伯杆菌引起，加用白薇、白蔹、青黛、侧柏叶；由绿脓杆菌引起，加紫花地丁、紫草、地锦草、重楼、法枝莲、白花蛇舌草等；由病毒引起，加大青叶、板蓝根、贯众、金银花、连翘、白术、防风、柴胡等。

2. 清除绿脓杆菌，赖乎清热祛风　绿脓杆菌持续存在、难以彻底清除是本病的治疗难点之一。主要原因是绿脓杆菌容易吸附于体内黏膜表面形成生物被膜，生物被膜可以阻止抗生素的渗透；吸附抗生素灭活酶，促进抗生素水解；被膜下细菌代谢低下，呈"亚冬眠状态"，对抗生素的敏感性降低；阻止体内免疫系统对细菌的清除，产生免疫逃逸，减弱机体免疫力与抗生素的协同杀菌作用。因此，临床常遇见支气管扩张症并发绿脓杆菌感染，虽经抗菌药物治疗仍病情反复难治。在急性期，吴氏常以三紫汤（紫草、紫花地丁、紫菀）配合清热、祛风、软坚之品治疗。清热之品选用桑白皮、黄芩、鱼腥草、白花蛇舌草、半枝莲、虎杖等；祛风药选用全蝎、蜈蚣、地龙等搜内风之药，或酌加蝉蜕、僵蚕等祛外风之品；软坚药如夏枯草、玄参、牡蛎等。缓解期可根据脏腑气血之不足选用不同的治疗方法和药物。通过中药干预后，多数对抗生素耐药的细菌会重新恢复敏感性。

（四）辨正虚

1. 正气亏虚是病情反复发作的重要因素　有些不明原因支气管扩张症患者体液免疫和/或细胞免疫功能有不同程度的异常，提示支气管扩张症与机体免疫功能失调有关。中医认为，脾肾亏虚则肺卫不固，易致外邪侵袭。如清·林佩琴在《类证治裁》中说："肺为气之主，肾为气之根，肺主出气，肾主纳气。"元气发于肾，通行全身，为各脏腑和诸经脉生理活动的原动力，卫气主于肺，有防御外邪入侵的能力。明代孙一奎在《医旨绪余》中指出："卫气者，为言护卫全身……不使外邪侵犯也。"若脾肾亏虚，则不能鼓舞卫阳抗御外邪，极易造成外邪入侵而导致本病的发作。所以临床对于大多数患者来讲，虽经积极治疗可使肺内伏火、伏痰等暂时收敛，但若遇外感等因素，则易复发，所以缓解期的治疗非常重要。

2. 扶正气，须分脏腑气血阴阳之异　缓解期的治疗，在于分清脏腑的气血亏虚，结合余邪之轻重而选方用药，治宜调理五脏，补益肝肾，兼清余邪。"虚则补之"，但补法有峻补、平补、温补、清补、消补、通补等之异，鉴于本病大多病程较长，正气日衰，难用峻补以图速功，故吴氏多采用平补之法，选用性味平和之药，缓以图功。正如冯兆张所言："病属于虚，宜治以缓……久病者，阴阳渐入，扶元养正，宜用其平。"吴氏遣方用药，多以气血阴阳为纲，结合脏腑辨证，如气虚补肺脾，药用党参、黄芪、白术、黄精、山药等；血虚补心脾，药用当归、熟地、阿胶、白芍等；阴虚补肝肾，药用熟地、麦冬、南沙参、北沙参、山茱萸、枸杞子、女贞子、何首乌等；阳虚补脾肾，药用仙灵脾、肉苁蓉、菟丝子、补骨脂、巴戟天等。但补药多为呆滞之品，需配伍灵动走窜之品方妙，即为通补之法，借其流通之力，以行补药之滞，而使补药之力愈大，可加入陈皮、枳实、苏子、枇杷叶等行气药等，清除余邪之药仍应适当兼用。

〔张天嵩，张英兰，李欣. 吴银根论辨治支气管扩张症四要素. 上海中医药杂志，2006，40（5）：13.〕

五、李素云辨治支气管扩张症经验

李素云认为支气管扩张症无论是急性发作期还是缓解期，肺虚均是其发病的根本原因，临床采用分期施治、标本兼顾、气血同治、内外合治的方法，取得了较好的临床疗效。

（一）肺虚为本，涉及他脏

支气管扩张症多属于中医学咳嗽、咯血、肺痈等的范畴。李氏认为肺虚为外感六淫之邪侵袭所致。肺主气，主宣发肃降，通调水道，开窍于鼻，外合皮毛，若先天肺气亏虚，或宿有痰热内盛，复加外感风热，致使肺脏受损，久而肺气阴两虚。肺失宣降，痰浊内生，内阻于肺，则咳嗽、咳痰；痰郁化热，热灼血瘀，热毒壅肺，痰瘀化为脓液，则咳脓痰腥臭；机体抗邪外出，则发热寒战；邪气不去，正气渐伤，故可表现为气阴两虚或气血双亏，致使该病反复发作，迁延难愈。

本病的病机以虚为主，正气虚弱，则卫外不固，外邪易于侵袭，内伏之痰热郁蒸而发病。其病位在肺，涉及肝、脾、肾三脏。若情志抑郁，肝郁化火，木火刑金，气火上逆犯肺，灼伤肺阴，日久成肺阴虚证，或见肝火伤及肺络而咯血，气随血失，终成气血两亏之证。若饮食不节，劳倦伤脾而致脾气不足，运化失司，精微不布，土不生金，而致肺脾两虚。肺为气之主，肾为气之根，久病喘咳，肺损及肾，金不生水，肾失摄纳，多致肾不纳气证。

（二）标本兼顾，气血同治

李氏认为支气管扩张症以气虚为本，痰瘀互结为标，治疗当以补肺益气、祛痰化瘀为原则，同时还应权衡标本主次之变化。本病因临床表现不同，或处于不同的发病时期，有时本证突出，表现为以虚证为主，标证少见；有时表现以标实为主，虚证少见。肺病日久，气机失司，无力推动津液的运行输布，则生水湿痰饮，脾气虚运化功能失司，津液不布，聚而生痰上注于肺，痰湿瘀阻气机而致气滞，气滞则血瘀、痰浊阻滞，所以治疗当将理肺祛痰、活血化瘀贯穿始终。如疾病缠绵不愈，临床表现以肺气阴两虚为主者，可见咳而少气，倦怠懒言，声低，面色少华，畏寒，痰中带血，午后颧红，潮热盗汗，形瘦，舌质暗红，苔薄，脉细等，其治疗宜以润肺益气养阴为主，兼祛痰化瘀，以达到标本兼顾。

由于本病多反复咯血，故止血是其治疗的重点。咯血皆出自肺络受伤，多由于热，或为实热，或为虚热。实热证常为外感风热，或痰热壅肺，或木火刑金，灼伤肺络；虚热则多为肺阴虚损，或肾水不能滋肺。李氏治疗咯血，体现整体辨证的观念，不只是见痰化痰，见血止血，而是根据不同病因病机予以辨证施治。治疗上根据气血之间的关系选方用药，热偏盛者以清肺泄热，使邪去热清，妄行之血可不止而自止；偏阴虚火旺者宜滋阴降火，阴复火降则血宁；气逆肝旺者治以平肝降气，使气降火降，血有气摄，咯血即止。前人治血有"见血休止血"之戒，更有治血要诀"宜行血不宜止血"，并认为气为血帅，故主张调治无形之气，临床上常用益气固脱之法。如突然咯血量大，汗出肢冷，脉微欲绝，气虚血脱之危象，急以独参汤投之，此即有形之血不能速生，无形之气所当急。必要时中西药结合治疗，病情稳定后即用益气养血，润肺止咳善后。

（三）分期治疗，化裁灵活

支气管扩张症属于反复发作、缠绵难愈的难治性疾病，在治疗上宜在辨证准确、审明虚实的基础上分型论治灵活组方。急性发作期治以清肺化痰、降气、活血止血，缓解期以养阴、润肺、益气、化痰、散瘀为主，同时注意肺气虚弱是支气管扩张症发的根本原因，随着病情的发展则表现为气血两虚。

急性发作期以痰热壅盛多见，常用治疗方药有桑白皮、黄芩、栀子、杏仁、知母、全瓜蒌、浙贝母、白头翁、鱼腥草、大黄、甘草等。若咳嗽带血者，加白茅根、侧柏叶；胸痛明显者，加延胡索、赤芍、郁金；咳痰有腥味者，加金荞麦根、生薏苡仁、冬瓜子；热盛伤阴者，加麦冬、玄参。以咳血为主要症状时，常用咳血方，药用黄芩、生地、牛膝炭、白茅根、三七粉、白及粉。火盛者加水牛角、生石膏，重用生地；肝火盛者加丹皮、炒栀子、青黛；肺热盛者加金荞麦、鱼腥草；津伤者加芦根、天花粉。

缓解期以肺阴虚多见，常用治疗方药有生地、熟地、麦冬、贝母、百合、玄参、桔梗、当归、白芍、沙参、丹皮、甘草。潮热明显加知母、白薇、地骨皮等；兼气短乏力加黄芪、党参、太子参等；兼脾虚运弱、食欲不振、便溏者加怀山药、白术、鸡内金、谷芽、麦芽等。缓者缓治，对于此期的患者，在药物的剂型选择上，应采用便于长期服用的剂型，如丸剂、膏剂、散剂等，特别是散剂的使用在支气管扩张症缓解期治疗中有重要的意义。

（四）注重外治，内外结合

李氏在辨证论治的同时还特别注重外治法的应用，如中药的穴位贴敷和离子导入等，均取得了良好的临床疗效。穴位贴敷治疗支气管扩张症具有较好的疗效，选用特制的中药药膏贴敷于特定的穴位，具有鼓舞正气，调整脏腑气血阴阳，提高免疫力，达到治病求本的效果。常用的贴敷药有半夏、细辛、白芥子、白前、前胡、贝母、瓜蒌、百部、紫菀、款冬花、杏仁等中药，用法是研成细末，用生姜汁调成糊状，贴敷于天突、膻中穴及膀胱经脉、督脉，通过体表渗透经络，沟通表里，内至脏腑，直达病所，而收治疗之效。

中药离子导入法集药疗、电疗、穴位疗法、热疗于一体，既可疏通经络、行气活血，又可使局部组织增温，促进血液循环，增加皮肤通透性，从而达到有利于药物经皮肤渗透吸收的目的，避免了肝脏对药物的首过效应和胃肠道因素的干扰与降解效应，使血药浓度保持恒定。将金银花、鱼腥草、紫草、丹参等浓煎，通过完整皮肤导入，经毛细血管进入血液循环而发挥疗效。该法具有起效快，减少炎症渗出，促进炎症吸收，明显缩短疗程等作用。

〔陈文辉. 李素云教授治疗支气管扩张经验. 中医学报，2011，26（2）：159. 〕

六、朱佳辨治支气管扩张症经验

朱佳认为正虚邪犯是支气管扩张症的发病基础，痰热、肝火是其发作期的主要矛盾，在治疗上急性发作期主要分痰热壅肺证、肝火犯肺证，慢性缓解期主要分气阴两虚证、肺脾气虚证，各施其治，效果显著。

（一）病因病机

1. 正虚邪犯是支气管扩张症的发病基础　支气管扩张症患者多在童年有麻疹、百日咳或支气管肺炎迁延不愈的病史，或在肺结核、哮喘、慢性支气管炎及肺气肿等病的基础上发展而成。因此，朱氏认为本病的发生与体质因素密切相关，患者多属肺气虚、肺阴虚或气阴两虚之体。肺气虚，宣肃失常则咳嗽不已，气不布津则津聚成痰；肺阴虚，肺失濡养则干咳少痰，津亏火旺而络伤咯血。若疾病进一步发展，或子病及母而肺脾同病，或久病

121

及肾而肺肾两虚，都可使咳嗽、吐痰、咯血的症状加重。又因肺本为娇脏，禀赋不足则愈加易受外邪侵袭，外邪犯肺每可诱使支气管扩张症急性发作，其中尤以风热、风寒、风燥犯肺最为常见，所以朱氏认为正虚邪犯乃是支气管扩张症的发病基础。

2. 痰热、肝火是支气管扩张症发作期的主要矛盾　支气管扩张症患者肺脏本虚，其宣发肃降和通调水道的功能失常，肺不布津则聚而为痰。肺病及脾，脾之运化及输布津液的功能失司，痰湿内生，上注于肺，亦即"脾为生痰之源，肺为贮痰之器"。久病及肾，气阳不足则水泛为痰，阴虚火旺则炼液为痰。倘又外感风热，或风寒、风燥诸邪郁久化热，或肺本阴亏、久累肾阴而水不制火，则痰与内外之热相合，邪壅于肺引起支气管扩张症发作。痰热壅肺，故见咳嗽、痰多色黄质稠；灼伤血络，则有咯血；痰热阻于肺络而致气滞血瘀，则发胸痛；热盛肉腐成脓，则吐脓血腥臭痰。另据朱氏临床观察，情志亦属支气管扩张症急性发作的重要因素，若患者素体肝旺，七情内郁，气郁化火，则循经上逆，肝火犯肺而致咳嗽、咯血，尤以咯血为主的病例多属此类。因此，朱氏认为痰热、肝火是支气管扩张症发作期的主要矛盾。

（二）辨证论治

1. 急性发作期　急性发作期主要分痰热壅肺证和肝火犯肺证两种证型进行辨证治疗。痰热壅肺证症见咳嗽，痰量多色黄质稠，甚则痰鸣气急，咯血，咳引胸痛，口渴欲饮，溲赤便干，舌质红，苔黄腻，脉滑数。治当清热化痰，祛邪利肺，朱氏习用清金化痰汤合千金苇茎汤加减。药用桑白皮 10g，浙贝母 10g，桔梗 10g，全瓜蒌 15g，生薏苡仁 15g，冬瓜仁 30g，黄芩 10g，炒栀子 10g，南沙参 12g，白茅根 30g，芦根 30g，橘皮 6g，甘草 3g。咳甚者，加杏仁、前胡各 10g；痰热重者，加鱼腥草、金荞麦、忍冬藤各 30g；胸痛者，加桃仁、枳壳各 10g。朱氏对伴见咯血者，选药尤为精当，咯血量多，加茜草 10g，侧柏炭、藕节炭各 15g，或三七、白及各半研粉冲服，每日 3g，日服 2 次；咯血、胸痛并见，必加景天三七 10～15g；咯血而兼阴虚者，则必用血余炭 15～30g，并选加百合、生地、玄参等品；若有口渴便干，则加知母、天花粉各 10g，莱菔子 15g，使腑气通而肺气降，诸症得减。

肝火犯肺证症见咳嗽气逆，痰量少色黄而质黏难咳，咯血鲜红，胸胁胀痛，咳则痛重，伴性急易怒，口苦咽干，症情每因情志因素而加重，舌质红，苔薄黄，脉弦数。治当清肝泻肺，化痰宁络，朱氏常用加减泻白散合黛蛤散化裁。药用桑白皮 10g，地骨皮 10g，桔梗 10g，青皮 10g，陈皮 10g，黄芩 10g，炒栀子 10g，生地 10g，南沙参 12g，麦冬 10g，白茅根 30g，芦根 30g，黛蛤散（包）10g，甘草 3g。咳甚者，加杏仁、枇杷叶各 10g；痰黏难咳者，酌加海浮石、浙贝母之属；气逆胸痛者，加旋覆花、枳壳、郁金各 10g；咯血加减之法，可参照痰热壅肺证所述。

2. 慢性缓解期　慢性缓解期主要分气阴两虚证和肺脾气虚证两种证型进行辨证治疗。气阴两虚证症见咳嗽，咳少量黄黏痰或脓痰，痰有血丝，气短乏力，潮热汗出，多易感冒，舌质红，苔薄，脉细。朱氏在治疗时重视益气养阴，兼以清热化痰，药用生脉散合百合固金汤加减。药用太子参 15g，麦冬 10g，五味子 6g，黄芪 10g，山药 15g，百合 15g，生地 10g，川贝母 10g，桔梗 10g，杏仁 10g，枇杷叶 10g，白茅根 30g，芦根 30g，甘草 3g。

肺脾气虚证症见咳嗽反复发作，咳吐大量黄白黏痰，晨起尤多，体倦乏力，腹胀纳呆，大便或溏，舌质淡，苔白或腻，脉濡滑。朱氏对此证型每以"培土生金"为法，理气止咳，燥湿化痰，方选六君子汤合三子养亲汤加味。药用黄芪 10g，党参 10g，白术 10g，茯苓 15g，半夏 10g，陈皮 10g，桔梗 10g，杏仁 10g，紫苏子 10g，白芥子 10g，莱菔子 10g，木香 6g，甘草 3g。

总之，朱氏认为支气管扩张症的病理本质是本虚标实，虚实夹杂，治疗应根据"急则治其标，缓则治其本"的原则，权衡标本变化，详加辨证施治。

〔张子明. 朱佳治疗支气管扩张症经验. 山东中医杂志，2006，25（6）：418.〕

第二节　经典验案点评分析

一、金洪元治疗支气管扩张症案

导读：支气管扩张症（咳嗽、肺痈）出现咳嗽带血，腥臭脓痰等症状，中医辨证属痰热壅肺，伤及血络者，其治应先清热润肺化痰，凉血止血，待痰热退虚损现，宜酌加补肺之药。

案体：殷某，女，37 岁，因反复咳嗽伴痰黄夹血半年，于2006 年 6 月 3 日就诊。患者半年前因外感诱发咳嗽，痰黄腥臭夹血，在新疆医科大学一附院住院，诊断为支气管扩张，经抗感染治疗曾好转，但停药后反复并伴发热，前来我院求中医治疗。现患者咳嗽带血，有腥臭痰，查舌质红，苔薄白，脉弦，肺部 CT 提示右下肺支气管扩张。临床诊断为咳嗽、肺痈（支气管扩张症），为痰热壅肺证，属痰热壅肺，伤及血络，治以清热润肺化痰，凉血止血。处方：北沙参 12g，白及 12g，知母 9g，天冬 9g，麦冬 9g，杏仁 9g，浙贝母 9g，侧柏叶 9g，鱼腥草 12g，炒白术9g，大力子 9g，全瓜蒌 12g。日 1 剂，水煎服。服药 7 剂，咳嗽减轻，痰少血止，治证对路，前方有效，痰热退而虚损现，当酌加补肺之力，再服中药，每日 2 次。追访为咳嗽止，痰血均除，舌质转为淡红。

〔贺兴东，翁维良，姚乃礼. 当代名老中医典型医案集·内

科分册. 北京: 人民卫生出版社, 2009.]

评析: 痰热壅肺者, 抓住病机, 清热润肺。支气管扩张辨为痰热壅肺, 伤及血络, 以清热润肺化痰、凉血止血为治法, 此乃药证相符。痰热壅肺为致病之因, 久则损伤肺络, 耗伤阴血, 甚则腐肺成脓, 治宜清热润肺化痰、凉血止血为先, 再给予补肺益肺以复其原, 疗效颇佳。方中以沙参、麦冬、天冬滋肺阴; 杏仁降肺气; 白及敛肺止血; 侧柏叶、鱼腥草凉血止血; 白术扶脾; 全瓜蒌理气宽胸。全方重在清肺化痰, 凉血止血, 切中病机, 故疗效较好。

二、洪广祥治疗支气管扩张症案

导读: 肺痈以痰热壅肺为主要发病机制, 但并不尽属实证, 支气管扩张症 (肺痈) 属气阳虚弱, 痰热郁肺, 瘀阻肺络者, 治疗宜先治痰热标实, 同时要注意攻邪不伤正和攻补兼施。

案体: 杨某, 女, 48 岁, 1992 年 4 月 16 日初诊。患者患慢性咳嗽、咳黄脓痰、偶有血痰 10 余年, 后经支气管镜检查确诊为双下肺支气管扩张症。长期中西医治疗, 仅能短暂控制症状, 但不能稳定病情。来诊时患者咳嗽痰多, 痰量日夜约 30 余口, 黄脓痰占 1/3, 未见痰血, 伴胸闷憋气, 有时咳引胸痛, 怯寒肢冷, 易自汗, 易感冒, 神倦乏力, 形体消瘦, 面色暗滞, 口唇暗红, 舌质偏红暗, 苔黄白厚腻, 脉虚弦滑近数, 右关弦滑, 右寸细滑。西医诊断为双下肺支气管扩张症, 中医诊断为肺痈, 辨证属气阳虚弱, 痰热郁肺, 瘀阻肺络, 治疗宜先治痰热标实。处方: 生麻黄 10g, 南杏仁 10g, 黄芩 10g, 生甘草 10g, 金荞麦根 30g, 白毛夏枯草 20g, 浙贝母 15g, 桔梗 30g, 海蛤壳 20g, 生黄芪 30g, 白术 15g, 瓜蒌壳 15g, 广郁金 15g。取 7 剂, 每日 1 剂。患者服药 7 剂二诊, 自觉痰易排出, 胸闷憋气减轻, 黄脓痰略减少, 痰量如前, 嘱原方续服 14 剂。三诊时患者黄脓痰 3~5 口,以白黏痰为主，痰量减少不明显，以早晨及午后痰量较多，黄苔减少，以白厚腻苔为主，舌质暗红，脉象虚弦滑，已无数象，痰热证候基本控制，改为温阳宣通，补益肺脾，佐以清痰热论治。处方：生麻黄10g，鹿角霜20g，肉桂木6g，炮姜炭10g，炒白芥子10g，熟地15g，生甘草10g，生黄芪30g，西党参30g，白术15g，广陈皮10g，全当归10g，败酱草15g，白毛夏枯草15g，桔梗30g。取7剂，每日1剂。服上方7剂四诊，患者痰量减少1/3，日10余口，厚腻苔亦见减少，体力增强，自汗基本消除，未见有不良反应，嘱原方续服，观察可否持续施用温阳宣通方药。患者连续服上方30余剂五诊，诉疗效甚佳，痰量日仅10余口，黄痰已消失，胸闷憋气已除，精神大为改善，饮食亦增，二便正常，舌质偏暗红，舌苔薄腻，面色、口唇已无暗滞现象，脉细滑，右关弦滑显著缓和。

〔洪广祥，王丽华. 论支气管扩张症的中医治疗思路. 中医药通报，2006，5（3）：14.〕

评析：虚实夹杂者，先治标实，攻补兼施。本例患者始见本虚标实证候突出，根据"急则治其标"的法则，先治痰热标实。在组方择药过程中，又充分注意"攻邪不伤正"和"攻补兼施"的原则，故方中又加用了黄芪、白术以扶正，同时生黄芪与桔梗相配，有利于升提肺气，以提高排痰力度。三诊时痰热标实证候基本控制，已呈现应用"温阳宣通"治支气管扩张的极好时机，从而果断地施用阳和汤合补中益气汤加减，以温阳宣通，补益肺脾。由于支气管扩张症的病理基础决定了"生痰"与"排痰"始终是一对突出矛盾，而且全程显现，通过合理治疗可减少矛盾的激化，控制反复感染的发生，但"痰郁"是一个永恒的病机，"化热"也就随时呈现，所以在"温阳宣通"的同时仍然注意"清痰热"和"排痰"的有机结合，从而解决顾此失彼的被动状态。由于支气管扩张症患者"脾虚失运"和胃纳不佳的证候长期存在，故需保护脾胃生机并防止胶质碍胃的现象出现，方中将鹿角胶改为鹿角霜，既可避免碍胃，又可防止出血。本例患者已经接受治疗 2 年余，未出现既往反复发作和频繁感染状况，咯血痰未再发生，病情稳定，体重增加，生活质量明显提高，说明坚持以中医理论为指导，大力在继承的基础上创新，这对扩展治疗思路，提高中医药的临床疗效有重要的现实意义。

三、曹世宏治疗脓性支气管扩张症案

导读：痰浊伏肺常为脓性支气管扩张症（肺痈）的夙根，外邪引触、嗜食辛辣厚味等是致使痰热互结，痰热壅肺而急性发病的主要因素，对急性发病者，治当清肺泄热，化痰行瘀。

案体：薛某，男，56 岁，1994 年 10 月 29 日初诊。患者幼年时曾患肺炎，20 年来咳嗽咳脓痰时作，证情时轻时重，每当咳嗽加剧，咳脓痰量多，经静脉使用抗生素治疗可以好转。10 天前病情再发并加重，在当地医院使用抗生素及祛痰剂未见缓解。诊时患者咳嗽阵作，咳痰稠黄，胸痛隐隐，胸闷气粗，口干且苦，便干难解，查其舌质红，苔黄腻，脉滑数，两下肺可闻及湿啰音，胸部 CT 检查显示两下肺支气管呈柱状扩张，管壁增厚，血常规检查中性粒细胞偏高。西医诊断为脓性支气管扩张，中医诊断为痰热壅肺型肺痈，治以清肺泄热，化痰行瘀。处方：桑白皮 10g，黄芩 10g，桔梗 10g，桃仁 10g，全瓜蒌 15g，冬瓜子 15g，生薏苡仁 15g，黛蛤散 15g，金荞麦 15g，败酱草 15g，陈胆星 10g，芦根 30g。服药 7 剂，咳嗽、咳痰皆减，痰色黄白相兼，上方加黄芪、当归，又服 7 剂，症情进一步好转，少痰，间咳口干，苔薄黄。原方去黛蛤散、金荞麦，酌情加入沙参、麦冬、百合、枳壳、郁金、怀山药等，服药近半年，症情稳定，不咳、无痰。复查胸部 CT 亦较前好转。

〔潘正连，孙子凯. 曹世宏教授治疗慢性咳嗽的经验. 江苏

127

中医，2000，21（4）：4.〕

评析：痰热壅肺者，清肺泄热，化痰行瘀。"肺为贮痰之器"，痰浊伏肺常成肺病咳嗽之凤根，若遇外邪引触，或因肝火刑金，或嗜食辛辣厚味化热，致使痰热互结，内蕴日久，入络成瘀，痰热瘀互结，成为深痰痼疾，则咳嗽难已，症见咳嗽阵作，咳痰稠黄，胸痛隐隐，或痰中带血，舌暗红，苔黄腻，脉滑数。其治宜清金逐痰，泄热行瘀，方选千金苇茎汤合济生桔梗汤加减。若热甚便秘者，加大黄、金银花；若痰多者，加败酱草、金荞麦；若痰血相兼，加大黄炭、侧柏叶、茜草；若气虚明显者，加黄芪以托毒排痰；若迁延经久、气血衰弱，加当归、白术、熟地等；若阴虚痰热，加麦冬、川百合等。只要辨证准确，治法用药灵活，均能取得较好的疗效。

四、陈朗清治疗支气管扩张症案

导读：支气管扩张症因恼怒致咳血发作者，在临床中较为多见，此类患者中医辨证属肝郁化火，冲气上逆，其治疗宜以降逆平冲为法，使热邪泄，冲气降，血归经，则咳血自止。

案体：张某，男，48岁，1980年8月12日就诊。患者咳嗽咳血反复发作3年曾作支气管造影检查，诊断为支气管扩张。近因恼怒致咳血又作，其量多色鲜红，头昏目眩，口干心烦，查舌质红，苔薄黄，脉弦数。临床诊断为咳血（支气管扩张症），证属肝郁化火，冲气上逆，治以降逆平冲为法。处方：生代赭石（先煎）30g，生龙骨（先煎）30g，生牡蛎（先煎）30g，赤芍12g，白芍12g，大黄炭10g，生地15g，怀牛膝10g，三七粉（冲服）3g，蛤粉炒阿胶12g，丹皮10g，焦山栀10g。服药1剂，咳血即减，连服3剂，咳血全止。继以养阴清肺之法以善后。

〔陈苇等. 陈朗清奇经论治经验. 南京中医药大学学报，1998，14（5）：310.〕

评析：肝郁火冲逆，降逆平冲，宁络止血。临床上吐衄咳血，多由肝胃火旺，阳络受损，气逆血溢所致，然与冲脉密切相关，盖"冲脉为血海"，乃藏血之重要部位，具有调节气血之功能。冲气上逆，血不归经，必见吐衄咳血等证，治宜降气安冲，气降则血不上溢，冲安是血自归经。本例患者以重镇泄热，宁络止血为法，着力于镇摄冲逆，冲气降，血自安，效果满意。

五、张沛虬治疗支气管扩张症案

导读：支气管扩张症反复咳血，中医辨证属痰热犯肺，肝火炽盛，火盛气逆，灼伤肺络，血热妄行者，治疗应抓住火痰瘀，采用清肺凉血，通泄宁络之法，可取得较好的临床疗效。

案体：王某，男，45岁，1984年10月23日就诊。患者反复咳血12年，经多次检查确诊为支气管扩张症。1个月前因感受风寒又现咳嗽痰多，半月来痰中带血，血色鲜红或紫暗相兼，5天前因遇事怫郁，半夜突然大量咯血，旋即送附近医院急诊，后经用西药内服和注射并观察一夜回家。几天来痰中带血未净，今晨起又突然大量咯血，诊时患者血涌量多，血色鲜红带紫，质多稠厚，面赤烦热，口渴，胸痛，胁胀，测体温37.8℃，查舌质红，苔薄黄，脉弦数。临床诊断为咳血（支气管扩张症），辨证为痰热犯肺，肝火炽盛，火盛气逆，灼伤肺络，血热妄行，治宜清肺凉血，通泄宁络。处方：生地30g，丹皮10g，黄芩10g，黄连6g，黑山栀10g，白茅根30g，金银花15g。上药水煎取汁，每日分3次服，另用生大黄粉3g、三七粉3g、白及粉6g，分成4包，每2小时用唾液拌和慢慢咽服1次。服药1剂后，咳血渐见减少，由大量转为痰内夹少量血液，烦热口渴亦有所减轻，大便日排2次，测体温37℃，药已见效，继用原方治疗。服药3剂后，咳血已基本停止，因血去伤阴，以润肺养阴、化痰行瘀法调理善后。处方：生地15g，玄参15g，麦冬15g，南沙参15g，北沙参15g，党参15g，丹皮10g，阿胶（烊化）10g，三七（研吞）3g，海蛤壳（先煎）15g，瓜蒌皮15g，川贝母（研吞）6g，生甘草3g。服上药15剂而收全功。

〔董建华. 中国现代名中医医案精华. 北京：北京出版社，2002.〕

评析：抓住火痰瘀，清肺凉血，通泄宁络。"上病下取"之釜底抽薪法，在临床中常用于血热上冲的鼻衄、咯血、吐血等，尤以支气管扩张大咯血为多。选用泻火逐瘀止血之生大黄粉、白及粉、三七粉，定名为三圣散，以小剂量分多次咽服，止血迅速，疗效可靠。生大黄粉能泻火逐瘀，推陈致新，使离经之血从大便逐出，三七粉化瘀止血，白及粉止血消肿生肌，三药合用有利于促进创口的愈合而达到止血的目的，临床可单独使用，如能与辨证治疗的中药汤剂相配合，其效果更佳。对于支气管扩张症的治疗，需抓住火、痰、瘀，不论虚火、实火，因火邪灼肺，损伤肺络而致病，故火为本病最主要的致病因素，治当以清热止血为要。清热需佐以降气，如兼外感者当配合辛凉解表；如为肺肾阴虚者则应滋阴清热；止血当配合凉血行血。同时需要注意的是清热不可太过，以防寒凉遏邪。止血不可纯用炭类药，以防留瘀为患，因离经之血不行，往往又可导致再次出血。止血之后，改用益气养阴、行瘀化痰之法，以善其后。

六、沈敏南治疗支气管扩张症案

导读：支气管扩张症大咯血，辨证属气血两燔，冲任火逆者，其治应以清热泻火，平逆和络为法则，临床时注意辨证正确为其前提，同时药物配伍要得当，药量应大而确切为关键。

案体：王某，女，44岁，1999年12月23日就诊。患者月经前期间断咯血已10年，4月前因子宫肌瘤行子宫全切术，咯血暂停。昨晚9时，自觉腹中有一股热气上冲，即咽喉不适，开始咯血，半小时内达 500mL，后又间断咯血，面色红润，精神尚可，口鼻气热，胃纳正常，大便 2 日 1 次，偏干，查舌质红偏深，苔薄净，脉滑，胸部 X 线摄片提示为支气管扩张。病属干性支气管扩张，辨证为气血两燔，冲任火逆，治以清热泻火，平逆和络。处方：黄连 10g，黄芩 10g，地骨皮 12g，赤芍 15g，黄柏 10g，大黄炭 12g，花蕊石 20g，黑山栀 10g，水牛角 20g，龙胆草 10g，代赭石 20g，银柴胡 10g，丹皮 15g，白薇 12g，枳壳 12g，三七（研末）6g，炙瓜蒌 20g，甘草 6g。嘱卧床休息，忌食热性食物。服药 1 剂后，咯血大减，第 2 天仅咯鲜血 20mL 左右，大便日 1 次。前方加减再服 2 剂后，咯血已无，诸症均减。后用清热祛痰，养阴和络法调治 1 月，至今未复发。

〔沈敏南，赵亦工，潘锋. 17 种常见疑难病治验思路解析. 北京：人民卫生出版社，2006.〕

评析：抓着其要点，详加辨证，巧妙用药。此患者是突然发作大量咯血之急症，其辨治要点有三：一是辨证正确为前提，患者有咯血史 10 年，均发作在月经前期，此为冲任血热，气血两燔。二是药物配伍要得当，治疗此患者以清泄气血热邪，平泄冲任火逆，散瘀和络组方，用黄连解毒汤、犀角地黄汤为君，前者泻三焦火，解毒凉血，后者凉血止血，散血祛瘀。犀角无货用水牛角代，减生地嫌其滋腻有留瘀之患。用大黄炭、花蕊石、代赭石、三七为臣，平逆止血，祛瘀和络。又用白薇、银柴胡、地骨皮、龙胆草为臣，凉冲任之血热，助黄连解毒汤、犀角地黄汤君药之清热凉血、解毒泻火之功。用枳壳、炙瓜蒌为佐，调气通便。以甘草为使调和诸药，各司其职。三是药量大而确切为关键，患者唯有口鼻气热、大便偏干、脉滑为热象，但 4 月前行子宫全切术，咯血未发，现突然而来，来势凶猛，用药不囿眼前症状，从病程推测，若不用重剂焉能折其火势。抓住此三点，仅服药 1 剂咯血大减，2 剂血已无，后用清热祛瘀、养阴和络之法以祛残余之邪热，润已伤之肺津，以除离血之瘀，药证相符，效果较好。

七、方和谦治疗支气管扩张症案

导读：支气管扩张症咯血应从血证论治，注意运用血止、消瘀、宁血、补血四法，辨证属气阴两伤，肺络不固者，当以养阴清肺、益气止血为原则，方拟百合固金汤合紫菀汤加减。

案体：张某，女，33岁，2005年8月30日就诊。患者1年前因咯血在协和医院检查CT，发现右肺中叶及左肺下叶支气管扩张，诊断为支气管扩张症，经治疗病情好转。6月后咯血又发作，咳嗽伴大口鲜红色血。现偶有咳嗽，咳嗽有痰，量多色黄，未见咯血，伴乏力，后背痛，行经腹痛有血块，饮食、睡眠尚可，二便正常，查舌质淡红，苔薄白，脉弦滑，听诊右中肺、左下肺偶闻湿啰音。临床诊断为咯血（支气管扩张症），证属气阴两伤，肺络不固。肺为娇脏，又为脏腑之华盖，喜润恶燥，喜清恶浊，故邪气犯肺，肺失清肃则为咳嗽；损伤肺络，血溢脉外，则为咯血；肺气不利，湿邪停滞而吐黄痰；久病肺气虚，肺络失养而乏力、背痛。治以养阴清肺，益气止血，方拟百合固金汤合紫菀汤加减。处方：南百合15g，熟地10g，生地10g，苦桔梗10g，太子参15g，麦冬10g，白芍6g，当归5g，炙紫菀10g，茯苓12g，炒阿胶珠6g，荷梗6g，南藕节15g，丝瓜络6g，橘络5g，苏叶5g，炒薏苡仁15g，大枣4个，炙甘草6g。服药6剂后，咳嗽消失，但仍有黄痰，痰量减少，后背疼痛，胁肋胀满，饮食尚可，二便正常，查舌质淡红，苔薄白，脉弦滑，前方有效，继续养阴清肺、益气止血，方药略作调整。处方：南百合15g，熟地10g，生地10g，苦桔梗10g，太子参15g，麦冬10g，白芍6g，当归5g，炙紫菀10g，陈皮10g，苏梗6g，茯苓12g，炒阿胶珠6g，炒薏苡仁15g，南藕节15g，丝瓜络6g，大枣4个，炙甘草6g。取12剂，日1剂，水煎服。

〔贺兴东，翁维良，姚乃礼．当代名老中医典型医案集·内科分册．北京：人民卫生出版社，2009．〕

评析：从血证论治，养阴清肺，益气止血。支气管扩张症咯血不愈，在中医属咯血的范畴，从血证论治，施以养阴清肺，益气止血之法。肺为娇脏，又为脏腑之华盖，喜润而恶燥，喜清而恶浊，故邪气犯肺，肺失清肃则为咳嗽，咳而损伤肺络，血溢脉外，则为咯血。肺气不利，湿邪停滞而吐黄痰。久病肺气虚，肺络失养而乏力背痛。本例患者的治疗，取赵蕺庵百合固金汤，合紫菀汤加减，取得了较好的疗效。关于血证的治疗，《金匮要略》最早记载了泻心汤、黄土汤、柏叶汤等治疗吐血、便血的方剂，沿用至今。方和谦推崇缪仲醇《先醒斋医学广笔记》及唐容川《血证论》治疗血证的思想。缪仲醇提出治吐血三要法："宜行血不宜止血；宜补肝不宜伐肝；宜降气不宜降火"。唐容川的《血证论》是一部全面论述出血证的权威著作，书中提出"血止、消瘀、宁血、补血"四法，是通治血证的大纲，可供借鉴。

八、周贤良治疗支气管扩张症案

导读：支气管扩张症长期咳嗽咳血，迁延不愈，脾肺俱虚，痰热相结，虚实互见者，其治疗宜以培土生金，清肺化瘀为原则，使土旺金生，肺热清，瘀血祛，血归经，则病自愈。

案体：朱某，男，29岁，1989年4月28日就诊。患者4年来长期咳嗽，痰中带血或咳吐鲜血，胸部X线摄片提示支气管扩张，服西药至今，症状有增无减。现患者纳食减少，面色苍白，神疲懒言，咳嗽痰多，痰色黄，痰中带血，大便溏薄，查舌质红，舌体胖大，苔微黄腻，脉濡数。患者长期咳嗽咳血，迁延不愈，脾土受伤，土不生金，脾肺俱虚，以致气虚不摄，血溢肺络；脾虚生痰，上贮于肺，蕴久化热，痰热相结，阻塞气道，以致咳嗽加剧，气急胸闷；久病入络，一旦出血，离经之血不行，罅漏之隙难弥，证情复杂，治宜兼顾。临床诊断为咳血（支气管扩张），治宜培土生金，清肺化痰，弥络化瘀。处方：炒党参30g，阿胶（烊化）10g，南沙参15g，北沙参15g，三七粉（冲服）3g，炒白术20g，仙鹤草30g，枇杷叶10g，花蕊石15g，云茯苓15g，白及粉（冲服）6g，川贝母6g，枯芩炭10g，甘草3g。守方略作加减服药50剂，咳血渐止，咳嗽亦平，食欲旺，面色华，精神佳。随访至今，旧恙未再发作。

〔董建华. 中国现代名中医医案精华. 北京：北京出版社，2002.〕

评析：虚实互见证，培土生金，清肺化瘀。清·汪昂谓"治实火之血，顺气为先；治虚火之血，养正为要"。唐容川也说："凡治血者，必先以祛瘀为要。"前贤之论，均有奥义。本例患者年虽少壮，但咳血多年，脾肺气虚，痰、热、瘀胶结为患，虚实互见，证情错杂。周氏将补虚消痰、清肺化瘀止血诸法融于一方，而补养取其冲和，无壅腻之弊，清化取其平正，无克削之嫌，组方周致，药性轻灵，抓住斡旋中宫这一关键，使生气复苏，土旺生金，沉疴宿恙，竟获痊愈。

九、邹云翔治疗支气管扩张症案

导读：辨证论治是中医的特色和优势，治疗支气管扩张症咯血必须以辨证论治为前提，切不可一见咯血就不加分析地投清热凉血、止血之剂，否则很容易失误，致使病情迁延不愈。

案体：孙某，男，66岁，因经常咯血就诊。患者1年来经常咯血，经某医院检查，诊断为支气管扩张症、早期冠心病。近1周来咯血不止，伴有低热（38℃左右），用西药抗生素、止血剂等治疗，血不止，热亦不退，用中药止血、散血和清热凉血剂治疗，效亦不著。患者精神不振，咯血，痰白，气短微喘，低热不退，肺虚肾弱，而又心血耗亏，脾气亦不健运，故拟降肺气，纳肾气，佐以化湿豁痰之法，标本兼顾。处方：炙黄芪9g，人参9g，炮干姜2.4g，制附片1.5g，南沙参9g，北沙参9g，肥玉竹9g，灵磁石24g，核桃仁15g，川百合15g，紫苏子4.5g，炙紫菀4.5g，法半夏9g，云茯苓9g，焦薏米4.5g，焦谷芽4.5g，焦麦芽4.5g。投药1剂，血止，气平，热退，精神好转，心悸稍宁，胃纳仍差。效不更方，原方加橘络3g，炒秫米9g，炒山药4.5g，炒扁豆4.5g，继服5剂，并拟下方共研为细末，水泛为丸，如绿豆大小，每次4.5g，每日2次，温开水送服，以巩固疗效。人参45g，炙黄芪60g，炮姜炭6g，制附片3g，南沙参45g，北沙参45g，肥玉竹45g，灵磁石24g，核桃仁75g，牛膝炭24g，紫苏子24g，炙紫菀30g，炙冬花15g，制半夏30g，云茯苓45g，冬虫夏草45g，川百合150g，冬瓜子75g，生谷芽24g，橘络15g，怀山药24g，炒扁豆24g，西洋参4.5g。上述丸药服用两料，颇合病机，支气管扩张咯血未再复发。

〔邹云翔. 邹云翔医案选. 南京：江苏科学技术出版社，1981.〕

评析：治支扩咯血，必须辨证，勿乱止血。邪热壅肺，灼伤肺络是支气管扩张症的主要发病机制，清热凉血、止血是治疗支气管扩张症的常用方法，但不是唯一方法，前医一见支气管扩张症咯血，不加辨证误将脾虚肾弱证当成肺热络伤证，给予清热凉血、散止血之剂治疗，结果出现失误，致使病情迁延不愈。本例患者久咳，肺络伤则咯血，久而致肺、脾、肾等脏器虚损，化源不足，治疗非以益气血生化之源不可，故前医见血而用清热凉血、散血止血之剂不效。根据辨证，以黄芪、沙参、玉竹、百合益肺，苏子降气，配百合、紫菀、半夏化痰止咳；磁石、核桃仁补肾纳气，人参、茯苓、苡米、谷芽、麦芽健脾益气，助气血生化之源；用炮干姜、附片以为反佐之剂温经止血。诸药相合，共奏补肺、健脾、益肾，降气化痰湿之效，药证相符，故仅1剂，血止热退。如若临证时四诊合参，仔细分析，详加辨证，不拘泥于西医诊断和以往经验，脾虚肾弱之证不难确立，治法用药失误自可避免。

十、裘沛然治疗支气管扩张症案

导读：支气管扩张症以咯血为主要表现，宜从血证论治，对于中医辨证属于肺肾阴亏，相火内炽，血随火升的患者，以养阴清热，佐以止咳化痰为治则，可获得较为满意的疗效。

案例：严某，女，39岁，1993年11月18日初诊。患者自15岁起经常咳嗽、咯痰色黄，时有痰中带血，西医诊断为支气管扩张，给予抗生素及止咳祛痰宁血药，虽能暂时缓解，但常有复发。自生育后，每逢临经前均要咯血10余日，而经量较生育前减少。刻下患者咳嗽，痰多黏稠，时有痰中带血，头痛，夜晚盗汗，口渴喜饮，舌质暗红，苔薄白，脉弦细。此为肝肾阴亏，相火内炽灼肺，血随火升，治当养阴清热，止咳化痰。处方：冬桑叶12g，生石决明（先煎）30g，丹皮12g，黛蛤散（包煎）18g，茜草根12g，侧柏炭15g，黄芩24g，细辛10g，生蒲黄（包煎）15g，百部12g，生地30g，炙紫菀12g，川贝母9g，麦冬15g。取7剂，每日1剂，水煎服。服药后咳嗽、咳痰略有减少，咯血止，嘱再服上方14剂。再诊时患者自述3周后月经来潮，经前咯血大为减少，黄稠痰仍较多，拟上方加桃仁、杏仁各12g，取7剂，每日1剂，水煎服。四诊时咳嗽平，稠痰消，咯血止，口渴、盗汗已消除，经汛之前未见咯血，经量较上次增多，趋于正常。患者坚持服药3个月，1年后随访，经前咯血已除，基本康复，仅咳剧时偶有痰带血丝。

〔裘端常. 裘沛然临证验案举隅. 上海中医药杂志，2008，

42（3）：4.]

评析：支气管扩张，经前咯血，血证论治。支气管扩张以咳嗽、反复咯血为主要症状，属中医学"咯血"的范畴，本例患者每逢临经前均要咯血，并伴有月经量减少，为"倒经"之象。女子以血为本，而血之运行，有赖肝之疏泄条达，今肾阴不足，肝阳易旺，血随火逆而致咯血。患者平素痰涎壅盛，阻碍气血运行，以致月经量少，故裘氏在处方用药中仔细斟酌，除用生地、百部、麦冬补益肺肾之阴外，又以桑叶、石决明、黛蛤散、丹皮、黄芩平肝泻火，用桃仁、茜草根、侧柏炭、蒲黄凉血行血，使血循经行而不外溢，再佐以川贝母、杏仁、紫菀化痰止咳。按此类病例，一般不敢用细辛，而本案裘氏则重用之，且与黄芩相配，细辛大辛，黄芩大苦；细辛性温，黄芩性寒，寒温相合，相反相成，共奏宣肺清热化痰之功，全方既能使咳嗽减，脓痰少，咯血止，还能使经量增多。裘氏常说："生地一药，近人常做凉血或益阴之用，其实生地尚有活血行瘀之功，故治疗咯血或吐血，生地为一味较为理想的药物"。支气管扩张常反复咯血，为气机不畅，气血瘀阻，血不循经，多为虚中夹实，生地既滋养肝肾，又活血行血，不失为治疗支气管扩张之良药。

十一、颜德馨治疗支气管扩张症案

导读：治疗支气管扩张症咯血，不能见血俱认为属热属实，临床中脾气虚弱、脾不统血者也不少见，对于此类患者，应重视扶正达邪，以升阳益气为主，灵活变通，其疗效满意。

案体：苏某，女，52岁。患者既往有支气管扩张咯血史，因咳嗽气急伴咯血8天于1983年1月2日住中医病房治疗。经住院医师用千金苇茎汤合泻白散以清化虚热，止血止咳，服多剂而症状仍未已。适值颜氏查房，患者咯血反复未已，查其舌质淡红，苔薄白，舌边齿痕明显，脉细软，同时患者腰痛纳差，面部虚浮，大便一日二行。此乃脾虚运化失司，脾不统血，不能见血俱认为热，宜取扶正达邪之法治之。处方：太子参 12g，生黄芪 50g，生白术 12g，茯苓 15g，生甘草 3g，生薏苡仁 30g，山药 30g，砂仁拌熟地 30g，杏仁 9g，瓜蒌皮 12g，生蒲黄 6g。取 5 剂，每日 1 剂，水煎服。药后咯血止，精神爽，大便正常，续服数剂而病瘥。

〔张国俭. 名老中医颜德馨运用升阳益气法的经验. 黑龙江中医药，1986，（1）：1.〕

评析：咯血不俱热，脾不统血，扶正达邪。本例患者既往有支气管扩张咯血史，咯血反复未已，查其舌质淡红，苔薄白，舌边齿痕明显，脉细软，同时腰痛纳差，面部虚浮，当属脾虚运化失司，脾不统血，采取扶正达邪之法，以升阳益气为主进行治疗，药证相符，所以不日而病瘥。临床中颜氏善于运用升阳益气法，此法的病机是由脾胃内伤、脾气虚弱所引起的气阴两虚火灼一系列证候为特点，其表现不论是发热持续不退或咯血不止，或暑湿缠绵不愈等，只要抓住病机转归，处以升阳益气之法，辨证加减，往往能得心应手，迎刃而解，其法虽不新颖，药不奇特，但疗效良好。颜氏辨证立法用升阳益气是宗《内经》阴虚生内热。《素问·调经篇》中说"帝曰：阴虚生内热奈何？岐伯曰：有所劳倦，形气食少，谷气不盛，上焦不行，下脘不通，胃气热，热气熏胸中，故内热。"所说阴虚，当指脾胃功能不足，则化生水谷精微食少，因脾居中州与胃相合，是人体阴阳气血升降之枢纽，若因劳倦损伤脾气致脾气不足则清阳不升，脾病及胃则浊阴不降，阴阳升降失常，使上焦之气不得宣发，中焦之气不得下达，谷气不行，留着胸中郁而化热。《内经》所指阴虚生内热其实质即脾气虚而发热，脾寓阴，故称阴虚生内热。本案中谓气阴两虚之候，与一般阴虚、阴不敛阳致潮热盗汗的阴虚内热截然不同，故治疗非一般滋阴退热。颜氏不但熟读经著，又沉浸东垣学说，善于运用东垣所提倡升阳益气法，即用补中益气之类以补脾胃之气，调中气升降而治。

十二、周平安治疗支气管扩张症案

导读：支气管扩张症急性感染期以咳嗽、咳黄脓痰为主要表现者，属中医肺痈之范畴，此类患者以痰热壅肺为主要发病机制，治疗宜以清肺化痰为原则，其选方用药应随证加减。

案体：患者，女，60岁，2010年12月13日初诊。患者有支气管扩张史40余年，2002年曾大咯血1次，其后反复发作，每年需住院1~2次。2006年开始服用中药后，发作程度减轻，每次发作服用消炎西药及中药即可控制症状，不需住院。本次发病9天余，恶寒，周身酸困，咳嗽，咳吐黄痰，量多呈脓样，咽干痒，口渴喜冷饮，低热，昨晚体温37.5℃，纳食可，二便正常，查舌质暗红，苔白，脉滑数。临床诊断为支气管扩张症（肺痈），属痰热壅肺型，治以清肺化痰为原则。处方：鲜芦根30g，生薏苡仁30g，黄芩10g，金银花15g，金荞麦15g，蒲公英15g，野菊花10g，合欢皮60g，浙贝母10g，瓜蒌皮15g，桔梗6g，紫菀10g，天竺黄10g，生黄芪15g，赤芍15g，生甘草6g。取14剂，每日1剂，水煎服。同时服西医莫西沙星，每次0.4g，每日1次口服。药后诸症状明显减轻，发热消失，痰量减少，易咯出，色黄白相兼。病已明显好转，上方去赤芍，加入炙枇杷叶10g，再取14剂，继续服用。

〔杨效华，崔启东，焦扬. 周平安教授辨证治疗支气管扩张的经验. 环球中医药，2011，4（4）：299.〕

评析：痰热壅肺者，清肺化痰，随证加减。支气管扩张症（肺痈）之痰热壅肺证常见于支气管扩张合并急性感染期，此类患者平素即咳嗽，咳吐白痰，痰量多，外感后外邪入里化热，痰湿与肺热相夹，表现为痰量较平时明显增多，痰黄或黄绿色，口干渴，大便干，小便黄，舌质红，苔黄腻，肺部听诊可闻及痰鸣音或湿啰音，对于此类患者的治疗，当以清肺化痰为主要原则。本例患者患支气管扩张 40 余年，反复发作，素有痰湿内阻，本次外感风寒后，由于正气不足，无力驱邪，表邪不解，故发病 9 天后仍有恶寒、周身酸困不适，外邪入里化热，与素有的痰湿相合，形成痰热内壅，故呈黄脓痰、量多，口渴喜冷饮。治以清肺化痰为主，方用鲜芦根、生薏苡仁清热祛痰湿；金荞麦、野菊花、黄芩、合欢皮、金银花、蒲公英、赤芍清热凉血，解毒化痰；浙贝母、桔梗、天竺黄、瓜蒌、紫菀止咳化痰；生黄芪益气固表。由于药证相符，故而药后诸症状明显减轻，发热消失，痰量减少，易咯出，病情明显好转，之后随病情变化去赤芍，加枇杷叶以加强清肺止咳作用，促使病情逐渐康复。

第五章　慢性阻塞性肺气肿

慢性阻塞性肺气肿简称阻塞性肺气肿、肺气肿，是由于慢性支气管炎或支气管哮喘、肺结核、吸烟、感染、大气污染等有害因素的刺激等原因引起的细支气管狭窄，终末细支气管远端气腔过度充气，并伴有气腔壁膨胀、破裂的一种慢性肺部疾病。肺气肿实际上是一种病理诊断，肺气肿的这种改变使肺的弹性回缩力减低，呼气时由于胸膜腔压力增加而使气道过度萎陷，造成不可逆的气道阻塞。由于大多数肺气肿患者同时伴有慢性咳嗽、咳痰病史，很难严格将肺气肿与慢性阻塞性支气管炎的界线截然分开，因此现在临床上统称他们为慢性阻塞性肺疾病（简称慢阻肺，COPD）。

慢性阻塞性肺气肿是临床常见的一种慢性病，由于大气污染、吸烟人数的增加，慢性阻塞性肺气肿近年来有逐渐增多的趋势，严重危害健康。肺气肿形成后属于不可逆性病变，也就是说尽管用多种方法治疗，已形成的肺气肿大泡也不可能再恢复正常，因此，积极防治上呼吸道感染和急、慢性支气管炎等，改善居住环境，戒除烟酒，加强体育锻炼，增强体质，预防或减少慢性阻塞性肺气肿的发生，显得十分重要。

慢性阻塞性肺气肿以喘息、气急，活动后明显或加剧为特征，属中医学"虚喘"、"肺胀"、"痰饮"等的范畴，中医认为多由咳嗽吐痰经久不愈，气喘反复发作，致使痰瘀阻结肺管气道，肺之清肃宣降功能失常而成。慢性阻塞性肺气肿起病缓慢，病程较长，总属标实本虚之证，但有偏实偏虚的不同，所以辨证应首先分清虚实，同时还应注意辨脏腑阴阳等。

中医治疗慢性阻塞性肺气肿，应根据感邪时偏于邪实，平时偏于正虚的不同，有侧重地分别选用扶正与祛邪的不同治疗原则。标实者以祛邪宣肺化痰为基本原则，在此基础上依辨证结果之不同选用与之相适应的治疗方法；本虚者以健脾益气、补益肺肾为基本原则，在此基础上根据病情的不同灵活变通。

第一节　中医名家辨治经验

一、朱秀峰辨治慢性阻塞性肺气肿经验

朱秀峰理论造诣较深，临床经验丰富，擅长于呼吸系统疾病及疑难杂症的诊治，尤其辨证治疗阻塞性肺气肿颇有特色，现简介如下。

（一）证属虚实错杂，治宜补正

阻塞性肺气肿的临床表现主要是活动后气短、少气不足以息，属中医学肺肾两虚、肾不纳气之"虚喘"范围。病之本在肺肾两虚，久之气病及血，心阳不振，多兼有痰、热、瘀等实邪，故多表现为虚实错杂的证候。以"急则治标，缓则治本"为原则，拟用自拟补正合剂为治疗阻塞性肺气肿的基本方，药用南北沙参、补骨脂、仙灵脾、丹参、赤芍、红花、水蛭、甘草等，必要时配合西药综合治疗。

（二）发时治标，着重控制感冒

反复上呼吸道感染是阻塞性肺气肿病程中常见的并发症，是引起死亡的重要因素。朱氏认为本病总以肺肾虚损为基本病机，但因肺肾俱虚，卫阳不充，易受六淫之邪侵袭，导致肺主气、肾纳气功能失常，病情往往因之加重。卫表不密者平时可服玉屏风散，一旦感邪及时控制感冒是治疗本病的关键。有恶寒发热、头痛、鼻塞、流涕等表证者，加感冒合剂（荆芥 9g，防风 9g，白

芷 9g，板蓝根 30g，生贯众 15g）解表抗毒；伴咳嗽咯白色泡沫稀痰，舌质淡体胖苔白等寒痰症状者，加寒痰合剂（细辛 3g，干姜 3g，陈皮 3g，姜半夏 9g，平地木 30g）辛温散寒，化痰镇咳；有咳嗽咯黄脓痰或稠痰，舌质红、苔黄等痰热症状者，加痰热合剂（鱼腥草 30g，金荞麦 30g，百部 9g，海浮石 15g）清化痰热。治疗本病急性发作期有表证者，必先疏表，力使邪从表解，但桑白皮等寒降之品不宜早用，防其敛邪，迁延难愈。

（三）伴有实喘，加用宣肺平喘

喘息的主要原因是呼吸道反复感染、细菌毒素的作用，导致过敏、支气管痉挛，或与过敏体质有关。伴有实喘者，喉中有哮鸣声，肺部可听到哮鸣音等肺气不宣症状，治疗宜加用平喘合剂（麻黄 3~5g，钩藤 15g，石韦 30g，乌梅 10g，老鹳草 30g，蝉蜕 9g）以解痉宣肺平喘。

（四）合并肺心病，宜强心活血

肺心病是呼吸系统死亡率较高的一种疾病，发病原因多见于慢支反复发作，形成肺气肿，肺循环阻力增加，心脏负荷加重，进而发生右心肥大，形成肺心病。朱氏认为此乃因久咳肺肾俱虚，肺失通调，肾失温化，痰饮自生，加之肺失治节，肾阳无以温煦心阳，瘀血内停，从而形成痰浊、水饮、瘀血内阻，虚中夹实的病理机制，因此宜以扶正祛邪为原则进行辨证治疗。伴有心慌、心率增快或心律不齐、心尖搏动移位及心电图变化等肺心症状者，加强心合剂（红参 5g，炮附片 3g，玉竹 15g，茯苓皮 30g）强心利尿，临证配以葶苈子、桑白皮、茯苓、泽泻、泽兰、丹参、水蛭等强心利尿活血之品，对于改善肺心病患者的通气功能大有裨益。

〔朱启芳，宋耀鸿. 朱秀峰治疗阻塞性肺气肿的经验撷菁. 江苏中医药，2002，23（2）：14.〕

二、曹世宏辨治慢性阻塞性肺气肿经验

曹世宏在辨治慢性阻塞性肺疾病时，注重豁痰泄浊以通其气，清化宣散继祛其邪，燥湿健脾以顾脾胃，清养肃肺以善其后，益气生津以固其本，用药知常达变，随症加减、灵活变通，现分述如下。

（一）豁痰泄浊以通其气

肺为娇脏，不耐寒热，且居上焦，为五脏之华盖，外邪侵袭，肺首当其冲，外邪犯肺，宣肃失司，升降失常，气机壅滞，肺气胀满。肺病日久，涉脾及肾，脾失健运，肾失蒸化，津液不归正化而为痰，潴留气道，痰气交阻，胸阳痹塞发为咳痰喘息乃成慢阻肺。因此，痰浊遏肺，气道阻塞为本病发病的主要机制。发作期主要表现为咳嗽咯痰量多，气喘痰鸣，胸闷气堵，不能平卧，或伴寒热，甚者动则心悸，舌苔多厚腻，脉弦滑，肺部听诊可闻及明显干、湿啰音。治疗上以豁痰泄浊，行气通阳为首要，常用《金匮要略》中之瓜蒌薤白半夏汤、射干麻黄汤及葶苈大枣泻肺汤化裁，基本方药为薤白、全瓜蒌、法半夏、葶苈子、炙麻黄、射干、杏仁、桑白皮、大贝母。方中薤白辛可宣痹散滞，苦可降逆泄浊，极尽豁痰宽胸，行气通阳之能，合全瓜蒌、半夏为本方主药；葶苈子下气利水，泻肺平喘。诸药配合，共奏豁痰泄浊，通阳行气，宣痹散滞，肃肺化痰，止咳平喘之功，临床再据证之寒热略作加减，若痰从寒化酌佐小青龙汤方中数味，若痰从热化则酌增定喘汤方中数味，每获佳效。

（二）清化宣散继祛其邪

慢阻肺急发期虽经积极治疗，然余痰留肺者仍不在少数，此为慢阻肺迁延期。肺家余痰内伏，日久极易化热，痰热蕴肺，致使病情迁延不愈。因此清化宣散以祛其邪成为治疗慢阻肺迁延期的中心环节。辨痰方面，只要见痰黏质稠，苔腻脉数者，不论其

痰色是黄是白，大多属热，不过有热轻热重而已。临床表现为喘鸣不甚，咳嗽咯痰间作，痰黏质稠色黄或白，咯吐不爽，胸闷，口干或苦，脉弦滑或略数，肺部听诊或可闻及少许干、湿啰音。基本方为桑白皮、瓜蒌、生蛤壳、一枝黄花、蒸百部、杏仁、炙马兜铃、法半夏、郁金、枳壳、丹参。津伤加芦根、南沙参养阴生津；喘甚者加射干、葶苈子泻肺平喘。诸药合用，共奏清肺化痰，行气活血，养阴生津之功。

（三）燥湿健脾以顾脾胃

慢阻肺日久子盗母气，由肺涉脾，脾运失健，津液不归正化积聚而为痰湿，与肺之余痰相合，壅遏气道，每可使慢阻肺患者再发或加重。因此，燥湿健脾以顾脾胃，杜绝生痰之源是治疗慢阻肺的重要手段。临床症见咳嗽，气喘，或有痰鸣，咯白色泡沫样痰或稀痰较易咯出，伴胸闷，脘痞，纳呆，口不渴，舌苔白腻或滑腻，脉细濡。治疗在用苏杏二陈的同时，每喜用苍术、白术、党参、连皮茯苓、薏苡仁、冬瓜仁健脾燥湿利水；淡干姜温阳化饮，取"湿为阴邪非温不化"之意；枳壳、郁金行气；炒谷芽助运；喘甚者加麻黄、射干、葶苈子。

（四）清养肃肺以善其后

慢阻肺患者日久每有阴虚津伤之征象，由于痰热余邪未尽，气阴两虚是本病迁延期或缓解期容易反复、难以除根之机制，因此养阴肃肺对于本病善后尤为重要。临床症见气喘痰鸣不显，偶有咳嗽咯痰间作，量少，口干或渴，唇干或裂，大便干，小便或黄，舌质偏红或有裂纹而少津，苔薄或黄而干，脉细弦滑或数，肺部听诊大多无明显干、湿啰音。治疗在用桑白皮、象贝、葶苈子、杏仁、百部清化的同时，每喜用南北沙参、麦冬、太子参、百合、山药、芦根、花粉益气养阴生津。

（五）益气生津以固其本

肺病日久，由肺涉脾及肾，致使脾健运失司，肾气不固，肺脾肾皆虚，甚则肺病及心，心气亦虚。临床多见于年高体弱者，咳痰喘息症状大多较缓，然动则气喘、胸闷，甚则心悸咳少声低气怯，神疲肢倦，腰酸膝软，头晕耳鸣，遇劳尤甚，面色少华，或有唇紫，舌质淡红或暗红，苔薄少，脉细或弱。治疗上虽着重补养，但不废清化。此时患者余邪未尽，肺脾心肾皆虚，气阴不足，肺虚为主者以补肺汤为主化裁，脾虚为主者则以六君子汤为主加减，肾虚为主者以平喘固本汤出入。有心虚者佐以生脉饮，表虚不固者酌加玉屏风散。补气喜用太子参、党参、黄芪；养阴用麦冬、南北沙参、百合；健脾喜用白术、怀山药、炒薏苡仁；肾虚者则加沉香粉、紫石英等；咳者加百部、杏仁；有喘者加地龙、五味子。在治本同时酌佐桑白皮、象贝予以清化，虽为扶正固本之治，但决不纯补，且熟地、阿胶等滋腻之品从不轻用，可谓擅治者也。

〔孙子凯. 曹世宏诊治"慢阻肺"经验. 江苏中医，1995，16（11）：5.〕

三、窦钦鸿辨治慢性阻塞性肺气肿经验

窦钦鸿认为慢性阻塞性肺气肿病变虽在肺，但关乎脾肾，而且虚多实少，其治疗急重时以肺为主，兼顾脾肾，慢性稳定期则肺脾肾同治。他将其分为肺气虚型、气阴两虚型、肺肾两虚型、上实下虚型、热痰壅肺型、寒饮犯肺型以及血府瘀阻型七种证型进行辨证治疗，同时认为各类证型都有不同的瘀血表现，在辨治方中常加入活血药，如丹参、丹皮、赤芍、川牛膝等，其疗效较好，现简要介绍如下。

（一）肺气虚型

主要表现为咳嗽气短，动则喘甚，声低语怯，自汗恶风，舌质淡胖，苔薄白，脉沉弱。治当益肺止咳定喘，方用生脉散合玉屏风散加味。处方：党参20g，黄芪30g，白术15g，五味子12g，

麦冬 12g，防风 9g，麻黄 9g，桔梗 12g，枳壳 12g，丹参 15g。若咳痰清稀者，为有寒，可加桂枝 12g，干姜 9g。

（二）气阴两虚型

主要表现为咳嗽气短，动则喘甚，声低语怯，潮热盗汗，脉细数。治当益气养阴，止咳定喘，方用生脉散合养阴清肺汤加减。处方：太子参 30g，黄芪 30g，五味子 12g，麦冬 15g，玄参 15g，川贝母 12g，地骨皮 12g，丹皮 12g，麻黄 9g，桔梗 12g，山药 15g。

（三）肺肾两虚型

主要表现为肺虚肾不纳气，其治疗当以益肺温肾，纳气定喘为法，方选生脉散合济生肾气丸加减。处方：党参 30g，五味子 12g，山药 15g，熟地 15g，炮附子 10g，肉桂 10g，茯苓 15g，苏子 12g，麻黄 9g，川牛膝 12g。若偏于肾阴虚者，并见腰膝酸软，口干夜甚，五心烦热，舌质红少苔，脉细数，治当补肺养阴，止咳定喘，方用生脉散合百合固金汤加减。处方为：太子参 30g，五味子 12g，麦冬 15g，百合 15g，生地 15g，玄参 15g，川贝母 12g，麻黄 9g，桔梗 12g，川牛膝 12g，丹皮 12g，甘草 6g。

（四）上实下虚型

多为感冒而致痰涎壅肺，并下元不足，肾不纳气。治当祛痰止咳，温肾纳气，方用苏子降气汤加减。处方：苏子 12g，麻黄 9g，半夏 12g，前胡 12g，桔梗 12g，瓜蒌 15g，厚朴 12g，肉桂 10g，川牛膝 12g，沉香粉（冲服）3g，党参 15g。

（五）热痰壅肺型

主要表现为咳嗽气喘，咳痰黄稠等，治当清肺化痰，止咳定喘，方用麻黄杏仁甘草石膏汤加味。处方：麻黄 12g，杏仁 10g，桔梗 12g，前胡 12g，浙贝母 12g，瓜蒌 15g，生石膏 30g，金银花 30g，黄芩 12g，沙参 15g，生大黄（后下）9g，甘草 6g。

（六）寒饮犯肺型

寒饮犯肺型在临床中相当多见，其治疗当以温肺化饮，止咳定喘为法，方用小青龙汤加减。处方：麻黄12g，半夏12g，茯苓15g，桔梗12g，细辛3g，桂枝10g，干姜10g，党参20g，白术15g，葶苈子9g，五味子6g，川芎12g。

（七）血府瘀阻型

主要表现为咳嗽气短，胸痛心悸，面晦唇暗，舌质紫暗或有瘀斑，脉弦涩或结代。治当活血祛瘀，止咳定喘，方用血府逐瘀汤合三拗汤加减。处方：麻黄12g，杏仁10g，桔梗12g，枳实12g，当归12g，赤芍15g，川牛膝12g，柴胡12g，郁金12g，太子参15g，甘草6g。

〔窦钦鸿，周次清，邵念方．肺气肿、肺心病的辨证施治．中医药研究，1988，（2）：2.〕

四、徐志瑛辨治慢性阻塞性肺气肿经验

徐志瑛治疗慢阻肺积累有丰富的临床经验，他将慢阻肺分为急性发作期、慢性迁延期和临床缓解期三期进行辨证治疗，其疗效较好。

（一）急性发作期

慢阻肺急性发作期，常由上呼吸道病毒感染开始，而后继发细菌感染，引起咳嗽咳痰加剧，痰色黄，不易咯出，喉间痰鸣，胸闷气急，甚至不能平卧，或出现口唇爪甲紫绀，尿少，浮肿，或烦躁，嗜睡，昏迷等。诊断为"肺部感染"、"右心衰"、"呼吸系统衰竭"。对此，西医有着明显的优势，可根据经验、痰培养、药物敏感试验，选用有效抗生素，给予支气管扩张剂，如β2受体兴奋剂、M受体阻断剂、茶碱，甚则应用糖皮质激素。有心衰者，给予利尿、快速型洋地黄制剂、非洋地黄正性肌力药。呼吸衰竭者，给予呼吸兴奋剂或面罩无创机械通气，严重者

行气管插管人工机械通气。此阶段中医治疗的重点应在祛痰和活血化瘀等优势上，协助西药以提高疗效。

1. 清热豁痰通腑　慢阻肺急性发作期主要的病理基础是细菌感染，气道炎症，痰涎大量分泌，阻塞气道，进而影响通气。因此，其病机转折点是"痰"，痰去则咳喘平。临床所见，此期患者大多数痰黄稠，不易咯出，舌质红，苔黄腻或无苔。证属痰热蕴肺和痰热伤阴，痰热为伏饮遇外感后化热所致。阴津亏虚，一为痰热伤阴，二为与大量抗生素、利尿剂、激素运用有关。盖抗生素苦寒伤阴，利尿剂、激素造成电解质紊乱而内伤津液，因此，阴津亏虚在几乎所有患者的病程中可见。阴津亏虚，痰液黏稠不易咯出，因此清热、养阴、豁痰是此期的重要治则。清热常用野荞麦根、鱼腥草、炒黄芩、佛耳草、老鹳草、桑白皮、云雾草、重楼等，多味齐投，剂量宜大。其中野荞麦根、黄芩、鱼腥草剂量各为30g，称为清肺之三斧头。清热药一方面助抗生素抗菌，更重要的是有对抗细菌内毒素的作用，与抗生素一起运用，起到"菌"、"毒"并治的作用。养阴常用沙参、麦冬、制玉竹、天花粉、鲜芦根、鲜石斛等，以润肺养阴，助痰咳出，并有提高机体免疫功能，增强机体抗缺氧能力的作用。豁痰药常用桔梗、浙贝母、天竺黄、海浮石、蛤壳、生炒薏苡仁等，其中桔梗一般用量为12～18g，对于痰涎壅盛、肺气实者，可大至30g；浙贝母用量20～30g。大便秘结亦是慢阻肺急性发作期的常见症状，大便秘结，肠道运动障碍，进而影响膈肌运动，影响通气，加重了气急症状。肠道运动障碍能促进内毒素吸收，加重肺损伤，影响换气，加重缺氧，故临床上凡见大便秘结，均应泻肺通腑，加用生大黄、葶苈子，恢复肠道功能，使膈肌运动增强，内毒素吸收减少，往往能取得较好疗效。

2. 益气活血　慢阻肺患者长期缺氧，血红蛋白代偿性升高，血液黏度增高，出现血瘀症，促进肺动脉高压形成，加重心脏负荷，进一步加重缺氧，形成恶性循环。中医认为肺主气、朝百脉，肺病久必伤肺气，重则由肺及脾及肾，致脾肾阳虚，气虚推动无力，阳虚失其温煦，血凝而瘀。此时，患者常多汗，甚至大汗淋漓，面色灰暗，唇甲紫绀，舌下瘀络。故益气活血是慢阻肺的重要治则。益气活血能改善循环，减轻心脏负荷，改善心功能，增强机体对缺氧的耐受能力，提高免疫功能。此期邪实，服益气之品易留邪碍胃，故常静脉给药，如参麦针、黄芪针、参附针、丹参针、刺五加针等。

（二）慢性迁延期

急性感染经治疗控制，但仍咳嗽咳痰，痰或白或黄黏，或伴有自汗易感冒，或有纳差、乏力，或有气短，动则尤甚，此为慢阻肺迁延期。由于此期病程漫长，长期服用抗生素，易产生耐药性、二重感染和毒副作用，对提高机体免疫功能无作用，而且治疗费用高昂，中医治疗有其优势。

1. 补虚不忘祛痰　此阶段余热未清，痰涎、湿浊、水液等留于体内，正气虚损，形成虚中夹实的复杂证候，故用清补兼施之法，常用玉屏风散加减，补虚药用生黄芪、白术、防风、薏苡仁、茯苓。对于气短肾虚者加用补骨脂、淫羊藿、桑椹子、金樱子、肉苁蓉、钟乳石等。兼有阴虚者，加沙参、芦根、石斛、龟板、鳖甲等。补虚同时不忘记清肺祛痰，药用桑白皮、野荞麦根、黄芩、浙贝母、桔梗、海浮石、天竺黄、老鹳草等。补虚润肺祛痰两者的侧重，则可根据病情灵活选择。

2. 益气必参活血　根据《素问·痹论》"病久入深，营卫之行涩，经络时疏，故不通"，慢阻肺患者病程漫长，肺肾气虚，瘀血较为明显，故采用益气活血之法，在前述益气补肾、清肺化痰的基础上常加用川芎、丹参，重者用莪术、王不留行、血竭等。

（三）临床缓解期

慢阻肺经治疗，咳喘减轻，处于临床缓解期，可以健脾、补肺、温肾纳气、益气养阴、活血化瘀为治法，常用别直参、西洋参、冬虫夏草、蛤蚧、川贝母、三七，研细粉装胶囊，长期服用，能明显提高患者机体的免疫功能，改善微循环，稳定肺功能，减少复发，与西药免疫增强剂比较优势十分明显。慢阻肺常在夏季缓解，故可行"冬病夏治"。"冬病夏治"时可将其分为肺肾气（阳）虚型、气虚痰湿型和气阴两虚型三种证型。

肺肾气（阳）虚型治用夏治1号（由黄芪、菟丝子、紫石英、重楼、莪术、川芎等制成冲剂），每次15g，每日3次，开水冲服；气虚痰湿型治用夏治2号（由党参、苍术、胆南星、黄芩、野荞麦根、桑白皮、川芎、赤芍制成冲剂），每次15g，每日3次，开水冲服；气阴两虚型治用夏治3号（由南沙参、石斛、黄精、黄芩、桑白皮、黄芪、赤芍、莪术制成口服液），每次15毫升，每日3次口服。

根据"冬病夏治"的原则，于每年6月20日至9月20日用药为1疗程，以控制当年冬季和次年春季的急性发作。冬季如病情稳定，还可采用"冬令调治"的方法，服用膏滋药。膏滋药是按个体症状不同，进行辨证论治，立法组方选药，常采用补肺、益肾、健脾活血、清肺祛痰之法，并进行选药加工、浓缩，配用鹿角胶、龟板胶、阿胶、冰糖、黄酒制成膏剂，于冬至到春分之间，早晚各1勺，开水冲服，遇感则停服。临床证实，凡经连续数载"冬病夏治"与"冬令调治"，且平时注意调摄，其病情多较稳定，大大延缓病情发展。

总之，就慢阻肺而言，中西医治疗各具优势，又各有不足，对于急性期以西药为主，中药为辅，慢性迁延期、临床缓解期中药能提高免疫功能，减少发作，故应以中药为主。

〔王新华．徐志瑛治疗慢性阻塞性肺病的经验．浙江中医学

院学报，2000，24（4）：56.]

五、邵念方辨治慢性阻塞性肺气肿经验

邵念方认为肺气肿的病位主要在肺，兼及他脏，发作期多为正虚邪实，虚实夹杂，缓解期则以正虚为主。他治疗肺气肿根据病情的不同分清虚实，明辨标本，采取急则治其标或标本兼治，缓则治其本以扶正为重的原则，其疗效较好。

现代医学的肺气肿，其证候多属于中医肺胀之范畴，病人往往以咳、喘、痰、肿并见，外感时邪诱发加重，虽经治疗得以缓解，但其胸中胀满、气短不续则常持续存在。肺气肿的病位主要在肺，兼及他脏，从辨证分析来看，气根于肾，至于肺，久病不愈，肺肾俱虚，肺不主气而气滞，肾不纳气而气逆，清气难入，浊气难出滞于胸中，壅塞于肺，加之脾肾阳虚，水停痰凝，痰随气逆久则阻肺，升降出入气机逆乱，血脉瘀阻运行不畅，致使诸症状丛生。

（一）发作期

肺气肿发作期多为正虚邪实，虚实夹杂，治疗当分清虚实，急治其标，或标本兼治。邵氏根据发病机制和临床表现的不同，将发作期之肺气肿分为肺阴不足、痰浊内阻型和肾不纳气、气不化津型两种主要证型进行辨证治疗。

1. 肺阴不足、痰浊内阻型 症见外感时邪，发热恶寒，或不恶寒，气急胀满，咳喘烦躁，痰黄黏稠或痰白难咯，面红目如脱状，咽干口渴，舌质红，无苔，脉细数。治宜养阴化痰，宣肺清热，方用沙参麦门冬汤合桑杏汤加减。处方：沙参 30g，麦冬 18g，桑叶 9g，天花粉 9g，炒杏仁 9g，炒栀子 6g，贝母 9g，梨皮 9g，厚朴 9g，陈皮 9g，甘草 6g。每日 1 剂，水煎服。

2. 肾不纳气、气不化津型 症见时邪恋肺，咳喘气急，呼多吸少，不能平卧，胸闷胀满，动则加甚，痰涎壅盛，面色晦

暗，唇舌发绀，颜面四肢浮肿，脉细弱无力。治宜固肾纳气，温阳行水，方用真武汤合生脉散加减。处方：熟附子 6g，茯苓 30g，白术 9g，白芍 9g，人参 9g，麦冬 30g，五味子 6g，葶苈子 18g，丹参 24g，车前子（包煎）30g，大枣 5 枚。每日 1 剂，水煎服。

（二）缓解期

缓解期肺气肿的调治也很重要。肺气肿一般常因外感在冬季发作，天气变暖则缓解。为了预防控制其反复发作，要注重冬病夏治，未病先防，缓则治其本。这样可以减轻发作程度，减少发作次数，长期下去可终止发作，以此提高机体免疫力，改善肺功能。

治疗缓解期之肺气肿可采取益气固表法、培土生金法、益肾固本法，也可根据证情的不同三法结合应用。益气固表法适用于肺气虚弱，卫阳不固者，以玉屏风散加味治疗，可配合或单独应用云芝肝泰冲剂、刺五加片口服，以提高疗效；培土生金法用于脾阳亏虚，中气不足者，以补中益气汤加减治疗，可配合或单独应用人参归脾丸或人参健脾丸，其治疗显著；益肾固本法用于肾气不固，元气大伤者，可应用金匮肾气丸、七味都气丸及河车大造丸加减治疗。除此之外，肺气肿病人在缓解期还应积极参加体育锻炼，预防外感，纠正吸烟不良嗜好，以及避免烟尘环境等。

〔窦钦鸿，周次清、邵念方. 肺气肿、肺心病的辨证施治. 中医药研究，1988，4（2）：2.〕

六、王有奎辨治慢性阻塞性肺气肿经验

王有奎对呼吸系统疾病的治疗积累有丰富的经验，他治疗肺气肿强调益气扶正为本，注重证型分析，善用活血化瘀，疗效较好。

（一）益气扶正为本

肺气肿属于中医"肺胀"的范畴，临床以胸部膨胀，胀闷如塞，咳喘上气，伴有痰多、烦躁、心慌等为主症。本病的形成为肺系疾病（久咳，支饮，哮喘，肺痨等）迁延失治，日久导致肺虚，成为发病的基础，肺卫不固，外感六淫反复侵袭，诱使本病发作，且日益加重。王氏依据多年的临床经验，认为肺气肿的产生是内因和外因相互作用的结果，内因是发病的基础，外因是发病的条件，肺脾两虚，肾不纳气是肺气肿的根本原因。外感是诱因，瘀血和痰饮是病理产物，所以本病是一种虚实错杂的病变。现代医学研究表明，肺气肿与感染、遗传因素、免疫反应等有关，病理较复杂，病变过程受炎性物质、抗胰蛋白酶、血液黏稠度等因素的影响，病情缠绵，反复发作，符合中医"久病入络"的理论。故王氏认为肺气肿的病机可用"痰，瘀，虚"概括。虚有气虚、阴虚、阳虚之别，早期多为肺脾气虚，后期出现肾虚不能纳气，其治疗应以益气扶正为本。

（二）注重证型分析

"痰，瘀，虚"是肺气肿的基本病机，肺脾肾虚是主要的内因，治疗上当以"益气扶正，降气化痰，活血化瘀"为治疗原则。临床中王氏以自拟复健汤为主方治疗本病，该方组成以黄芪、苏子、当归、核桃仁、熟地、茯苓、山药、补骨脂、五味子、党参（人参）、厚朴、川芎为基本方，在此基础上辨证化裁。

1. 痰热壅肺　表现为咳逆喘息气粗，烦躁，胸满，痰黄黏稠难咳，伴溲黄、便干、口渴，舌质红，苔黄腻，脉滑数。多见于肺气肿并发感染期，因痰浊郁而化热，痰湿壅塞肺部而致本证，此时需以清金化痰汤加减进行治疗。痰鸣喘息，不能平卧者，加射干、葶苈子泻肺平喘；痰黏不易咳出者加冬瓜子、瓜蒌皮；痰热伤津，口干舌燥者，加天花粉、天冬。待病情稳定后，可仍用复健汤加减治疗。

2. 肺脾两虚　表现为咳嗽痰多，色白黏腻，短气喘息，稍劳即甚，怕风易出汗，倦怠乏力，胃脘胀满，不思饮食，恶心便溏等，舌质淡，苔腻，脉滑。治疗在复健汤基础方上加白术、半夏。咳嗽痰多者，加紫菀、款冬花；背冷胃寒者，加干姜。

3. 肾不纳气　表现为呼吸浅短难续，声低气少，甚者张口抬肩，或倚息不能平卧，咳嗽，痰白如沫，咯出不利，胸闷，心慌，形寒汗出，常伴有面浮，下肢肿，舌质淡或暗紫，脉沉细无力。此类患者多见于肺气肿的后期，治疗时去党参，加人参以补肾纳气，加磁石、沉香以纳气归元；背困者加狗脊以补肾强腰；痰多而凉加白芥子、干姜以温阳化痰；水肿者加猪苓、泽泻以健脾利水消肿。

（三）善用活血化瘀

王氏认为肺气肿是由于肺系病失治、误治，迁延难愈，符合"久病必瘀"的理论，同时肺与心相通，肺气虚导致心脉气血运行不畅，日久而瘀滞。故临床病人多见唇面青紫，结合血流变、血脂、微循环等检测，证明瘀血现象确实存在。王氏非常重视瘀血的辨证，善于运用活血化瘀之品。例如因热致瘀加生地、丹皮、紫珠草；气虚致瘀用当归、丹参、苏木；阴虚致瘀用麦冬、生地；水肿伴血瘀加泽兰、红花、五加皮化瘀行水等。

〔王步青，李伟. 王有奎治疗肺气肿经验. 中医药研究，2000，16（4）：33.〕

第二节　经典验案点评分析

一、张镜人治疗慢性阻塞性肺气肿案

导读：治疗喘证需按病情轻重缓急进行施治，慢性支气管炎、肺气肿（喘证）证属痰热内阻、肺气肃降无权者，当以清热化痰、降气平喘为治法，并注意随病情变化灵活变通用药。

案体：李某，女，65岁，1989年9月22日初诊。患者素有慢性支气管炎喘息病史，时值初秋，寒暖失常，咳嗽加剧，痰多泡沫黏稠，伴有气促，不能平卧，查舌质淡红，苔薄腻，脉滑数，听诊两肺呼吸音较粗，可闻及散在哮鸣音，胸部X线透视提示两肺纹理增粗，慢性支气管炎、肺气肿。辨证为痰热内阻，肺气肃降无权，治当清热化痰，降气平喘。处方：炙桑白皮12g，炙苏子9g，杏仁9g，海浮石15g，旋覆花9g，炙款冬花9g，黄芩9g，佛耳草15g，生甘草3g，制半夏6g，炒陈皮6g，生白术9g，炙麻黄6g。取3剂，每日1剂，水煎服。9月25日复诊时，患者自述药后咳嗽减轻，痰量减少，气促胸闷也有所减轻，但夜间仍有哮鸣，不能平卧，查舌苔薄腻，脉滑数，此乃高年肺肾两虚，痰热内阻，肺气失降，肾不纳气，拟在前方的基础上佐以补肾纳气之品。处方：炙桑白皮15g，炙苏子9g，旋覆花9g，海浮石15g，炙款冬花9g，佛耳草15g，杏仁9g，制半夏5g，白术9g，紫石英15g，补骨脂9g，香谷芽12g。再取3剂，每日1剂，水煎服。药后咳喘均见减轻，夜间已能平卧，查两肺未闻及哮鸣音，胸部X线透视提示慢性支气管炎、肺气肿。守方继续调治半月，临床症状基本缓解。

〔张镜人. 中华名医治病囊密·张镜人卷. 上海：文汇出版社，2000.〕

评析：方随证变巧用药。《丹溪心法·喘篇》指出："凡久喘之证，未发宜扶正气为主；已发则以攻邪为主。"本例患者素有喘疾夙根，感邪之后，外邪引动痰阴，留恋于肺，肺气肃降无权，痰热交阻，随气而逆上，咳喘频作，故治当清热化痰，降气平喘，以驱除外邪而复肺气肃降之权。方中桑白皮、黄芩、佛耳草清肺泄热；杏仁、制半夏、陈皮化饮除痰，痰除则气道通畅；

苏子、旋覆花、海浮石、紫石英均具有平喘纳气之功。药证相符，方随证变，巧妙用药，所以治疗后症情渐见平稳，夜间哮鸣音消失而能平卧。盖治疗哮喘之疾，需按病情之轻重缓急而施治之，大凡"发则治上，缓则治下，在上治肺胃，在下治脾肾，未发宜扶正，已发则攻邪，若欲除根，必须坚持服药，倘一曝十寒，终无济于事也"。

二、刘渡舟治疗慢性阻塞性肺气肿案

导读：《金匮要略》有"咳逆倚息不得卧，小青龙汤主之"之论述，小青龙汤是治疗寒饮咳喘的名方，对于寒饮内伏、上射于肺之喘证，宜内温肺胃以散水寒，方选小青龙汤加减。

案体：柴某，男，53岁，1994年12月3日就诊。患者患咳喘病10余年，冬重夏轻，经西医检查诊断为慢性支气管炎、肺气肿，迭用中西药治疗效果不够理想。诊时患者气喘憋闷，耸肩提肚，咳吐稀白之痰，每到夜晚则加重，不能平卧，晨起则吐痰盈杯盈碗，背部恶寒，视其面色黧黑，查其舌苔水滑，脉弦稍滑。诊断寒饮内伏，上射于肺之证，治以内温肺胃以散水寒，方选小青龙汤加减。处方：麻黄9g，桂枝10g，干姜9g，五味子9g，细辛6g，半夏14g，白芍9g，炙甘草10g。服上药7剂，咳喘大减，吐痰减少，夜能卧寐，胸中觉畅，后以《金匮要略》之桂苓五味甘草汤加杏仁、半夏、干姜正邪并顾之法治疗而愈。

〔刘渡舟. 刘渡舟临证验案精选. 北京：学苑出版社，1996.〕

评析：小青龙汤显奇效。小青龙汤是治疗寒饮咳喘的名方，张仲景用此方治疗"伤寒表不解，心下有水气"以及"咳逆倚息不得卧"等支饮为患。本例患者咳喘吐痰，痰色清稀，背部恶寒，舌苔水滑，为寒饮内伏于肺，肺失宣降之职。方中麻黄、桂枝发散寒邪，兼以平喘；干姜、细辛温肺胃，化水饮，兼能辅麻黄以散寒；半夏涤痰浊，健胃化饮；五味子滋肾水以敛肺气；白芍养阴血以护肝阴，而为麻黄、桂枝二味药之监，使其去邪而不伤正；炙甘草益气和中，调和诸药。服用本方可使寒邪散，水饮去，肺气通畅，则咳喘自平。应当指出的是，本方为辛烈发汗之峻剂，用之不当，每有伐阴动阳之弊，反使病情加重，临证应特别注意。

三、张泽生治疗慢性阻塞性肺气肿案

导读：治疗咳喘病应做到发时以治标为主，平时以治本为重，同时还应重视预防病情反复。对于辨证属痰浊中阻，气道不利，肺气失宣之患者，治疗应以宣肺降气，化痰止咳为法。

案体：朱某，女，65 岁，1978 年 1 月 21 日就诊。患者患慢性支气管炎、肺气肿多年，经常举发，发则咳嗽气喘，近因感冒触发，咳喘又作，痰多不易咳出，脘腹胀满，大便干结，小便自遗，查其舌质淡，苔腻，脉小滑。辨证属痰浊中阻，气道不利，肺气失宣之候，治以宣肺降气，化痰止咳为法。处方：炒白术 9g，炒苏子 9g，白杏仁 9g，法半夏 9g，川桂枝 3g，杭白芍 9g，云茯苓 9g，炙甘草 3g，炙紫菀 9g，佛耳草 9g。1 月 26 日二诊时，患者咳嗽气喘大减，胸膺仍感窒闷，后背亦胀，食欲不振，小便短少，查舌苔腻已化，现呈薄黄，脉小弦，此为痰气搏结，肺胃不和之象，拟降气化痰和络之法治之。处方：老苏梗 5g，法半夏 6g，川郁金 9g，旋覆花 6g，沉香片 2.4g，杭白芍 9g，干薤白 12g，全瓜蒌 15g，佛手片 5g。3 月 8 日三诊时，患者自述服上药 5 剂，咳喘即平，食欲亦明显好转，诸症状均瘥。近又受凉感冒，但咳而不喘，痰多不易咳出，查舌苔薄白，脉沉细。老年中气日虚，痰湿偏重，蕴结不去，肺卫不固，外邪易袭，故每因感冒触发。拟再益气和中，化痰止咳，并需慎起居，适寒温，避免复发。处方：潞党参 15g，炒白术 9g，法半夏 9g，广陈皮 6g，

云茯苓9g，炙甘草3g，广木香5g，旋覆花5g，冬瓜子12g。

〔张继泽. 张泽生医案医话集. 南京：江苏科学技术出版社，1981.〕

评析：标本兼顾重预防。咳喘病（慢性支气管炎、阻塞性肺气肿）的治疗，发时以治标为主，平时以治本为重，同时要重视预防，防止其病情反复。本例患者咳喘多年，肺气已虚，肺主呼吸，外合皮毛，肺虚卫表不固，外邪易于侵袭，肺失宣降，故咳喘胸闷，痰不易咳出，先当宣肺降气，化痰止咳。药后咳喘大减，但胸脘痞闷，连及后背，是属痰气搏结，阴乘阳位，阻遏肺胃，再以前法增以辛温通阳，化痰下气。服药5剂，咳喘即平。奈患者年高病久，肺气虚弱，外邪极易侵袭，发时治标，平时治本，贵在预防。

四、吴熙伯治疗慢性阻塞性肺气肿继发感染案

导读：慢性支气管炎、肺气肿继发感染（肺胀）中医辨证属痰热久蕴，肺气受戕者，治宜清热宣肺平喘，并根据病情变化灵活加减用药，待病情缓解后，还需扶助正气、巩固治疗。

案体：胡某，男，62岁，因反复咳嗽20余年，近来加重就诊。患者咳嗽已20余年，近年来咳嗽气喘，稍劳则喘促加甚，气候变化时亦常常因此而病情加剧，咳痰色白质稠，痰中有时带有血丝，以往每次发作时应用青霉素、链霉素以及氨茶碱治疗，即能缓解，胸部X线透视提示两肺纹理增粗，右肺底平第十一后肋透亮度增加，诊为慢性支气管炎、肺气肿。近来咳喘发作颇剧，口干咽燥，手足心热，即到某医院诊治，胸部X线透视显示两肺纹理增粗，右下肺有透光区，并有炎性浸润，血常规检查白细胞8.2×10^9/L，中性粒细胞0.83，淋巴细胞0.17，诊为慢性支气管炎、肺气肿继发感染，给予青霉素、链霉素等治疗效不显，要求服中药治疗。现患者咳嗽气喘，稍劳则喘甚，气候变化

时咳喘亦加剧，痰稠色白，口干咽燥，咳剧时痰中常常有血丝，查舌尖红，中布薄白苔，脉滑数。临床诊断为肺胀（慢性支气管炎、肺气肿继发感染），属于痰热久蕴，肺气受戕，治宜清热宣肺平喘。处方：麻黄5g，杏仁10g，石膏60g，麦冬10g，炙款冬花10g，炙紫菀10g，马兜铃10g，远志10g，甘草5g。取3剂，每日1剂，水煎服。药合证机，二诊时咳喘已平，痰中未见血丝，炎症已瘥，阴虚难平，再拟清金肃肺之剂，宗生脉散加味。处方：南沙参12g，大麦冬10g，五味子10g，野百合12g，炙款冬花10g，炙紫菀10g，马兜铃10g，远志10g，金荞麦30g，冬虫夏草5g。再取3剂，每日1剂，水煎服。三诊时患者咳喘基本平息，一般情况尚佳，拟服中成药六味地黄丸（取5瓶，每日晨起服10粒）、紫河车（取两具，研成细末，装入胶囊，每日晚睡前服1粒）以巩固疗效。

〔吴熙伯，吴少清. 吴熙伯弟兄临床治验集锦. 南京：东南大学出版社，2006.〕

评析：发作缓解分步治。从临床实际来看，慢性支气管炎、肺气肿不易治愈，不过一般情况下，通过自我调养，如减轻体力劳动，注意气候变化，戒除烟酒等，照样可以带病延年。假如发作时，必须根据感受外邪的性质进行辨证论治，如寒者温之，热者清之，痰饮者以温药和之，虚者补之，同时要适当照顾心脏。《景岳全书》中说："实喘有邪，邪气实也；虚喘无邪，元气虚也。实喘者，气长而有余；虚喘者，气短而不续；未发时以扶正气为主；既发时以攻邪为主。"本例患者慢性支气管炎、肺气肿合并继发感染，故先以麻杏石甘汤清热平喘，炎症得到控制的同时，续以生脉散益气养阴，加百合、款冬花、紫菀、马兜铃、金荞麦清肺平喘，远志宁心，冬虫夏草固肺肾。最后以六味地黄丸滋肾阴，紫河车大补元气，有增强机体抗病能力的作用，两药合用，冀其肾水足，气血生，促使病情少发或不发。

五、丰玉华治疗慢性阻塞性肺气肿并发感染案

导读：痰热壅肺之喘证（慢性支气管炎、肺气肿并发感染），其治疗应以清热宣肺化痰、止咳平喘为原则，方用麻杏石甘汤合百合固金汤加减，待症状缓解后宜调整为滋阴润肺化痰。

案体：李某，男，68 岁，1998 年 12 月就诊。患者患咳喘病 10 年，每于冬季频繁发作，2 周来因感寒再次加重。现患者咳嗽，咳痰，痰色黄，量多而黏稠，喘促气急，不能平卧，动则尤甚，口干欲饮，西医诊断为慢性支气管炎、阻塞性肺气肿合并感染，属中医喘证（痰热壅肺）之范畴，治宜清热宣肺化痰，止咳平喘，方用麻杏石甘汤合百合固金汤加减。处方：麻黄 7.5g，杏仁 15g，石膏 30g，桔梗 15g，百合 15g，麦冬 15g，沙参 15g，葶苈子 10g，川贝母 15g，鱼腥草 20g，鲜竹沥 20g，甘草 10g。取 6 剂，每日 1 剂，水煎服。二诊时患者咳嗽喘息减轻，黄痰减少，咳痰黄白相兼，口干，舌质红，苔薄黄，脉沉细略滑，此为痰热壅肺症状得到缓解，治疗重点转入标本兼治阶段，宜采取养阴清热、润肺化痰之法。处方：百合 20g，麦冬 20g，桔梗 15g，熟地 20g，生地 15g，川贝母 10g，瓜蒌 15g，杏仁 10g，黄芩 10g，鱼腥草 20g，甘草 10g。再取 6 剂，每日 1 剂，水煎服。三诊时患者自述咳喘明显减轻，咳吐黏痰已消失，唯动则仍感气急，上方去黄芩、杏仁，加黄芪、党参、山药、山茱萸各 15g，以扶正固本，增强机体免疫力。继续服用 12 剂后，临床治愈，追综观察 1 年，病情稳定未发。

〔丰玉华. 滋阴润肺法治疗阻塞性肺气肿体会. 中国中医药信息杂志，2004，11（4）：335.〕

评析：清热化痰兼养阴。肺为娇脏，喜润滑恶燥，治疗与肺有关的咳嗽诸病多用有陈皮、半夏、莱菔子、苏子等，用燥湿化痰的陈皮、半夏和降气消痰的莱菔子、苏子等药，久而久之必伤

肺阴。另外慢性阻塞性肺气肿缠绵难愈，痰饮留伏，复感外邪，引动伏痰，多数急性发作是因痰热壅肺所致，而热病必伤阴液，久则肺之气阴两伤。所以在慢性阻塞性肺气肿的病理变化中，多数有阴津不足之情况存在，治疗慢性阻塞性肺气肿应在燥湿化痰、清热宣肺的同时兼顾养阴润肺，这一原则对于临床用药具有很好的指导作用。本例患者初治时痰热壅肺之象突出，以清热宣肺化痰、止咳平喘为治则，方用麻杏石甘汤合百合固金汤加减，待痰热壅肺症状得到缓解，治疗重点转入标本兼治阶段，即采取养阴清热、润肺化痰之法，就是这个道理。

六、张磊治疗慢性阻塞性肺气肿案

导读：中医治疗慢性阻塞性肺气肿（哮喘），应做到法随证变，方随法立，巧妙用药，宜首用涤浊法，荡涤肺中浊阻之邪，继则攻补兼施，终则以扶正为主，健脾补肺、滋阴补肾。

案体：刘某，男，75岁，因间断性喘息、胸闷气短10余年，再发月余，于2006年1月22日就诊。患者1989年发现"肺气肿"，间断性出现喘息、胸闷气短，2005年12月5日受凉后再发，12日在某医院查CT提示肺气肿，右侧胸膜增厚。患者平素畏寒，现胸闷气短，喘息动则甚，稍微活动则身体发颤，手腿颤动，二便失禁，晨起咽部有痰，咳吐不利，需持续吸氧，查舌质暗红，苔黄乏津，脉数弦大。中医诊断为哮喘，证属浊邪阻肺，郁而化热，热灼肺气，肺失清肃，宣降失常，方用自拟涤浊汤。处方：苇根30g，冬瓜仁30g，生薏苡仁30g，桃仁10g，猪牙皂6g，海浮石（包煎）30g，桔梗10g，黄芩10g，炒苏子6g，桑白皮10g，地骨皮10g，葶苈子（包煎）15g，大枣（切开）6枚。取10剂，每日1剂，水煎服。二诊时患者自述咳嗽吐痰减轻，仍胸闷气喘，活动后明显，气短心悸，食欲欠佳，口干渴，大便日4~5次，尿频有解不尽的感觉，活动时肢体颤动，已可以间断吸氧，查舌质暗，苔白厚，脉弦大数有减，患者属本虚标实，心肺俱衰，但邪实明显，治疗以祛邪为主，扶正为辅。处方：苇根 30g，冬瓜仁 30g，生薏苡仁 30g，桃仁 10g，海浮石（包煎）30g，桔梗 10g，黄芩 10g，炒苏子 6g，当归 6g，桑白皮 10g，地骨皮 10g，葶苈子（包煎）15g，党参 15g，麦冬 10g，五味子 10g，生甘草 6g，炒山药 30g，茯苓 10g，大枣（切开）6枚。再取 10 剂，每日 1 剂，水煎服。三诊时患者胸闷气喘减轻，食欲改善，活动气短心悸，查舌质淡红，苔白腻，脉中取则弦，按之则软，停止吸氧，改用下方治疗。处方：党参 15g，麦冬 20g，五味子 10g，生甘草 6g，炒山药 30g，山萸肉 10g，苇根 30g，冬瓜仁 30g，生薏苡仁 30g，海浮石（包煎）30g，百合 20g，炙麻黄 3g，大枣（切开）6 枚。取 10 剂，每日 1 剂，水煎服。按上方加减先后服药 3 月余，病情明显好转并稳定。

〔贺兴东，翁维良，姚乃礼. 当代名老中医典型医案集·内科分册. 北京：人民卫生出版社，2009.〕

评析：随证治之是良策。哮喘宿疾，病情复杂，变化多端，根据病情的发展变化，随证治之，做到法随证变，方随法立，巧妙用药，是其良策。对于慢性阻塞性肺气肿，通常宜首用涤浊法，荡涤肺中浊阻之邪，继则攻补兼施，终则以扶正为主，健脾补肺、滋阴补肾。本例患者年逾古稀，正气虚弱；病程 10 余年，呼吸困难，持续吸氧，病情较重。既有心肺肾气的虚衰，又有痰湿、热瘀阻滞，治疗颇为棘手。根据正邪盛衰，权衡攻补利弊，结合临床经验，首先使用涤浊法，用涤浊汤合葶苈大枣泻肺汤，荡涤肺中浊阻之邪，以安其清肃之所；继则攻补兼施，以攻为主，补益心肺为辅，涤浊汤合生脉散，益气养阴；终则以扶正为主，健脾补肺，培土生金，杜绝生痰之源，滋阴补肾，培补肺气之根，涤浊宣肺为辅，以顺肺性。中医治疗哮喘（慢性阻塞性肺气肿），总以"涤浊"为法，适当配合他法，做到随证治之，往往取得良效，至少可以减缓肺气肿加剧之进程。

七、朱建贵治疗慢性阻塞性肺气肿案

导读：慢性阻塞性肺气肿在老年人中较为多见，此类患者又称之老年性肺气肿，对于气阴不足、外邪束肺而急性发病者，其治当补益气阴，肃肺解表，方选生脉散合定喘汤加减。

案体：田某，女，90 岁，2002 年 12 月 14 日初诊。患者近 20 年来常有咳嗽、气喘，每逢冬春之季易于发病，且逐渐加重，近因隆冬时节气候寒冷，不慎感冒而发病，以咳嗽、气喘、低热 2 天就诊，2 个月前曾在我院作 CT 检查提示老年性肺气肿。现患者咳声连连而无痰，气喘吁吁而短息，语音低微，面色㿠白，口唇嫩红，半卧于床，恶风寒，身无汗，低热，偶有清涕，查体温 37.4℃，胸廓略呈桶状，肋间隙增宽，叩诊呈过清音，两肺呼吸音低，未闻及干湿性啰音，舌质暗红，苔薄少，脉细弦。临床诊断为老年性肺气肿，属中医肺胀（气阴不足，外邪束肺）之范畴。治宜补益气阴，肃肺解表，方选生脉散合定喘汤加减。处方：太子参 15g，麦冬 15g，五味子 9g，白果 10g，麻黄 9g，苏叶 12g，苏子 12g，杏仁 12g，款冬花 6g，地龙 9g。取 7 剂，每日 1 剂，水煎服。患者服上方 3 剂后，微汗出，热退，恶风寒和气喘减轻，服完 7 剂后，已能平卧，查舌质红，少苔，口唇嫩红，脉细弦，上方去解表清热药物，加入养阴之品，方用生脉散合百合固金汤加减。处方：太子参 15g，麦冬 15g，五味子 9g，白果 10g，苏子 12g，杏仁 12g，款冬花 12g，紫菀 12g，地龙 9g，甘草 6g，百合 15g，熟地 12g，生地 12g，白芍 12g，桔梗 10g。再取 7 剂，每日 1 剂，水煎服。2003 年 4 月 8 日患者家属来电诉，服上药后 3 个多月未患感冒，无气喘，病情一直平稳，近因气候变化又感气促不适，应邀第三次出诊。仍用前法调理而安。

〔高荣林. 中国中医研究院广安门医院专家医案精选. 北京：

金盾出版社，2005.〕

　　评析：扶正祛邪应兼施。老年肺气肿患者多在正气虚弱的基础上复感外邪而急性发病，其治疗单纯扶正和单纯祛邪都是不可取的，应采取扶正与祛邪兼施的方法，使正气足，邪气祛，则病情自可逐渐好转康复。本例患者年事已高，有慢性支气管炎病史20年，素体阴虚，肺气不足，在隆冬时节感冒风寒，外寒内热，肺失清肃，正虚邪犯，纯祛邪则正不支，纯扶正则邪不除，故采取扶正与祛邪兼施的方法，用生脉散益气养阴而扶正，用定喘汤祛除外寒而肃肺气。服药后外邪渐祛而病情缓解，之后去解表药，加入养阴之品，实为生脉散合百合固金汤之化裁，专以益气养阴扶正而善后，由于药证相符，并注意随病情的变化灵活加减用药，所以疗效满意。

八、吴孝恺治疗慢性阻塞性肺气肿案

　　导读：慢性支气管炎、肺气肿（肺胀）晚期病情较为复杂，常痰浊血瘀水饮错杂为患，治疗应在补肺益肾纳气基础上注意活血化瘀，采取补肺纳肾、降气行瘀法常可获得较好疗效。

　　案体：杜某，男，89 岁，1998 年 5 月 30 日初诊。患者因反复咳嗽、气急、胸闷、咳痰 10 年，复发加重半月就诊。此次因受凉后咳嗽，气急加重，咳白色泡沫痰，伴心悸，动则气急、心悸等症状加重，不能平卧，双下肢无水肿。胸部 X 线摄片提示慢性支气管炎、肺气肿，余无特殊，查舌质暗淡，唇青紫，脉沉细。临床诊断为慢性支气管炎、肺气肿，属中医肺胀（肺肾气虚，气滞血阻）之范畴。治当补肺纳肾，降气行瘀，方选平喘固本汤合血府逐瘀汤加减。处方：党参 15g，枳壳 15g，五味子 12g，苏子 12g，桃仁 12g，红花 12g，赤芍 12g，陈皮 12g，款冬花 18g，茯苓 18g，法半夏 9g，沉香 6g，当归 10g，丹参 30g，甘草 6g。取 2 剂，每日 1 剂，水煎服。药后自觉咳嗽、气急、咳痰等症状有所减轻，上方加黄芪24g，以加强益气之功效，再取3剂。三诊时患者自述病情平稳，咳嗽、气急、咳痰及心悸等症状均明显减轻，可平卧，双下肢无水肿，精神状况好转。继上方去桃仁、红花、当归，再服5剂以巩固疗效，并嘱常服补肾防喘片以固其本。

〔周瑞君. 吴孝恺辨治肺胀经验. 四川中医，2000，18（8）：1.〕

评析：活血化瘀需重视。慢性支气管炎、肺气肿（肺胀）晚期病情较为复杂，常气虚及阳，以肺、肾、心阳亏虚为主，或阴阳两虚，每因感邪使病情恶化，但因正气衰竭，无力抗邪，正邪交争之象可不显著，病情多危重，血瘀更明显，往往出现痰浊血瘀水饮错杂为患，对于此类患者，应采取积极措施进行救治，同时在治疗过程中尤其需重视活血化瘀。痰蒙神窍、瘀血内阻之患者，宜以涤痰开窍，活血熄风为治则，如用涤痰汤加丹参、红花、桃仁、丹皮等。肺肾气虚，肺失治节，气不帅血，气滞血瘀之患者，治宜补肺纳肾，化瘀平喘，如用平喘固本汤加当归、丹参、苏木活血通脉。对于阳虚水泛，血行不畅之患者，则宜温肾健脾，化瘀行水，如用真武汤加泽兰、红花、北五加皮等。本例患者咳嗽，胸闷，气急，咳白色泡沫痰，心悸，动则气急、心悸等症状加重，不能平卧，舌质暗淡，唇青紫，脉沉细，中医辨证属肺肾气虚、气滞血阻之肺胀，以补肺纳肾、降气行瘀为治则。方选平喘固本汤合血府逐瘀汤加减，由于辨证准确，治法用药得当，病情稳定后注意补肾固本，所以取得了较为满意的疗效。

九、闫治达治疗慢性阻塞性肺气肿案

导读：肺胀、肺痹同居一病，但处在不同的发病阶段，肺胀随着病情的发展，由气之滞，气病及血，脉络痹阻不通，是为肺痹。肺痹当气血同治，标本兼顾，方能取得较好的疗效。

案体：许某，女，54 岁，1994 年 11 月 5 日初诊。患者宿有慢性支气管炎 10 余年，每年冬季咳喘加重，经西医检查诊断为慢性支气管炎、阻塞性肺气肿，经多方治疗病情不见明显好转，今来中医科门诊治疗。诊时患者发热恶寒，咳嗽气喘，呼吸抬肩，喉中痰鸣，咳痰黏稠不易吐出，胸闷憋气，心悸乏力，舌质红，苔黄，脉浮数，听诊两肺呼吸音低，有散在干鸣音，心率 96 次/分，叩诊肋间隙增宽，有过度清音，胸部 X 线透视两肺纹理粗重，透亮度增强，肺功能检查肺活量 45%，时间肺活量 1 秒 65%，3 秒 80%，最大通气量 50%。临床诊断为慢性支气管炎、阻塞性肺气肿，中医辨证属肺气阻滞、肺络瘀塞之肺痹。治以疏表祛痰，止咳平喘通络为法。处方：麻黄 10g，全紫苏 10g，生石膏 30g，杏仁 10g，桃仁 10g，葶苈子末（冲服）10g，黄芩 10g，橘络 10g，丝瓜络 10g。取 4 剂，每日 1 剂，水煎服。药后寒热已退，气喘痰声亦减，舌苔黄，脉滑数，外感虽解，但肺热痰壅，阻塞气道，喘咳未平，宜以清热排痰通络、止咳平喘之法治之。处方：桃仁 10g，杏仁 10g，生薏苡仁 20g，冬瓜子 20g，橘络 10g，丝瓜络 10g，地龙 15g，僵蚕 10g，生代赭石 25g，芦根 30g，竹沥水（兑入）30g。取 4 剂，每日 1 剂，水煎服。再诊时患者喘息平，咳痰亦少，心悸气短，查舌质淡红，苔薄白，脉细滑，病邪除净，肺气已伤，因其久咳气多发泄之故，宜用益气养心、止咳化痰法治之。处方：野党参 10g，黄芪 10g，熟地 10g，五味子 9g，紫菀 10g，杏仁 10g，桃仁 10g，橘络 10g，丝瓜络 10g，桑白皮 10g。取 7 剂，每日 1 剂，水煎服。11 月 20 日四诊，患者心悸气短明显好转，呼吸平稳，偶有咳嗽，查舌质淡红，脉细，为了巩固疗效，上方继服 7 剂。1995 年 12 月随访，患者身体较前康健，偶有咳嗽，感冒亦少，肺功能复查各项指标均有不同程度好转。嘱其预防感冒，适当锻炼，以巩固疗效。

〔闫冶达. 慢性支气管炎阻塞性肺气肿的中医辨治体会. 天

津中医学院学报，2000，19（1）：21.〕

评析：肺痹当气血同治。慢性支气管炎、肺气肿是由多年咳喘、咳痰渐进发展而来，因肺为浊邪阻痹，失其清肃之令，故气道阻塞不畅，中医常以肺胀论治。早在《内经》中就有肺胀、肺痹之论述，《灵枢·经脉篇》中说："肺手太阴之脉……是动则病肺胀满而喘咳"。《素问·五藏生成篇》说："血脉之至也，喘而浮，上虚下实，惊，有积气在胸中，喘而虚，名曰肺痹。"肺胀、肺痹同居一病，但处在不同的发病阶段，随着病理、病机的改变，应有不同的病名，"胀"者言气，"痹"者不通，不通不但有气之胀，久则必导致血流不畅而脉络阻痹。正如叶天士所言："初病气结在经，久则血伤入络"。病之初，邪气犯肺，肺失清肃之令，气壅填塞胸中则肺胀满，故有肺胀之说确立，随着病情发展，由气之滞，气病及血，脉络痹阻不通是为"肺痹"，故此在选方用药上当有所不同。本例患者病属肺痹，以橘络、丝瓜络合苇茎汤加减组方，既能清热排痰、止咳平喘，又能活络通痹，畅达气机，气血同治，标本兼顾，所以临床能取得较好的疗效。

十、朱良春治疗慢性阻塞性肺气肿案

导读：老年人慢性阻塞性肺气肿常表现为虚性咳喘，此类患者的治疗时间较长，服用中药汤剂多有不便，通常病情稳定后宜改用中药散剂或丸剂，坚持服用，缓图以功，巩固疗效。

案体：某患者，男，65岁，1999年12月18日初诊。患者弱冠即嗜烟，每日近2包，13年前即咳嗽、咯痰，迭经中西医结合施治，但反复迁延，日甚一日，渐至稍感寒或劳作便发，咳痰稀白却咯吐不爽，伴喘息难平，纳呆心悸，畏寒神疲，汗多便溏，面唇紫绀，西医根据其杵状指、桶状胸、肋间隙增宽等以及胸部X线摄片前年即诊断为肺气肿。近因天气猝然变化，感寒后上述症状复萌，刻诊患者口渴时饮却不多，颜面下肢轻浮，舌淡紫体胖，苔微黄浊腻，舌下静脉紫粗，脉濡软、重按无力。综合分析，显然系肺脾肾阳均虚，致心血运行受碍，痰瘀交阻所致，因久病虚实夹杂，给予定喘散改汤剂，增加药味治之。处方：北沙参15g，煅鹅管石15g，白茯苓15g，炒白术15g，陈皮7g，姜半夏7g，炙远志7g，焙百部7g，炙桑白皮7g，麦冬7g，当归身7g，附子7g，五味子7g，葶苈子7g，炙麻黄3g，另以紫河车30g、红参25g、蛤蚧1对研为细末。上述药物每日1剂，水煎取汁，分3次服，同时每次吞药粉2.5g。药尽10剂，诸症悉平，之后以定喘散加生白术、茯苓、酒熟地各20g，当归10g，取5倍剂量，其粉为细末，每次3g，每日3次，空腹服用。连服3料，体质明显改善，至今咳喘未再大发作。

〔陶庭宝．朱氏定喘散治疗老年虚性咳喘验案2则．中医药临床杂志，2005，17（2）：131．〕

评析：定喘散疗效较好。朱氏之定喘散，由红参、紫河车、蛤蚧、北沙参、麦冬、五味子、橘红组成，药虽七味，但对老人各类虚性咳喘均有较好的疗效。定喘散是宗李东垣《内伤外辨惑论》之生脉散（人参10～15g，麦冬15g，五味子6～10g）扩充而成，此方对老年人各类虚性咳喘，均能在用红参、紫河车、蛤蚧峻补肺脾肾之同时，佐以沙参、麦冬养阴，五味子收敛肺肾之气。生脉散之功能益气养阴，止咳敛汗，朱氏补入润养肺肾之阴的北沙参峻补肾经气阴，且用血肉有情之品的蛤蚧、紫河车，更增加了本方的补益纳气作用，故对各种疾病所至的老年虚性咳喘收效尤佳。因为咳喘常与痰浊有关，所以朱氏复佐以理气化痰、功效平和且价廉易得的橘红，既可直接祛邪，又防蛮补壅中。本例患者西医诊断为肺气肿，中医辨证属肺脾肾阳均虚，致心血运行受碍，痰瘀交阻所致，久病虚实夹杂，给予定喘散改汤剂，取得了较好的疗效。定喘散药虽七味，却能补虚不滞邪，祛邪不伤正，足见其师古不泥的一代大家风范。临床中对于肾之气阴过虚，咳喘较甚者，常加煅鹅管石 15g，其疗效更好些，《本草求原》中说鹅管石"暖肺纳气，治肺寒气逆，喘咳痰清"。

十一、周仲瑛治疗慢性阻塞性肺气肿急性发作案

导读：慢性喘息性支气管炎、肺气肿（哮喘）因感寒急性发作者较为多见，寒郁易于化热，应仔细分辨是否有热象存在，不加分析地一见感寒而发就用温化补虚之剂容易出现失误。

案体：秦某，男，55 岁。患者患哮喘五年，冬夏易发，此次于 10 月复发，迁延两月，经用青霉素、链霉素以及平喘止咳药等，咸不足言，上月因外感而加重，乃予入院治疗。症见气急咳喘，不能平卧，胸膈满闷，喉中有水鸡声，痰多色黄，咯吐不易，汗多怕冷，大便溏薄，舌苔薄黄，脉细滑数。西医诊断为慢性喘息性支气管炎、肺气肿急性发作。先从痰浊阻肺、肾不纳气论治，给予三拗、三子养亲、二陈加南沙参、熟地、沉香，同服黑锡丹，并用氨茶碱以及吸氧等，经治 9 天，病情无好转，喘甚时头汗多，痰黄稠如脓，舌质红，舌苔黄、中后光脱，脉细数（心率 110 次/分）。此属痰热伤阴，拟麻杏石甘汤加味。处方：麻黄 3g，杏仁 6g，石膏 30g，甘草 3g，黄芩 10g，桑白皮 10g，川贝母 10g，苏子 10g，蛤粉 12g，射干 3g，竹茹 5g。每日 1 剂，水煎服。药后喘急缓而头汗少，越日能停止吸氧，上方加鱼腥草、芦根继续服用。又经 4 天，脉搏 90 次/分，喘递减，仍服上方，1 周后喘平，但咳痰稠黄难咯，咽干，舌红少津，脉细滑，阴虚之象已露，转予养阴清热化痰，用药为南北沙参、天门冬、五味子、白芍、蛤粉、知母、贝母、白前、杏仁、紫苏子、生甘草、瓜蒌皮，用法为每日 1 剂，水煎服。经治半月，症情得解，继予六味地黄汤加味，巩固后出院。

〔周仲瑛，周光. 辨证治疗咳喘的体会. 江西中医杂志，

1984，（1）：19.〕

评析：感寒者注意化热。本例患者始起虽因感寒而作，并见汗多怕冷、便溏以及动则喘甚等肾不纳气之症，但痰多色黄、舌苔薄黄、脉数等症状提示病有化热的趋势，投以温化寒痰、补肾纳气之剂，药证不符，故病情无好转。后改予清化痰热之麻杏石甘汤加味，方合效显，终投滋养肾阴而使病情好转稳定。

痰热蕴肺、肺肾阴伤，症见咳嗽气急，不能平卧，痰多色黄，咯吐不易，咽干口燥，舌质红而少津，脉细滑数。治当视其标本缓急，或以清化痰热为主，开壅遏之气，用黄芩、石膏、知母、桑白皮、蛤粉、海浮石、葶苈子之属，或以滋补肺肾为主，治生痰之本，选沙参、麦冬、五味子、天门冬、生地、冬虫夏草等，或二者结合应用，临证当仔细斟酌，恰当选方用药，方能取得好的疗效。

十二、张镜人治疗慢性阻塞性肺气肿继发感染案

导读：慢性支气管炎、肺气肿继发感染出现咳嗽、胸闷、口唇发绀、神志不清等症状，中医辨证属咳嗽痰迷心窍证者，属危急重证，宜以清热护津，豁痰开窍，清心醒脑法治疗。

案体：陶某，女，63岁，1981年1月22日初诊。患者有慢性支气管炎、肺气肿病史20余年，每值冬季咳喘反复发作。近1周来咳嗽胸闷气促加剧，前天因神志不清、口唇发绀入院。现患者神志朦胧，时有谵语，面色黯滞，口唇及指端略紫，喉间痰声辘辘，咳嗽气粗，左下肺可闻及湿啰音，舌体短缩，质紫暗，苔黄干燥，脉细滑带数，胸部X线摄片提示慢性支气管炎伴感染、肺气肿。西医诊断为慢性支气管炎、肺气肿继发感染，中医诊断为咳嗽，属痰迷心窍证。本案患者年逾花甲，心肺素亏，痰湿瘀热交阻，蒙蔽包络，津液受烁，治当清热护津，豁痰开窍，清心醒脑。处方：南沙参12g，川石斛12g，水炙桑皮15g，干菖蒲

9g，水炙远志 5g，广郁金 9g，天竺黄 5g，陈胆星 3g，竹叶卷心
30 针，连翘心 9g，金银花 12g，川贝末（冲入）3g，万氏牛黄
清心丸（化服）1 粒。取 2 剂，浓煎取汁，鼻饲，同时配合西医
抗感染、吸氧以及支持疗法等对症治疗。药后神志渐清，呼之能
应，对答切题，身热（体温 38.2℃），头痛，但精神萎靡，嗜
睡，口渴引饮，咳嗽稍减，气促稍平，查舌质暗红，伸舌已能出
关，舌苔黄腻，脉细滑而数，证属痰热内蒙，肺阴受灼，津液耗
损，病有转机，治守前法。处方：鲜生地 30g，鲜石斛 30g，炒
赤芍 15g，炒丹皮 9g，干菖蒲 9g，炙远志 5g，广郁金 9g，天竺
黄 5g，陈胆星 3g，水炙桑皮 15g，连翘心 9g，竹叶卷心 30 针，
万氏牛黄清心丸（化服）1 粒。取 3 剂。治疗后热退神清，精神
萎靡、咳嗽、气促已缓解，口唇发绀好转，病情趋向好转，口渴
引饮、头痛偶作，再拟前方，去万氏牛黄清心丸，加强清营泄
热、豁痰清心、养阴生津力度。调治 2 旬，病情好转出院。

〔贺兴东，翁维良，姚乃礼. 当代名老中医典型医案集·内
科分册. 北京：人民卫生出版社，2009.〕

评析：中西结合疗效好。对于病情急重的慢性支气管炎、肺
气肿继发感染患者，宜采取中西医结合的方法治疗。本例患者在
中医辨证治疗的同时，配合以西医抗感染、吸氧以及支持疗法等
对症治疗，取得了较好的疗效。本例患者入院时病情危重，中医
辨证属邪热夹痰，蒙蔽心窍。盖心主神明，邪热入侵，包络代之
受病，而见神昏谵语等症，正如叶天士所说："温邪上受，首先
犯肺，逆转心包，肺主气属卫，心主血属营……"，在治法上又
说："包络受病也，宜犀角、鲜生地、连翘、郁金、菖蒲……延
之数日，或平素心虚有痰，外热一陷，里络就闭，非菖蒲、郁金
所能开，须用牛黄丸、至宝丹之类以开其闭，恐其昏厥为痉也"。
故选用清心凉营、豁痰开窍之法，急以透达邪热，不使内陷，同
时清化痰热，以醒脑开窍，因里热炽盛，阴液受灼，故需护养阴

液，乃宗治温病须"刻刻顾其津液"之训。方中合沙参、石斛、菖蒲、郁金、连翘、竹叶、万氏牛黄清心丸等于一炉，并配合西医抗感染、吸氧以及支持疗法等。药证相符，治之得当，用药后见效甚速，化险为夷，实为治疗热病重症之范例。

第六章　慢性肺源性心脏病

慢性肺源性心脏病简称慢性肺心病、肺心病，是由于肺组织、肺血管或胸廓的慢性病变所引起肺组织结构和（或）功能异常，产生肺血管阻力增加，肺动脉压力增高，使右心室扩张或（和）肥厚，伴或不伴右心功能衰竭的心脏病，并排除先天性心脏病和左心病变引起者。慢性肺源性心脏病是我国呼吸系统的一种常见病，根据国内近年的统计，其平均患病率为0.48%，由于地区、气候、生活条件、年龄等的不同，其患病率有很大差别，一般寒冷地区较温暖地区患病率高，农村高于城市，吸烟者高于不吸烟者，40岁以上者患病率高于40岁以下者。患慢性肺源性心脏病后，轻度体力活动即出现气短、心慌，不能坚持工作，若并发呼吸道感染，常导致呼吸衰竭和心力衰竭而危及生命。慢性肺源性心脏病住院患者的死亡率曾高达40%以上，随着医学技术的发展和治疗方法的改进，虽然死亡率明显下降，但仍在20%左右，因此，必须提高对慢性肺源性心脏病的认识，积极加强防治。

慢性肺源性心脏病以反复咳喘、咳痰、水肿、紫绀等为临床特征，属中医学"咳喘"、"肺胀"、"痰饮"、"水肿"、"心悸"等病的范畴。中医认为多因慢性咳喘反复发作，迁延不愈，逐渐发展而形成，其发病缓慢，病程较长，病情复杂，变化多端，病因有脏腑虚损和外感时邪两个方面。慢性肺源性心脏病的辨证应首先区分急性发作期与缓解期，其次要辨病位、辨虚实。早期病位在肺，涉及心脾肾，随着病程的发展，由肺及脾至肾逐渐加重，最后必累及心。在病理上表现为虚实夹杂，但临床上应分清虚实的主次，正虚为主多在慢性肺源性心脏病的稳定缓解期，表现为肺、脾、肾、心的亏虚，邪实为主多为在稳定期的基础上复感外邪病情急性发作，表现为痰热、水饮、气滞、血瘀等证。

中医治疗慢性肺源性心脏病，应根据感邪时偏于邪实、缓解期偏于正虚的不同，有侧重地分别选用扶正与祛邪的不同治疗原则，以平补肺脾肾、活血化瘀、宁心平喘为基本治则，在此基础上依辨证结果之不同选用与之相适应的治疗方法。

第一节　中医名家辨治经验

一、张琪辨治慢性肺源性心脏病经验

张琪辨证治疗慢性肺源性心脏病颇具特色，强调活血化瘀、贯穿始终，适当益气、升中有降，利水消肿、衷中参西，取决预后、重在通便，现介绍如下。

（一）活血化瘀，贯穿始终

肺心病病位以肺心为主，与肝、脾、肾关系密切，最终常累及脑。其病理为本虚标实，气（阳）虚为本，也可见阴虚与阴阳两虚，气滞、血瘀、水阻、痰浊为标。张氏认为，本虚标实和血瘀贯穿于本病始终，肺主卫气，辅心而行血脉，肺气伤则气虚不能推动血液运行，血脉瘀阻则累及心，心气不足则血脉不畅，出现心悸，气短加重。心气虚还可致瘀血内停，血瘀反之又进一步影响气机通利，二者间形成恶性循环。此外，肺心病多合并感染，痰热蕴蓄气逆，则加重血瘀，酿成痰瘀交阻为患，表现为胸闷气喘，咳嗽，痰黏不易咯出，出现心衰、口唇青紫、舌质暗、肝大等。常用血府逐瘀汤合生脉散标本同治，临证可随症加减。

（二）适当益气，升中有降

肺心病反复发作，迁延难愈，日久累及脾，脾失健运，则可致肺脾两虚。肺虚及肾，肺不主气，肾不纳气，可致气喘日益加重，表现为吸入困难、呼吸短促难续等气虚证。其病机关键为痰浊蕴结于肺而致心血瘀阻，虽以气（阳）虚为本，但血瘀、气滞、痰浊、水饮等有形之邪阻滞于胸，而见胸闷、气短、气促等气机不利之症状。张氏认为肺心病不宜大量应用人参、黄芪，两药均为益气升提之品，因肺心病乃气虚与气滞、血瘀、痰浊、水饮为患引起的本虚标实证，故黄芪、人参用量以 15～25g 为宜，可与益母草、葶苈子、桃仁、猪苓、泽泻等活血化瘀、利水通淋药配伍，乃升中有降。加用桔梗、枳壳、苦杏仁以调畅气机，疏利肺气，尤其合并热痰时，应用桔梗效果尤佳。

（三）利水消肿，衷中参西

张氏认为肺心病心衰属中医学心水范畴，其病位在心，病因为水，心在五行中属火而恶水，故水乘火位，则导致心水诸症状出现。心水病是阳气亏虚，瘀血阻滞，水湿停留的病变，气、水、血三者密切相关。故治疗心水病应首辨虚实，注意邪正关系，权衡标本缓急。其次辨阴阳，心水虽以气（阳）虚为本，但阴阳互根，疾病发展过程中常见阳损及阴，如久服温阳之品，则有伤阴之弊。再者要辨瘀血，因本病各阶段均有瘀血见症，如胸闷、紫绀、舌质暗有瘀点瘀斑、颈静脉怒张、心下坚大如盘等，应及时应用活血化瘀之品。另外还要辨是否累及他脏，根据具体情况酌加温肾、健脾、宣肺之品，乃因肺主通调水道，脾主运化水湿，肾主二便，司开阖。

张氏还主张中西医汇参，衷中参西。对肺心病心衰的治疗，认为利水消肿为治标之举，可起到西药利尿剂的作用，但其反复强调应用中药的原则必须以中医辨证论治为指导。如葶苈子为泻肺脏气郁水饮、利湿平喘的要药，专泻肺气，泻肺既能泻水，其含有强心苷，有强心、减慢心率、增加心输出量、降低肺静脉压的作用，辨治心衰应用指征为咳喘不得卧、浮肿，且无明显脾肺气虚者，适用于用地高辛中毒而不能续用者，用量一般为15g。五加皮味辛性寒，入肺肾经，祛风湿，壮筋骨，活血祛瘀，其含有强心苷，能有效减慢心率，应用指征为咳喘、水肿明显，以寒湿为主，无明显阴虚及肺气虚者。防己味苦性寒，行水散流痰，主肺气嗽喘，其中防己素可减慢心率，降低肺循环压力及阻力，减弱缺氧性肺血管收缩，具有扩张支气管平滑肌的作用，应用指征为无明显湿热而以阴虚为主者。此外，附子、麻黄、桂枝都具有温阳强心作用，但附子能减慢心率，用治疗各种心脏病引起的心衰，适宜心阳虚衰，鼓动无力者；麻黄、桂枝能提高心率，增强房室传导，用于治各种心脏病所致的缓慢性心率失常、房室传导阻滞、病态窦房结综合征等，心率少于80次/分者。

（四）取决预后，重在通便

张氏认为，下法治疗肺心病必不可少，保持大便通畅对于缓解症状和预后都具有重要意义。肺与大肠相表里，肺主气，居高以节制全身之气，主气机升降，而大肠传导功能有赖于肺气肃降完成排泄糟粕的功用。如肺气不能下降于大肠，或大肠受病阻碍肺之肃降，均能使手太阴肺经经气流通不畅而致病，上逆则可为咳嗽、气喘。肺心病原发病在肺，但晚期由于缺氧酸中毒，心力衰竭致肠道瘀血、消化功能紊乱、肠蠕动功能减低及肠黏膜破坏，甚至出现消化道溃疡等病变，这些因素可促进肠内发酵，出现腹胀、便秘等症状。腹胀则影响膈肌升降，使肺的呼吸功能受限，呼吸困难加重而促发感染，进而又加重机体自身中毒，促发肺性脑病。所以，肺心病患者保持大便通畅必不可少。大便通畅，腹胀减轻，食欲增进，消化功能改善，也利于营养吸收。张氏喜用当归，除取其活血养血，着重取其润下，用量为30g，并选加郁李仁、桃仁、苦杏仁等润肠通便药，必要时可加大黄。

〔孙元莹，郭茂松，姜德友．张琪教授治疗慢性肺源性心脏病经验介绍．新中医，2004，36（10）：7．〕

二、汪履秋辨治慢性肺源性心脏病经验

汪履秋根据慢性肺源性心脏病发病机制和临床表现的不同，将其归纳为五大症状，分为五个证型和四大危象，并制定相应的治法、方药，进行辨证治疗，其疗效较好。

（一）五大症状

汪氏认为闷、咳、喘、痰、悸乃肺心病常见的五大症状，据此可了解患者病情轻重，辨别虚实寒热。闷越重，表明病人肺功能越差，预后欠佳；咳嗽剧烈常可能是患者正气尚旺，病情较轻，能通过气逆作咳而逐邪外达；喘当辨虚实，实喘乃痰气郁结所致，虚喘又分肺肾，肺虚者为操劳后少气不足以息，肾虚者为静息时也有气短，活动后更甚；痰分寒热，白痰多为寒，黄痰多为热，但痰白质黏则是热象，黄痰质稀亦可见寒象；悸是肺病及心，心气、心阳虚弱，常为病情危重的表现。

（二）五个证型

五个证型是指痰浊阻肺证、痰热蕴结证、肺肾两虚证、脾肾两虚证以及心阳亏虚证。

1. 痰浊阻肺证　症见咳嗽气喘，胸满闷胀，痰多黏腻，舌苔白腻，脉滑。治拟化痰降气，方选苏子降气汤、三子养亲汤加减。药用法半夏、陈皮、茯苓、苏子、白芥子、莱菔子、苍术、厚朴等。若痰从寒化为饮，又外感风寒诱发，喘咳痰多，色白而有泡沫者，为表寒里饮，可用小青龙汤加减以散寒化饮。

2. 痰热蕴结证　症见咳嗽气粗，胸膈烦闷不安，痰黄或白，痰黏难咯，舌质红，苔黄腻，脉滑数。治拟清肺化痰，降逆止喘，方选泻白散或三子养亲汤加金荞麦、鱼腥草等清热之品。药用桑白皮、黄芩、贝母、竹沥半夏、莱菔子、白芥子、苏子、金荞麦、鱼腥草、一枝黄花、平地木等。

3. 肺肾两虚证　症见呼吸浅短，声低气怯，咳嗽痰白如沫，

咯吐不利，舌质淡或红，脉沉细或有结代。治拟养肺阴，益肾气，方选生脉散合人参胡桃饮加减。药用太子参（或党参、人参）、麦冬、五味子、沉香、熟地、钟乳石、紫石英、蛤蚧等。

4. 脾肾两虚证　症见食少痰多，短气息促，纳后脘痞，腰酸腿软，舌质淡，苔薄，脉沉细。治拟健脾补肾，方选桂苓理中汤、金匮肾气丸加减。药用桂枝、茯苓、白术、附子、党参、熟地、山萸肉等。

5. 心阳亏虚证　症见咳喘心悸，咯痰清稀，面浮肢肿，小便量多，舌质淡体胖，苔白滑，脉沉细。治拟通阳化气，方选真武汤加减。药用附子、桂枝、白术、猪苓、茯苓、赤芍、生姜等。

（三）四大危象

汪氏认为喘脱、出血、痰厥、昏迷为肺心病的四大危象。

喘脱者症见咳喘甚剧，鼻煽气促，心慌动悸，面青唇紫，汗出肢冷，脉浮大无根或歇止或模糊不清。治拟扶正固脱，方选参附龙牡汤送服蛤蚧粉或黑锡丹。药用人参、附子、生龙骨、生牡蛎、干姜等。

出血者症见皮肤、黏膜出血、咯血、便血等，多为气不摄血、热盛动血。治拟益气摄血、凉血止血，方选归脾汤加地榆、槐花、丹皮、水牛角等。

痰厥者症见面色青紫，胸闷如窒，喉有痰声，不能咯出，舌苔腻，脉沉滑。治拟开胸结，化痰浊，方选香附旋覆花汤、半夏厚朴汤加减。药用香附、旋覆花、苏子、杏仁、法半夏、厚朴、橘皮、瓜蒌等。

昏迷者症见神志恍惚，撮空理线，表情淡漠，嗜睡，昏迷，或肢体颤动、抽搐，咳逆喘促，咯痰不爽。治拟平肝化痰，熄风开窍，方选天麻钩藤饮加减，另服至宝丹或紫雪丹。药用天麻、钩藤、半夏、黄芩、茯苓、石菖蒲、郁金、胆南星等。

〔奚肇庆，程永红．汪履秋老中医治疗肺心病病经验．新中医，1996，28（5）：2.〕

三、杨百茀辨治慢性肺源性心脏病经验

杨百茀认为肺胀病是因内伏痰饮，感寒而发，以咳嗽、喘息、咳痰为主症，或见发热恶寒，甚则身肿、心悸，周身振颤不能自主，面色黧黑。此痰饮内闭，肺气胀满之证，与现代医学之肺气肿、肺心病等相似，临床多为本虚标实。杨氏强调临证时应详辨急性发作期、慢性迁延期与缓解康复期的特点，分别给予不同的治疗方法。

（一）急性发作期

急性发作期病情较重，病势迅急，若不及时治疗，易酿成厥脱危证。症见咳喘加重，恶风畏寒，背部寒冷，咳痰清稀，胸闷气促，甚则不能平卧，或见少尿，身肿，舌质紫暗，苔白滑，脉浮紧或弦滑。此期多发于春季或天气骤变时，因宿有痰饮，易感寒而发，治当以散邪、温肺、化痰为主。杨氏常用宣散表邪、温肺化痰法，方用自拟经验方温肺蠲饮汤治之。药用麻黄、法半夏、杏仁、苏子、厚朴、枳壳、细辛、五味子、干姜、茯苓、甘草等。若属痰热咳喘者则不可妄投。

（二）慢性迁延期

慢性迁延期病情较轻，但往往缠绵难愈，常因起居不慎而时有加重，或导致急性发作。症见咳喘时发时好，痰少色白，或晨起痰多，胸闷不舒，劳则汗出，怕风恶寒，倦怠乏力，脘痞纳少，大便稀溏或秘结，舌质暗淡，苔白，脉偏弦或沉滑。此时虽多见虚证，但不可一味进补，痰饮不去则病无宁日，故祛痰化饮为当务之急。杨氏常用温脾益气、化痰祛饮法，药用桂枝、茯苓、党参、当归、白术、陈皮、法半夏、苏子、杏仁、甘草等。

（三）缓解康复期

缓解康复期主要表现为虚证，久咳肺胀已形成肺、脾、肾三脏虚损，甚则脾肾阳虚。症见咳嗽痰少，劳作甚则气短，偶感心慌喘气，口渴不喜热饮，恶寒喜暖，极易汗出外感，舌质淡苔白，脉细或弦滑。治宜扶正为主，方用益肾固本、阴阳双调法的固本平喘汤。药用西洋参、桂枝、茯苓、白术、橘红、炙枇杷叶、枣皮、当归、阿胶、山药、桔梗、甘草等。根据"冬病夏治"的观点，对本病在夏季未发时服用固本平喘汤以扶正培本，尤为适宜。

〔郑晓瑛. 杨百弗论治肺胀撷要. 湖北中医杂志，1994，16（2）：2.〕

四、杨继荪辨治慢性肺源性心脏病经验

杨继荪在对肺心病的成因、机制探讨方面有其独到的见解，他认为肺心病虽然发展缓慢，证候相继出现，一旦形成则已为虚证，而反复感染是促使肺心病形成与病情进展的主因，其特点是"热"、"痰"、"瘀"、"虚"。在治疗上他将肺心病分为急性发作期和临床缓解期进行辨证治疗，取得了较好的疗效。

（一）病因病机

肺心病多由于反复感受外邪，渐致肺失宣降，肺气日虚。"肺朝百脉"、"贯心肺而行呼吸"。肺可协调和辅助心所主的血液运行，肺气虚时，可损及心营，使心气不足，血脉瘀滞，以致肺心同病，亦可累及其他脏器。累及脾则脾失健运，酿湿生痰；累及肾则肾不纳气，动即气喘，甚则肾虚水泛上凌于心；若病情加重，邪热引动肝风，则出现神昏、烦躁、抽搐等肝风内动之症状。杨氏认为肺心病虽然发展缓慢，证候相继出现，一旦形成则已为虚证，而反复感染是促使肺心病形成与病情进展的主因，其特点是"热"、"痰"、"瘀"、"虚"，同时热、痰、瘀、虚病理

特点之间彼此并不孤立，而是互相关联、相互转化的。

1."痰因热成"　肺心病因痰作咳，因痰致喘。痰本为人身之津液，因受肺热煎熬，凝结而成，热乃生痰之因由。痰与热在一定条件下可互为因果，杨氏强调肺心病急性感染期的病机主要是"痰由热生"。

2."瘀化痰水"　气血运行不畅，血脉瘀滞亦可生痰化水。痰可因气血瘀滞积热而成，一方面是"气滞痰聚发而为喘为咳"，一方面是血瘀水停，水液渗于脉外，泛溢肌表而为水肿。

3."本元皆虚"　杨氏认为肺心病是在肺之肃降、心之行血、肝之体用、脾之运化、肾之摄纳功能失调或低下的内因基础上形成的，其痰、喘也有虚实之别。张景岳说："虚痰者何？谓其元气已虚也。"又说："凡虚喘之证，无非由气虚耳，气虚之喘，十居七八。"本病患者多年高虚衰，形羸气弱，本元皆虚，其痰、喘亦属虚痰、虚喘。若兼有风寒、火热者，亦为本虚夹感之标证。

（二）辨证施治

肺心病的临床表现错综复杂，既有虚实之互见，又有外邪、痰热、水饮、血瘀等夹杂之证，其临床辨证分型方法颇多，但杨氏据多年临床经验，认为在急性发作期绝大多数偏重于痰热，故治疗可不作分型，而在临床缓解期则有多种证型存在，应分型治疗。

1.急性发作期　急性呼吸道感染是本病的最主要诱因，患者多为痰饮内伏，外感引发，以致痰热壅阻。症见咳逆，喘息，痰黄或白稠不易咯出，舌苔腻，脉浮、滑、数等。杨氏多选用大剂清泄痰热药，如黄芩、大黄、鱼腥草、野荞麦根、七叶一枝花、金银花、连翘、桔梗、桑白皮、竹沥半夏等，并适当加入丹参、桃仁、赤芍、冬葵子等活血清热药。因为肺心病人血流缓慢，其郁滞之血往往利于细菌生长而不利于清除代谢产物，杨氏常在清热药中伍以活血药，以降低血液黏度，改善血氧的渗透压，使药物易达病所，从而加强清泄作用。若热邪未获控制，心、脾、肾受累，出现心悸、胸闷、气短、唇舌爪甲青紫、浮肿和腹水等心功能不全症状，治疗上杨氏在应用清热、宣肺、涤痰的基础上加入利水药，如葶苈子、车前子、地骷髅、冬瓜子与皮、茯苓皮、泽泻、茶树根等。然大量利尿药的运用可致血液浓缩，故常佐泽兰、丹参、桃仁、虎杖根、马鞭草等活血利水药，使血黏稠度下降，心肺循环得以改善。

由于肺心病人的心、肺功能均有不同程度的损害，处于抵抗力低下的状态，对病原体侵袭的反应能力减弱，起病往往呈隐袭式。临床表现多不明显，不具发热、咳脓痰和白细胞增多的特征，但只要有咳、喘、痰多症状，仍应看作是肺部感染而不容忽视。当通气功能发生严重障碍时，易于诱发呼吸衰竭，甚至出现肺性脑病。肺性脑病是引起肺心病死亡的主因，此期治疗宜采用中西医结合的措施，在抗感染、畅通呼吸道、纠正缺氧和心衰的基础上，迅速纠正酸碱平衡失调和电解质紊乱。杨氏认为，因通气障碍，清浊之气不能纳吐，壅盛之痰热蒙蔽心窍，引动肝风，症见神昏谵语、惊厥抽搐、嗜睡等，治拟清泄痰热，芳香开窍，养阴熄风交叉并用，药如鲜菖蒲、郁金、连翘、天竺黄、鲜石斛、至宝丹等，并加入丹参、莪术、桃仁等活血药。若病情恶化，出现喘急、汗多肢冷、脉细微或结代等真阴耗竭、元阳欲脱之症，当急用别直参、参附汤扶正固脱，再辅以前法泄热、醒脑、活血、涤痰，标本兼顾。总之，急性发作期的治疗，控制肺部感染是治疗中的关键，杨氏在这一期的各个阶段始终重用大剂量的清泄肺热药，并调整服药方法，每日 1 剂半或 2 剂，同时针对病机，于各个阶段均佐入活血药，以增强疗效。

2. 临床缓解期　当感染基本控制进入临床缓解期，往往仍具有痰多、余邪未净的情况，在治疗上仍应始终应用清热化痰、宣肺降逆药，予以扶正祛邪并施。此期的突出矛盾是"虚"和"瘀"，故处方用药应虚瘀并顾。肺心病人多气虚表疏，卫阳不固，常因新感引动宿疾，杨氏对表虚易感者往往在清宣活血药中伍用益气固卫之品，并指出益气固卫法不仅适用于反复易感患者，同样适用于具有变态反应体质的人，如黄芪等具有提高机体免疫功能的作用，可根据情况选用。肺心病多见于40岁以上者，《内经》中说："年四十，而阴气自半也，起居衰矣。"何况有病之体，虚火内炽，阴液暗耗，在老年人中气阴不足者，十之七、八，对高龄肺心病患者，更应顾及气阴，杨氏对咳声低弱，言语无力，舌质红，脉细数者，常选用南沙参、北沙参、山海螺、天冬、石斛、芦根、当归、赤芍、红花、丹参等养阴活血和营。

临床中有相当一部分患者，在急性发作期经用清宣化痰药后，咳嗽减轻，痰色由黄转白，痰质由黏稠变为清稀，痰液由难咯趋于咳吐松畅，然痰量反多未减。杨氏认为这是肺热未得尽除而脾气已虚，脾失健运，酿湿生痰之故，治疗上不能单用清宣化痰或温化痰饮，杨氏常采用清宣活血、扶中化饮等法而多能获效，方选四君子汤、苓桂术甘汤加减合清宣活血药而成。

由慢性支气管炎、哮喘而致的肺心病，因喘促日久，气不得续，历来以喘属肾不纳气，故益肾纳气乃治喘之大法。本病患者的支气管常处于痉挛状态，由于通气功能及换气功能障碍所致的"喘"，虽其根在肾，但与其他脏器的虚损也密切相关。同时由于呼吸表浅，肺边缘部的肺泡活动减少或不活动，互相粘合，常有瘀滞，所以杨氏治喘，常在补肾的前提下与益气固卫、活血化瘀、宣肺化痰等法兼施，这对增强机体防御能力，改善心肺功能，无不相得益彰。

杨氏在治疗肺心病急性发作期，以清为主，结合化痰，佐以活血，并注意患者禀赋体质，权衡虚实，既顾其本，又不碍邪，寓补于清之中。临床缓解期以益气养阴，扶正固本为主，佐以清热、活血。杨氏始终抓住"血瘀"这个共性，注重活血行瘀，达到改善心肺功能的目的。在肺心病的整个治疗过程中，都贯穿着清、活、补三法，只是所处阶段不同，其用药各有侧重罢了。

〔潘智敏. 杨继荪老师治疗慢性肺源性心脏病的经验. 浙江中医学院学报，1987，11（5）：29. 〕

五、周仲瑛辨治慢性肺源性心脏病经验

周仲瑛根据肺心病的临床表现，认为其与中医学的"肺胀"类似，为多种慢性肺系病证，如久咳、哮、喘等反复迁延而成。病理基础为久病肺虚，痰浊潴留，导致肺气胀满不能敛降，进而累及心、脾、肾诸脏。病理因素主要为痰浊、水饮、瘀血互为影响，兼见同病。病理性质多属标实本虚，外邪痰瘀阻肺，气阴耗伤。辨证应区别虚实的主次，偏实者辨其病邪及病理因素，偏虚者辨其病理性质与脏腑部位。治疗上提出了辨治六要，强调以发作期治标，缓解期治本为原则，同时认为其病机每多演变、转化，临证当联系互参，权衡主次，谨慎辨证，恰当选方用药。

（一）肺病及心，痰瘀阻碍肺气

病由痰浊潴留，肺失治节，心血营运不畅，而致肺病及心，痰瘀阻碍肺气，瘀滞心脉。临床既见喘咳短气，痰多白黏，舌苔浊腻，脉小滑数等痰浊壅肺证，又见心慌不宁，胸闷，颈脉动甚，面唇、爪甲、舌质暗紫，脉来三五不调等心脉瘀阻之候，或血瘀水停而身肿，或血瘀络损而咯血。治当化痰行瘀，降气平喘，可给予杏苏二陈汤合桃红四物汤加减。药如法半夏10g，杏仁10g，陈皮6g，炙甘草3g，炒苏子10g，葶苈子10g，旋覆花（包煎）5g，降香3g，当归10g，丹参10g，桃仁10g，红花6g。肺痹失降，心脉不利，而致肝气不疏，肝血瘀阻，右胁肋痛者，加虎杖15g，平地木15g，莪术10g；气虚血瘀者，加黄芪15g，党参（或人参）12g；出血者去桃仁、红花，加仙鹤草10g，茜

草根 10g，煅花蕊石 10g，三七粉（分吞）3g；如属瘀热伤络者，可配水牛角片 10g，赤芍 10g，丹皮 10g，紫珠草 15g。

（二）虚体受感，邪实正虚错杂

肺胀病久，卫外不固则邪易乘袭，邪犯于肺则肺气更伤，促使病情恶化。虽然说发时标实为主，缓解期本虚为主，但从病机演变总的趋势衡量，愈发必致正气愈虚。《诸病源候论·咳逆短气候》明确指出肺胀"为肺本虚，气为不足，复为邪所乘，壅塞不能宣畅，故咳逆短气乏力也。"并有"肺虚为微寒所伤"，"肺虚为微热所客"等不同，提示外邪应辨其寒热属性。同时外感势必触动内伏之痰浊，而致内外合邪，同气相召，互为关联影响，如寒痰（饮）蕴肺者易为风寒所乘，痰热郁肺者易为风热所伤，或见外寒内热、寒痰化热等错杂演变情况。从邪正的关系而言，寒痰（饮）易伤阳气，痰热易伤阴津，而阳气虚者外邪易从寒化，阴虚者外邪易于化热。

治疗上既要遵守发时治标的原则，采用祛邪宣肺法，又不能忽视扶正祛邪的要求，具体处理当辨其病性的寒热施治。外寒内饮证，症见喘咳胸闷，痰多黏白有泡沫，恶寒，发热，无汗，舌苔白滑或白腻，脉浮紧，可取小青龙汤解表散寒、温肺化饮，复合苏子降气汤温肺化痰、降气平喘。药用炙麻黄 6g，桂枝 6g，法半夏 10g，细辛 3g，苏子 10g，厚朴 5g，杏仁 10g，橘皮 5g，白前 10g，生姜 3 片，酌配太子参 10g、炒白术 10g、炙甘草 3g、五味子 3g、当归 10g、炒白芍 10g 等补敛肺气。痰热壅肺者，症见喘急胸满气粗，痰质黏稠，色黄或白，心烦口渴，身热微寒，有汗不多，舌质红苔黄，脉滑数，可取越婢加半夏汤、桑白皮汤清热化痰、降逆平喘，复合沙参麦冬汤补益肺阴。药用炙麻黄 5g，生石膏 30g，炒黄芩 10g，桑白皮 10g，鱼腥草 15g，葶苈子 10g，竹沥半夏 10g，知母 10g，酌配南沙参 10g、北沙参 10g、麦冬 10g、炒玉竹 10g、天花粉 10g 等清养之品。

（三）上盛下虚，肺肾出纳失常

多因正虚感邪，诱致急性发作，促使病情加重，肺虚气不化津为痰，痰浊上逆壅肺，肾虚不能助肺纳气，甚则上下寒热错杂。症见咳逆痰多，喉中痰涌有声，胸闷如塞，不能平卧，气短息促，吸气不利，动则喘甚，舌质淡或红，苔腻，脉细滑数。治当化痰降逆，宣泄其上，补肾纳气，培益其下，区别上盛与下虚的主次，针对具体病理表现施治。上盛，因痰气壅结者，降气化痰宣肺；因寒饮伏肺者，温肺化饮；因痰热郁肺者，清肺化痰。下虚，因肾阳虚者，温养下元；因肾阴虚者，滋填阴精。方选周氏自制平喘固本汤（党参、冬虫夏草、五味子、核桃仁、沉香、磁石、苏子、款冬花、半夏、橘红）、苏子降气汤、金匮肾气丸加减。祛痰利气类药，可用苏子10g，款冬花10g，紫菀10g，白前10g，法半夏10g，白芥子5g，厚朴5g，寒痰配肉桂3g、干姜3g、细辛3g，热痰配知母10g、海浮石10g、鱼腥草15g，另用雪羹汤代水煎药。补肾纳气类药，可用山茱萸10g，熟地10g，核桃仁10g，五味子3g，冬虫夏草5g，肺肾气虚配党参10～15g、黄芪15g，肾阳虚配制附子5g、鹿角片（胶）10g、补骨脂10g、钟乳石10g，肺肾阴虚配沙参10g、麦冬10g、玉竹10g、生地10g、当归10g，气逆于上酌加紫石英15g、玄精石10g、磁石25g以镇纳之。若上盛之势缓解，而肺肾两虚，不能主气纳气，喘息气短难续者，当补肺纳肾，降气平喘，用补肺汤、金匮肾气丸辨其阴阳化裁，参照下虚证用药组方。

（四）浊邪害清，痰瘀蒙蔽神机

由于痰浊壅塞气道，或肺虚吸清呼浊功能减弱，心脉营运不畅，瘀滞窍络，而致痰瘀阻遏清阳，蒙蔽心脑神机。症见神志恍惚，烦躁，撮空理线，表情由淡漠渐至嗜睡、昏迷，喘促短气，咳痰不爽，舌质暗红或淡紫，苔白腻或淡黄腻，脉细滑数。治当涤痰泄浊，化瘀开窍，可取涤痰汤合加味旋覆花汤加减。药用竹沥半夏 10g，陈胆星 6g，天竺黄 10g，炙远志 5g，茯苓 10g，橘皮 6g，石菖蒲 10g，炙甘草 3g，旋覆花（包）5g，郁金 10g，丹参 10g，桃仁 10g，泽兰 10g。气阴耗伤者加太子参 10g，麦冬 10g；肝风内动加炙僵蚕 10g，地龙 10g，炙全蝎 3g，石决明 30g，另服羚羊角粉 0.3～0.6g，每日 2 次；痰热蕴肺者另予竹沥水 20～30 毫升，每日 2～3 次；喉中痰涎壅盛者加猴枣散 0.6g，每日 2～3 次；窍闭神昏，属痰热内闭者可予至宝丹或安宫牛黄丸（或用醒脑静注射液）凉开，每次服 1 粒，每日 1～2 次，属痰浊内闭者用苏合香丸温开，每次服 1 粒，每日 1～2 次。

（五）三阴交病，水饮泛溢肌表

久病喘咳，肺、脾、肾三脏交病，阳气虚衰，通调、转输、蒸化失职，水饮内生；或因瘀阻血脉，"血不利则为水"，水饮泛溢肌肤，而致面浮，肢体浮肿，脘痞腹满，尿少，甚则饮停胸胁，上迫肺气而喘急咳逆；水饮凌心而心慌心悸，面唇青紫，舌质暗体胖，苔白滑，脉沉细。治当健脾温肾，化饮利水，方选附子理中汤、新订己椒苈黄汤（黄芪代大黄，易泻为补）。药用制附子 5～10g，炙桂枝 5～10g，白术 10g，黄芪 15g，猪苓 15g，茯苓 15g，木防己 10g，车前子 10g，椒目 3g，万年青根 10g，炙蟾皮 3～5g，北五加皮 10g。水在胸胁加白芥子 6g，葶苈子 10g，苏子 10g；水停于腹另予黑丑粉 1g，沉香粉 0.5g，吞服，每日 2 次；瘀阻水停身肿者加苏木 10g，泽兰 10g，路路通 10g，天仙藤 10g，同时并服济生肾气丸 10g，每日 2 次，助阳化气行水。

（六）肺气耗散，心肾衰竭致脱

肺心病后期，因肺气虚耗，气阴交亏，累及于肾，而致肺不主气，肾不纳气，命门火衰，君火不用，心肾阳气垂绝，由喘致脱。症见气短息促，呼吸微弱，时停时续，喉中痰声如鼾，心慌动悸，汗出肢凉，四肢厥冷，神志由烦躁不安转为淡漠，甚至昏昧不清，面色晦暗，唇甲青紫，舌质淡紫或舌红少津，脉微细欲绝，或微弱细数、三五不调。治当补肺纳肾，益气救阴，回阳固脱，用参附龙牡汤合生脉散。药用人参 15g，黄芪 20g，制附子 10g，山茱萸 10～15g，五味子 5g，龙骨 30g，牡蛎 30g，炙甘草 3g，玉竹 10g。烦热，汗出粘手，口苦，舌质红者，人参改西洋参，加麦冬 10g，北沙参 10g，去附子或减其用量；神昧不清者，加丹参 10g，炙远志 5g，石菖蒲 10g；呼吸短气乏力者，另服蛤蚧粉 2～3g，每日 2～3 次；喘急面青，烦躁，足冷，阴火冲逆，真阳暴脱者，另服黑锡丹 3～4.5g，每日 2 次。

〔周仲瑛. 慢性肺源性心脏病辨治要点. 中医杂志，1990，31（1）：23.〕

六、曾庆骅辨治慢性肺源性心脏病经验

曾庆骅对肺心病的发病机制和治疗有独到认识，他采用中西医结合诊断分型法防治肺心病，将肺心病分为临床缓解期和急性发作期，认为临床缓解期的主要矛盾为肺肾气虚，本虚邪微或邪去正衰（以肺功能不全为主），急性发作期表现为本虚标实，病症多变，而气虚血瘀证可贯穿于两期之始终（以合并感染、心功能不全为主）。治疗上强调辨证施治，注意根据病情的变化灵活变通，对于需要配合西药治疗者，应合理选用西药，以期取长补短，提高疗效。

（一）病机见解

肺心病是慢性支气管炎及许多肺系疾病的结局，症状表现属于中医学的"咳喘"、"痰饮"和"水气"等病范畴。肺、心、脾、肾四脏的虚损是此病之本，外邪侵袭则形成本虚标实的证候。本病既往均有长期慢性咳喘过程，大多有受凉则发、形寒怕冷、咳嗽痰多等特点。本病之始，起于肺脏，然后累及他脏，形成肺心病。

首先，肺脏自病。肺主气，司呼吸，开窍于鼻，通于外气，

又主皮毛，司汗孔，宣行卫阳之气。外邪入侵，多首先犯肺，故肺有"娇脏"之称。肺气以清肃下降为顺，以壅塞为逆，只受纳清气（清新的空气与水谷之精气），受不得浊气（风、寒、燥、热、烟尘与痰饮等），浊气上干之，则生呛咳。若浊气干之日久，则久咳伤肺。咳伤肺气，则卫阳虚而生外寒，故见形寒背冷，呼吸短气；久咳伤津，则见口干咽燥，痰少难出，甚或潮热消瘦。咳伤肺络，则血络瘀阻，呼吸不畅，肺气壅塞，成为"肺气肿"。

其次，影响他脏。《内经·咳论》云："五脏六腑皆令人咳，非独肺也。"是说他脏疾病能影响肺脏，反之肺脏之病，也可累及他脏，如肺病及心、肺病及脾、肺病及肾等。肺病及心者，因肺朝百脉，心主血脉，汇合于肺，而肺主气，气行则血行，气滞则血瘀，若肺气壅塞日久，必然导致心血瘀滞而症见口唇、爪甲、舌青紫，面暗无华，颈腹青筋暴露（静脉曲张）等。肺病及脾者，主要见脾失健运。《内经》云："饮入于胃，游溢精气，上输于脾，脾气散精，上归于肺，通调水道，下输膀胱……"今肺气壅塞，不能受纳脾所运输的水谷精气，从而导致脾失健运，或运化水谷不利而见食欲不振，或运化水湿不利而聚湿生痰（饮），故有"脾为生痰之源，肺为贮痰之器"之说。脾虚不运者，也可聚水而肿，出现腹水或双下肢水肿。肺病及肾者，乃肺为气之主，肾为气之根，肺主出气，肾主纳气，若肺气不降，则肾气无以受纳，而出现呼吸短促，动则气喘等症状。肺为水之上源，主通调水道，下输膀胱，肾主水液，司二便，二脏失职，可导致水肿。

总之，肺心病的形成是"外有非时之感，内有壅塞之气，膈有胶固之痰"，气滞血瘀，痰瘀互结，以肺为主，累及多脏。其病理产物不外乎痰饮、瘀血与水气。其病症以咳嗽、气喘、心慌心悸、水肿为主。若水饮凌心可见咳喘倚息不能平卧，心悸水肿加重，而形成肺心病心衰重症；少数病例还可痰浊阻肺，一时气机痞塞，逆传心包，痰迷心窍，而形成神志不清的肺性脑病之危候。

（二）辨证论治

曾氏将肺心病分为临床缓解期和急性发作期，认为临床缓解期的主要矛盾为肺肾气虚，本虚邪微或邪去正衰，急性发作期表现为本虚标实，病症多变，而气虚血瘀证可贯穿于两期之始终。治疗上强调辨证施治，注意根据病情的变化灵活变通。

1. 临床缓解期　多见于肺肾气虚型，症见咳嗽，气短，动则益甚，或有少量泡沫痰，腰酸腿软，或畏寒肢冷，舌质淡，边有齿印，苔薄白，脉沉细；或邪去正衰，动则气喘，咳痰不畅，口唇发绀，纳差，肢肿，舌红绛无苔，脉细滑。治宜益肺补肾，佐以活血化瘀。药用党参、百合、沙参、麦冬、补骨脂、丹参、泽兰。兼脾虚痰湿证（痰稀白，量多，少食，乏力，舌苔白腻，脉滑或细无力），佐以健脾化痰，加茯苓、白术、法半夏、陈皮、甘草；偏阴虚证（口干，心烦，手足心热，痰少，舌质红，脉细数），佐以养阴清热或养阴润肺，用百合固金汤加减或麦味地黄汤加减；兼心气虚证（除有肺肾气虚证外，心悸明显，脉沉细或有结代），佐以益气养心，以补肺汤（参、芪、地、菀、桑）合生脉散加减。

2. 急性发作期　急性发作期有肺肾气虚外感型、脾肾阳虚水气凌心型、痰浊蔽窍型、元阳欲绝型以及热瘀伤络型等多种证型存在。肺肾气虚外感型（肺功能不全并呼吸道感染）包括肺寒型和痰热型，肺寒型表现为喘咳气短，咳白痰，或恶寒发热，寒多热少，鼻塞流涕，头身痛或周身不适，舌苔白，脉浮紧。治宜宣肺散寒，祛痰平喘，方用杏苏散合止嗽散加减，药用苏叶、杏仁、荆芥、前胡、陈皮、法半夏、桔梗、枳壳，喘重痰多者加苏子、莱菔子、葶苈子或用小青龙汤加减。痰热型表现为咳嗽，喘促，或不能平卧，痰黄黏稠，发热，舌质红，苔黄腻，脉滑数。治宜清热化痰，佐以平喘，方用麻杏石甘汤合泻白散、千金苇茎汤加减，药用炙麻黄、杏仁、生石膏、甘草、鱼腥草、金银花、黄芩、瓜蒌、冬瓜仁、桑白皮、芦根等。

脾肾阳虚水气凌心型（心功能不全）表现为浮肿，心悸，气短，不能平卧，尿少，口唇发绀，舌质紫暗，舌苔白或白腻，脉沉虚滑数。治宜温肾健脾，利水宁心，或益气温阳，健脾利水，佐以活血化瘀，方用真武汤合五苓散、生脉散加减，药用附子、白术、茯苓、猪苓、泽泻、车前子、党参、麦冬、五味子、赤芍、丹参、川芎。痰浊蔽窍型（肺性脑病）表现为意识蒙胧，神昏谵语，甚至昏迷，呼吸急促或伴有痰鸣，舌紫，苔腻，脉滑数。治宜除痰开窍，方用局方至宝丹或涤痰汤加减，药用菖蒲、远志、茯苓、白矾、天竺黄、陈皮、法半夏、制南星、竹沥水等，可加刺人中穴。兼肝风内动证除上述症状外，兼有烦躁不安、抽搐，治疗佐以平肝熄风，以羚角钩藤汤加减，药用黄芩、黄连、栀子、玄参、菖蒲、茯苓、钩藤、麦冬、全蝎、赤芍、龙骨、牡蛎等。

元阳欲绝型（休克）表现为面色晦暗或苍白，呼吸微弱，汗出肢冷，或烦躁不安，卧床不语，舌质紫暗，脉细数，或脉微欲绝。治宜回阳救逆，益气复脉，方用生脉散合参附汤加减，药用人参、附子、麦冬、五味子等。热瘀伤络型（伴有出血倾向）表现为皮肤瘀斑，或有咯血、衄血，舌质紫暗，脉细数或滑数。治宜清热凉血，活血止血，方用犀角地黄汤加减，药用水牛角（现用水牛角代替犀角）、生地、丹皮、丹参、茜草等，如有气不摄血之吐血、便血者，可加黄芪、党参等。

曾氏强调，对上述肺心病分其辨证施治，在临床实践中其病情往往错综复杂，寒热虚寒互见，或多证型相兼，故临证时务必灵活掌握，方能切合临床实际。另外，在治疗上某些病例需要配合西药治疗者，则应合理选用西药，以其取长补短，提高疗效。

〔宾学森，杨香生．曾庆骅治疗肺心病经验．江西中医药，1992，23（2）：12.〕

第二节　经典验案点评分析

一、周仲瑛治疗慢性肺源性心脏病案

导读：慢性阻塞性肺疾病、肺心病（肺胀），痰浊瘀阻，气阴两伤，肾不纳气者，应肺心同治，宜降气化痰，活血化瘀，益气养阴，补肾平喘，方用三子养亲汤合苏子降气汤加减。

案体：朱某，男，70 岁，2005 年 10 月 24 日就诊。患者素有高血压病，患咳喘病 10 余年，常因受凉或劳累而发病，喘而不咳，无痰，动则加重，胸闷心悸，口稍干，饮水不多，怕冷，时有便意，大便量少不畅。肺功能检查通气功能障碍，气道阻力增高，超声心动图显示左室舒张功能减退，心电图异常。最近因受凉病情加重，住院治疗 21 天，今出院服中药治疗，查其舌质暗红，舌苔薄黄腻，脉弦滑。临床诊断为肺胀（慢性阻塞性肺疾病，慢性肺源性心脏病），乃本虚标实证，辨证为肺心同病，痰浊瘀阻，气阴两伤，肾不纳气，病机复杂，应肺心同治，宜降气化痰，活血化瘀，益气养阴，补肾平喘，方用三子养亲汤合苏子降气汤加减。处方：生黄芪 20g，葶苈子 15g，苏木 10g，法半夏 10g，炒苏子 10g，炒玉竹 10g，炙款冬花 10g，炒白芥子 10g，炒莱菔子 10g，泽漆 15g，炙桑白皮 15g，桃仁 10g，沉香片（后下）3g，山萸肉 10g，五味子 5g。日 1 剂，水煎服。2005 年 10 月 31 日二诊时，患者自述药后喘息减轻，动则气喘，不咳，无痰，胸隐痛，大便量少不爽，食少无味，查舌质暗，苔薄黄，中部少苔，脉细弦滑数，守 10 月 24 日方去白芥子，加太子参 10g、麦冬 10g、北沙参 10g、陈皮 6g、诃子 10g，继续服用。2005 年 11 月 7 日三诊，患者一周来气喘，动则明显，胸闷不著，纳食不香，大便日 2～3 次，量少，口稍干，舌质暗紫，苔薄黄，脉弦滑，宗 10 月 24 日方去白芥子、莱菔子，改生黄芪 30g，加北沙参 12g、麦冬 10g、党参 12g、太子参 12g、生地 12g，坚持服用。之后继续守 10 月 24 日方随证情加减治疗，至 2006 年 2 月 20 日六诊时，患者气喘基本控制，偶因受凉而有反复，痰不多，易咳，纳食尚好，口稍干，饮水不多，舌质暗红，苔淡黄薄腻，中部少苔，脉弦滑，给予下方继续调治。处方：生黄芪 30g，葶苈子 15g，南沙参 12g，北沙参 12g，麦冬 10g，苏木 10g，炒苏子 10g，桃仁 10g，杏仁 10g，法半夏 10g，山萸肉 10g，紫石英 20g，泽漆 15g，炙款冬花 10g，炙紫菀 10g，炙桑白皮 12g，炙白前 10g，丹参 12g，沉香（后下）3g，炒玉竹 10g，党参 12g，太子参 12g，熟地 10g。

〔贺兴东，翁维良，姚乃礼. 当代名老中医典型医案集·内科分册. 北京：人民卫生出版社，2009.〕

评析：分主次治标顾本。肺心病正虚邪实，病机复杂，治当分清主次，治标顾本，治随证转。患者反复咳喘 10 多年，查为慢性阻塞性肺疾病、慢性肺源性心脏病，类似于中医学的"肺胀"，病理因素主要为痰浊、水饮、瘀血，三者互相影响，兼见同病。因肺病日久，累及心肾，病机复杂，虚实相兼，辨证为肺心同病，痰浊瘀阻，气阴两伤，肾不纳气，故当肺心同治，降气化痰，活血化瘀，益气养阴，补肾平喘。药用三子养亲汤加法半夏、炙款冬花、泽漆、炙桑白皮、葶苈子降气化痰，泻肺平喘；生黄芪、炒玉竹益气养阴，以补其虚；桃仁、苏木化瘀平喘，兼以润肠通便；沉香片、山萸肉、五味子补肾纳气平喘。药后证情逐渐好转，邪实渐减，正虚显露，故酌减降气化痰之品，加大益气养阴、纳气平喘的力度，长期应用本法治疗，急性发作次数明显减少。肺胀之证，正虚邪实，病机复杂，常多脏同病，治疗当分清寒热主次，标本缓急，并根据病情的进展而随时调整药物及用量，本案因较好地运用了"治标顾本"、"治随证转"的原则，取得了较满意的疗效。

二、王正公治疗慢性肺源性心脏病案

导读：咳喘病（慢性支气管炎、肺气肿、慢性肺心病）病程日久，中医辨证属久咳损肺，累及心肾者，治疗宜益气温阳以化寒饮，豁痰解痉以平喘急，做到先治标，后治本，重巩固。

案体：蒋某，女，70岁，1981年7月29日就诊。患者于1950年秋起伤风感冒，过早应用寒凉润肺之剂，邪未透达，咳嗽迁延不止，逐渐形成慢性支气管炎、肺气肿、慢性肺心病。平时咳嗽咳痰不利，行动气急，每交暑令则咳喘大发，今年7月中旬发作，较去年提前3天，口唇呈褐色，咳嗽汗多，通宵端坐，痰多白沫或如鱼冻，口淡不渴，查舌质淡，脉沉细数。证属久咳损肺，累及心肾。心气虚则血行凝涩；肾阳虚则水饮不化，上射于肺，阻肺气之下降，是以喘闭不通。证情危笃，亟与益气温阳，以化寒饮，豁痰解痉，以平喘急。处方：熟附子9g，党参15g，桂枝9g，细辛3g，白僵蚕9g，茯苓9g，甘草4g，麦冬9g，干姜3g，五味子4g，半夏9g，磁石20g。上方连服21剂，病情好转。前方增加熟地、丹参、当归、黄芪、小麦、玉竹气血并调，去细辛、干姜，熟附子改为5g，继续调治，交冬令则进服膏滋。翌年夏令咳喘虽有有小发，其势大减，随访3年，病情缓解，能从事家务劳动。

〔董建华. 中国现代名中医医案精华. 北京：北京出版社，2002.〕

评析：标本兼顾分步治。咳喘病病已久远本虚标实证，应分步治疗，做到先治标，后治本，重巩固。本例患者病起于儿童时期，发病于肺部反复感染之后，由于外邪袭肺，过早润肺，肺失宣透，邪郁肺系，病已久远，逢气候交替，由新感而诱发，可见证属本虚标实，病情较重，故治疗上应采取先治标后治本之策。治标则宣肺以透邪，祛痰以平喘；治本则益气温阳，气血并调。按照标本兼顾的原则，坚持调治，使痰除饮消，咳止喘停，并于冬令进服膏剂滋补，重视巩固之，使病情得以缓解，能从事家务劳动。

三、许建中治疗慢性肺源性心脏病案

导读：慢性肺源性心脏病、阻塞性肺气肿（肺胀喘证）中医辨证属痰热壅肺型者，应重视痰与热，治以清肺化痰，止咳平喘，佐以健脾和胃为法，方拟千金苇茎汤合小陷胸汤加减。

案体：金某，女，81 岁，2006 年 5 月 11 日就诊。患者素有吸烟史，10 年前受凉后开始出现喘息，咳嗽，咳痰，每因天气变化间断发作，诊断为慢性喘息性支气管炎、肺气肿，常使用抗感染、止咳平喘药以缓解症状，严重时曾多次住院治疗。1 天前感受风寒后喘息再发并加重，现患者喘息，咳嗽咳痰，痰黄稠黏，胸闷气短，乏力，纳差，睡眠可，小便黄，大便干，查体呈桶状胸，两肺可闻及散在湿啰音，血常规检查白细胞 11.9×10^9/L，中性粒细胞 0.70，胸部 X 线摄片提示慢性支气管炎并感染，左中下肺支气管扩张不排除，舌质红，苔黄腻，脉滑数。临床诊断为肺胀、喘证（慢性肺源性心脏病急性发作，慢性阻塞性肺气肿），属痰热壅肺型。此例患者年龄较大，体质弱，易感外邪，此次外感寒邪，入里化热，引动宿痰，痰热阻肺，影响肺之宣发肃降，可见喘息，咳嗽咳痰，胸闷，痰黄稠黏等；气短乏力，纳差为肺脾气虚之征象。治以清肺化痰，止咳平喘，佐以健脾和胃，方拟千金苇茎汤合小陷胸汤加减。处方：苇茎 30g，薏苡仁20g，冬瓜仁 20g，桃仁 10g，瓜蒌 30g，黄连 6g，半夏 10g，黄

芩 10g，干姜 10g，党参 20g，白前 20g，前胡 10g，丹参 30g，甘
草 10g，大枣 10g。取 7 剂，日 1 剂，水煎服，同时配合静脉滴
注利复星注射液（每次 0.2g，每日 2 次），口服茶碱缓释片（每
次 0.1g，每日 2 次），低流量吸氧等治疗。服药 7 剂后喘憋好转，
咳嗽次数减少，咳痰量亦减少，效不更方，方药略有增减。患者
年龄较大，故加党参、茯苓健脾护胃，继服中药 14 剂，并同时
使用利复星注射液（每次 0.2g，静脉滴注，每日 2 次，7 天后停
用），茶碱缓释片（每次 0.1g，每日 2 次，口服）。再服中药 14
剂后，患者症状基本控制，后以固本咳喘片、玉屏风散巩固
疗效。

〔贺兴东，翁维良，姚乃礼．当代名老中医典型医案集·内
科分册．北京：人民卫生出版社，2009．〕

评析：治喘重视痰与热。肺胀喘证（慢性肺源性心脏病、阻
塞性肺气肿）多属虚中夹实，临证应辨明虚和实之孰轻孰重，灵
活选法，恰当用药。本例患者痰热壅肺之症状明显，以实为主，
但本虚同时存在，治疗以清肺化痰，止咳平喘，佐以健脾和胃为
法，方拟千金苇茎汤合小陷胸汤加减。方中用千金苇茎汤、小陷
胸汤清化痰热；黄芩、白前、前胡清肺化痰；久病入络，需加丹
参以活血化瘀；佐以干姜、党参、大枣、甘草健脾和胃，纳食增
进，呼吸顺畅，病情明显好转稳定，疗效较好。此病案充分说明
痰热在肺胀喘证的发病中占有重要地位，治喘需重视痰与热，辨
证论治、灵活选法、恰当用药是取得好的疗效的关键所在。

四、周仲瑛治疗慢性肺源性心脏病案

导读：咳喘病中医辨证属脾肾阳虚，痰饮上干，肺气不降
者，以温肺脾、纳肾气、化痰饮为治法，方选苓桂术甘汤、二陈
汤、苏子降气汤，并随病情变化灵活加减用药，可获良效。

案体：陈某，男，43 岁。患者咳喘已历时 33 年，每逢冬春

发作，近5~6年无问寒暑，此次因病情加重于2月11日入院。诊时患者面色晦暗，唇色发绀，呼吸气短息粗，需高枕而卧，动则喘剧，咳痰量多，色黄质黏，混有白色泡沫，足跗微肿，饮食少时，便溏日3次，查舌质紫暗，苔中部白腻，脉沉细数，不耐重按。西医诊断为慢性气管炎急性发作、肺气肿、肺源性心脏病，辨证属脾肾阳虚，痰饮上干，肺气不降，拟以温肺脾，纳肾气，化痰饮为法，方用苓桂术甘汤、二陈汤、苏子降气汤加减。处方：炙桂枝3g，炒白术10g，茯苓10g，炙甘草2g，杏仁10g，法半夏10g，陈皮6g，炒紫苏子10g，炙白前6g，炒党参10g，海浮石12g，姜汁5滴。另用制半夏1g、川贝母1g、沉香1g，研粉顿服，每日3次。服药4天，咳喘轻而痰量减，入夜咳喘尚作，动则甚，痰稀白多泡，脘腹胀，大便溏，查舌苔滑，脉沉细弱，用药适当调整。处方：炙桂枝3g，炒白术10g，茯苓10g，法半夏10g，陈皮6g，党参10g，干姜3g，炙甘草2g。药后腹胀减，次日再入肾气丸（包煎）12g以温肾化饮，服2日后咳喘平，再加补骨脂10g、核桃仁10g，以巩固之。经上治疗，症情平稳，于3月17日出院。

〔单书健. 古今名医临证金鉴. 北京：中国中医药出版社，1999.〕

评析：治喘不离肺脾肾。咳喘发病源于肺脾肾同病，本虚标实，治宜温肺脾，纳肾气，化痰饮。本例患者咳喘多年，正虚可知，故遇劳感寒即发。外邪与痰浊相搏，壅阻肺气，则咳嗽痰多，气短息粗；病久延及脾肾，脾阳不振，失于健运，则饮食少进，大便溏薄；肾阳亏虚，肾不纳气，则吸气困难，动则喘甚；肾失蒸化，水气内停，则足跗肿。综合病机，乃肺脾肾同病，本虚标实，故拟标本兼顾。组方用药取苓桂术甘汤温脾化饮；法半夏、陈皮、川贝母、紫苏子、白前、杏仁、海浮石等止咳化痰；沉香纳气定喘；继加肾气丸、补骨脂、核桃仁等温补肾阳以治本，病情好转并稳定。

五、颜德馨治疗慢性肺源性心脏病案

导读：咳喘病久，肺脾肾俱虚，因感受外邪，肺失清肃，痰热壅阻，水浊内停，久病入络，虚不受补，实不堪攻，最为棘手，其治宜益气化瘀，清化痰热，仔细斟酌，综合考虑。

案体：田某，男，71岁。患者患咳喘病20余年，每遇气候交变即作，近年来日趋加重，动辄气促伴下肢浮肿，多次住院治疗。2周前因起居不慎，上述症状加剧，按"慢性支气管炎继发感染、肺气肿、肺心病伴慢性心衰"入院治疗。诊时患者咳喘不得平卧，咳痰黄黏，胸中满闷，两下肢高度浮肿，小便量少，巩膜瘀丝，面色黧黑，爪甲青紫，查舌质紫暗，脉细滑小数。咳喘有年，肺脾肾三脏俱虚，因感受外邪，肺失清肃，痰热壅阻，运化失司，水浊内停，久病入络，虚实同巢，症在危途，治宜益气化瘀，清化痰热。处方：党参15g，沙参12g，白术9g，白茅根30g，芦根30g，竹沥9g，半夏9g，天竺黄9g，胆南星9g，黄芩9g，葶苈子15g，带皮茯苓15g，桃仁9g，杏仁9g，益母草30g，泽兰叶15g。取7剂，日1剂，水煎服。1周后咳喘减轻，入夜已能平卧，咳痰量减少，色黄而黏，豁之尚畅，两下肢浮肿仍甚，舌质暗，苔薄，脉细。继以原法治疗，上方去天竺黄，加苏木4.5g、降香2.4g，水煎服，另加水蛭粉1.5g吞服，配合丹参注射液静脉滴注。继续用药7天，余症均瘥，前方加育阴润肺之品善后而出院。

〔颜德馨. 中华名医治病囊密·颜德馨卷. 上海：文汇出版社，2000.〕

评析：病久治疗细斟酌。肺心病虚不受补，实不堪攻，最为棘手，调补肺脾肾，重视痰和瘀，巧妙选方用药，方可获得好的疗效。肺心病多由慢性支气管炎、肺气肿演变而来，属中医学肺胀、喘证的范畴，此病痰夹瘀血，碍气而病，本虚标实，肃降失司，虚不受补，实不堪攻，最为棘手，临证应仔细斟酌，综合考虑。本例患者高年久病咳喘肺胀，肺脾肾三脏俱虚，感受外邪，痰热夹瘀壅阻，肺失清肃，脾失健运，肾气失化而诸症状峰起。治用党参、沙参、白术益气养阴以扶其正气，竹沥、半夏、天竺黄、胆南星、葶苈子泻肺化痰以祛其标，另用益母草、泽兰叶、苏木、桃仁、丹参、水蛭等化瘀，改善微循环，全方共奏益气养阴，清化痰热，化瘀利水之功。因瘀贯穿于肺心病的整个过程，故治疗上应重视活血化瘀，常用水蛭，一般入煎 3g，吞粉 1.5g，每日 1~2 次，能改善缺氧症状，有时考虑到水蛭性寒，而与等量的降香末或沉香粉和匀吞服，对于慢性肺心病患者，用水蛭粉与人参粉同服，有预防肺性脑病的作用。颜氏喜以人参、白术与降香、苏木相伍，补而不滞，行而不耗，增进疗效，可供临床参考。

六、董建华治疗慢性肺源性心脏病案

导读：喘证辨证属肺脾两虚，寒邪夹湿内阻，肾阳甚微，体弱病重者，应慎防气脱亡阳之变，治之宜暂拟益气强心，温肾调脾，佐以宣肺化饮，并随病情变化及时调整治法用药。

案体：黄某，男，67 岁，1990 年 12 月 11 日就诊。患者向有慢性支气管炎、肺气肿、肺心病史，近因外感诱发，咳嗽，痰白呈泡沫状，咳之不畅，喘息不得平卧，胸闷腹胀，不思饮食，面浮肢肿，溲短便溏，神疲乏力，西医诊断为慢性支气管炎、肺气肿、肺心病，经中西药治疗旬余未效。诊查患者面浮胕肿，肢末不温，面色㿠白，自汗，舌质淡，苔白滑，脉沉细无力。辨证属肺脾两虚，寒邪夹湿内阻，肾阳甚微，心力衰竭，体弱病重，慎防气脱亡阳之变，治之暂拟益气强心，温肾调脾，佐以宣肺化饮。处方：红参（另煎汁冲）9g，黑附子块 15g，焦白术 12g，净麻黄（后下）4.5g，苦杏仁 12g，干姜 3g，五味子（杵）3g，制半夏 9g，广陈皮 4.5g，北细辛 2.4g，云茯苓 15g，炙甘草 3g，沉香（后下）2.4g，钟乳石（煅杵包煎）9g。取 2 剂，日 1 剂，水煎服。12 月 13 日二诊，患者自述服上药后咳喘大减，胸闷得宽，腹胀亦减，小溲增长，跗肿渐消，稍思饮食，汗敛肢和，舌质淡红，苔白初化，脉沉细带滑，症情改善，再拟原方加减。处方：党参 15g，附子块 9g，白术 12g，麻黄（后下）3g，杏仁 9g，茯苓 12g，干姜 2.4g，五味子（杵）3g，苏子 9g，砂仁（杵）3g，焦建曲 12g，银杏肉（去皮尖）5 枚。取 3 剂，日 1 剂，水煎服。12 月 16 日三诊时，患者咳减喘平，胸腹痞胀消除，纳谷陟增，足肿亦退，夜寐较安，大便成形，精神渐振，面部虚浮，痰多咳吐尚易，查舌质淡红，苔白已化，脉形漏滑，仍拟益气调脾温肾之剂。处方：党参 15g，黄芪 9g，白术 12g，附子块 9g，茯苓 12g，炙甘草 6g，桂枝 3g，麻黄（后下）2.4g，半夏 9g，陈皮 4.5g，杏仁 9g，细辛 1.5g，大枣（去核）5 枚。

〔董建华. 中国现代名中医医案精华. 北京：北京出版社，2002.〕

评析：急则治标缓治本。喘证（肺心病）其标在肺，其本在脾肾，治疗围绕肺脾肾，做到急则治标缓治本，掌握时机，辨证施治，至关重要。《金匮要略》中有"咳逆倚息，短气不得卧，其形如肿，谓之支饮……""病痰饮者，当以温药和之"的论述。本例患者病久肺脾气虚，心肾阳气亦衰，痰湿内阻不化，初诊时症情殊重，大有气脱亡阳之势，急投红参、附子益气回阳救逆，强心温肾，配合小青龙汤加减以宣肺化饮，佐以沉香纳气归肾，扶正达邪，重在心肺肾。2 剂后诸症明显好转，症情趋于稳定，方随证变，故二诊时以党参易红参，附子块减量，更以砂仁、焦建曲理气和胃，党参、白术、茯苓调脾运中，以恢复脾胃运化功能，苏子、银杏肉降气定喘。药仅 5 剂，咳减喘平，纳谷增进，大便转实。三诊则以补益为主，重在脾肾，仿玉屏丹、苓桂术甘汤、麻黄附子细辛汤加减，益气调脾温肾以善其后。此病案的治疗突出了掌握时机，辨证施治，分步用药，对临床有一定的指导作用。

七、李辅仁治疗慢性肺源性心脏病案

导读：慢性咳喘的发病机制主要在于"内有伏痰，加之外邪引动"，应做到分清缓急而治，临证注意"勿忘宣肺排痰，健脾化痰，以洁净肺之气道"，所谓内奸已除，则外贼难犯。

案体：某患者，男，84 岁。患者患慢性支气管炎 30 余年，诊断肺心病已 7 年，几乎一年四季发作，影响生活和工作，平均每年住院达 4～6 次。临床表现为咳嗽，喘息，甚者难以平卧，咯大量泡沫痰，胸闷憋气，心悸，且易于感冒。2 年前李氏用射麻平喘汤治疗急性期，咳喘丸缓治方治疗缓解期，将两个方剂相结合进行调治。射麻平喘汤方为射干 10g、炙麻黄 3～10g、杏仁 10g、生石膏 30g、桑白皮 15g、苏子 5～10g、葶苈子 10g、白芥子 5g、苏梗 10g、桔梗 10g、橘红 10g、鱼腥草 15g、金银花 20g、炙紫菀 15g、甘草 3g，用法为每日 1 剂，水煎服。咳喘丸缓治方为冬虫夏草 50g、百合 50g、百部 50g、鱼腥草 30g、云茯苓 50g、款冬花 30g、前胡 50g、桑白皮 30g、炒远志 30g、半夏 30g、南沙参 50g、炙紫菀 50g、杏仁 30g、泽泻 50g、川贝母 30g、浙贝母 30g、枸杞子 50g、金银花 50g、丹参 50g，用法为共研为极细末，过箩去渣，水泛为丸，每日早晚各服 6g。服药后病情明显缓解，生活质量大大改善，很少感冒，两年以来仅住过 1 次医院。

〔史学军，衣胜荣，刘晨. 李辅仁教授治疗呼吸系统疾病用药经验浅谈. 中国中药杂志，2000，25（11）：701.〕

评析：咳喘分缓急而治。咳喘病是上实下虚证，所谓"上实"就是痰饮内伏，肺之气道壅塞；"下虚"就是肾虚不纳气。慢性咳喘疾患的发病机制是"内有伏痰，加之外邪引动"，治疗强调"勿忘宣肺排痰，健脾化痰，以洁净肺之气道"，所谓内奸已除，则外贼难犯。在中医"急则治其标，缓则治其本"的传统理论基础上，李氏提出"缓则标本兼治"的原则。具体而言，治标"洁净肺之气道"，应从化痰瘀出发，治本"绝痰之源"，从健脾化痰、补肾纳气入手。若一味补肺益肾健脾治其本，往往徒劳无功。扶正善于用黄芪、炒白术、防风、太子参、枸杞等，平喘多用苏子、射干、炙麻黄，宣肺选用苏梗、桔梗、炙枇杷叶、炙紫菀、炙前胡、款冬花等，祛痰用橘红、贝母、炒远志。李氏根据临床实践自拟了射麻平喘汤用于治疗痰喘证急性期，咳喘丸缓治方用于治疗慢性咳喘疾病缓解期，均取得了较好的疗效。本例患者患慢性支气管炎30余年、肺心病7年，李氏用射麻平喘汤和咳喘丸缓治方两个方剂相结合进行调治，由于方药对证，药后病情明显缓解，生活质量大大改善。

八、于启后治疗慢性肺源性心脏病案

导读：慢性肺源性心脏病病程日久，多表现为肺肾气虚，痰饮内停，对于此类患者，其治疗宜以益肺补肾纳气，化痰止咳平喘为法，方剂选用麻杏石甘汤加味，可获得较好疗效。

案体：窦某，女，61岁，1992年9月10日初诊。患者自述患肺心病多年，常于外感或季节交替时咳喘发作。1个月前因外感诱发咳喘，西药治疗疗效不佳，并逐日加重，伴心慌气短，不能平卧。患者本人为西医内科大夫，因怀疑中药疗效，迟迟不愿服用中药，此次见其症状不能用西药控制，抱着试一试的心态而来就诊。诊时患者气短懒言，咳喘，痰多呈泡沫状无血，查其面色浮肿无华，唇色紫黯，舌质暗红体胖，苔白腻，脉细数无力。诊其为肺肾气虚、痰饮内停之咳喘（肺心病），治以益肺补肾纳气，化痰止咳平喘为法，方拟麻杏石甘汤加味。处方：北沙参15g，麦冬9g，射干6g，炙麻黄6g，生石膏15g，杏仁9g，熟地12g，细辛5g，前胡9g，海浮石12g，法半夏9g，茯苓12g，马兜铃12g，甘草6g。取3剂，每日1剂，水煎取汁，每次200ml，每日3次服。服上方后咳喘减轻，余症仍现，上方去射干、杏仁、细辛，加紫石英、柏子仁、桑白皮，取5剂，继续服用。1992年9月18日再诊，患者咳喘明显好转，背心冷仍现，可平卧，改为下方。处方：党参15g，麦冬9g，五味子9g，柏子仁12g，熟地15g，苏子9g，杏仁9g，款冬花12g，紫石英12g，海蛤壳12g，桑白皮12g，马兜铃12g，山萸肉12g，茯苓12g。取5剂，每日1剂，水煎服。1992年10月4日再诊时，患者初诊时症状完全控制，精神饮食尚好，方不更张，续用5剂。1992年10月26日五诊，患者自述近日精神尚好，已不咳喘，嘱其入冬后用蛤蚧、冬虫夏草打成细粉，每日少许吞服，以巩固疗效。

〔贺兴东，翁维良，姚乃礼. 当代名老中医典型医案集·内科分册. 北京：人民卫生出版社，2009.〕

评析：重在治本兼顾标。于氏治疗慢性肺源性心脏病，重在治本，以补益肺肾为主，兼以顾标，化痰止咳。《素问·至真要大论》中说："诸气膹郁，皆属于肺"。肺以肃降为顺，肺气上逆则喘，日久肺肾两虚，肾虚不纳气，则喘息加重。本例患者病程日久，肺肾气虚，痰饮内停，致喘咳日久不愈，痰湿郁久化热，痰火交阻于肺，则咳喘日重。本案的治疗特点有以下三个方面：一是初诊用"麻杏石甘汤"加味，宣肺清热，平喘止咳，兼以益气；二是咳喘平后，以治本为主，补益肺肾，兼以化痰止咳；三是入冬后用蛤蚧、冬虫夏草打成细粉吞服，蛤蚧、冬虫夏草均入肺、肾二经，有滋肾补肺、止咳定喘的功效，并补益阴血、助精扶赢，入冬服用可预防减少咳喘的复发，体现了"上工治未病"的思想。

九、周仲瑛治疗慢性肺源性心脏病案

导读：慢性肺源性心脏病病情复杂多变，临证应仔细分析，详加辨证，恰当选方用药，对于中医辨证属下虚上实之患者，采取肃肺化痰、温肾纳气之法治疗，可取得较好的疗效。

案体：徐某，男，62岁。患者咳喘6年，入冬则作。去年11月中旬咳喘大作，经注射青霉素、氨茶碱等治疗两个月不效，于今年1月27日入院。诊其症见胸闷，呼吸浅促，动则喘甚，难以平卧，痰吐欠利，色白清稀，心慌气短，颧暗唇紫，畏寒，面微浮，腰以下肿，足肿按之没指，纳呆，口干不欲饮，溲少便秘，舌质淡红，苔淡黄微腻，脉小滑数。西医诊断为慢性支气管炎、重度肺气肿、肺源性心脏病（代偿功能不全），中医辨证为脾肾阳虚，痰饮壅肺。迭经宣肃肺气、平喘化痰，温化痰饮，清化痰热，降气纳肾，养阴润肺等法治疗12天，病情无明显进步。再予分析病机，认定证属下虚上实，乃取肃肺化痰，温肾纳气之法治之。处方：①南沙参12g，紫苏子10g，杏仁10g，桑白皮10g，熟地10g，炒沉香2g，怀牛膝10g，白前6g，海浮石12g，核桃仁10g，肾气丸（包）10g，水煎服；②另蛤粉、坎炁（即干燥脐带）、半夏粉各2g，每日2次分服，继加炒白术10g，茯苓10g。三天后咳喘递减，痰转为白沫状，上方增熟地用量为12g，药后夜间咳喘未作，痰少，下肢肿减。第五日动则作喘亦减，浮肿消退大半，舌质偏红，溲量多，可以坐起洗脸，饮食增，心率80~90次/分。服上方二十多天，即可在室内漫步，唯晨起有一阵咳嗽，痰黏白，舌苔薄净，脉小滑。至3月5日改用调治肺脾肾虚之剂巩固，至3月18日出院。

〔周仲瑛，周光. 辨证治疗咳喘的体会. 江西中医杂志，1984，（1）：19.〕

评析：注意肺脾肾同调。本例患者病机复杂，既有胸闷喘咳、呼吸浅促等肺气升降不利之候，又有动则喘甚、难以平卧的肾不纳气之证；既有心慌不宁等心气不足的表现，又有纳呆、浮肿等脾失健运的症状。此外，畏寒为阳虚，颧红口干、舌红脉小数为阴虚，痰吐欠利、色白清稀提示痰饮伏肺，而治疗过程中又有痰从热化之象。开始屡易其治而未效，因未抓住肾虚为主的特点，后以补肾为主，肺脾肾同调，方获显效。本例患者由于证情复杂，虚多实少，故当虚实并治，补虚当审其阴阳，区别肺脾肾三脏主次，化痰宜辨其寒热，选用温化法或清化法。只有抓住下虚上实之本质，做到辨证准确，选法用药得当，方能取得好的疗效。

十、陈瑞春治疗慢性肺源性心脏病案

导读：肺心病发病机制复杂，临床表现多样，其治疗应注意整体性和辨证用药的规律性，对肺脾气虚、痰湿内停者，宜以补益肺脾、化痰利水为治法，方用防己黄芪汤合二陈汤加味。

案体：汤某，男，76岁，2005年12月29日初诊。患者原有慢性支气管炎、肺心病史，10天前开始咳嗽，自行服用"消炎药"，效果不佳。现患者咳嗽，痰难咯，色白，咽痒，面部轻度浮肿，胸闷，心悸，口干，口不苦不黏，纳食欠佳，小便少、色黄，大便溏，查舌质淡红，苔薄腻，脉细数。临床诊断为肺脾气虚、痰湿内停之肺心病，治以补益肺脾，化痰利水，方拟防己黄芪汤合二陈汤加味。处方：生黄芪15g，防己10g，茯苓15g，白术10g，陈皮10g，法半夏10g，炙甘草5g，葶苈子6g，炒谷芽10g，炒麦芽10g，茯苓皮20g，苏子6g，赤小豆30g。取7剂，每日1剂，水煎服。服药后咳嗽减轻，但动则气喘，胸闷，难以平卧，痰少，面浮肿，下肢肿，纳食欠佳，口干，口不苦，睡眠欠佳，小便正常，大便溏，查舌质淡红，苔略厚腻，脉缓，原治法上加强益气利肺之功，守上方加西洋参10g、麦冬6g、防风6g、杏仁10g、五味子6g，再取7剂，每日1剂，水煎服。2006年3月8日电话追访，患者服上药后病情渐减轻，尽剂咳嗽、水肿均痊愈。

〔贺兴东，翁维良，姚乃礼. 当代名老中医典型医案集·内科分册. 北京：人民卫生出版社，2009.〕

评析：重视气虚痰湿停。肺心病从肺脾气虚、痰湿内停论治，确有良效。本例患者为慢性支气管炎，并涉及心脏，为肺心病，所表现的症状，既有肺气不足，胸阳闭阻，又有痰湿内停，脾胃运化失权，所以以补益肺脾、化痰利水为治法。治疗中所用方药，有防己黄芪汤、二陈汤、生脉散、玉屏风散四方，药味多而不杂，且每方每药均能起到相互协调，互为补充，增强治疗合力，充分体现其整体性和辨证用药规律性，药后疗效满意。陈氏临床上以此法治疗老慢支、肺气肿、肺心病，均能获得显著的近期疗效。

十一、张鸿祥治疗慢性肺源性心脏病案

导读："阳光当空，阴云自散"，对于喘证病久，中阳不振，阴霾浊邪凝聚不散的患者，其治疗宜以温阳散寒，理脾化痰，祛除水湿为治则，方选六君子汤合麻黄附子细辛汤加减。

案体：姜某，男，68岁，1975年3月28日初诊。患者有慢性咳嗽病史2年，近1个月来咳嗽气急加剧，伴有浮肿，以慢性支气管炎继发感染、肺气肿、肺心病急诊入院。采用中西医两法治疗，曾用三子养亲汤、二陈汤、三拗汤、桂枝瓜蒌薤白汤、二味黑锡丹、金匮肾气丸等方药及西医治疗，病情已有好转，而咳嗽气急，下肢浮肿未能减轻。现患者痰浊黏咳之不畅，时有胸闷心悸，舌质淡，舌苔白腻而垢，脉象小滑不匀。病已日久，中阳不振，阴霾浊邪凝而不散，治当温阳散寒，理脾化痰，祛除水湿，所谓"阳光当空，阴云自散"之法。处方：麻黄4.5g，制

附子9g，细辛3g，党参9g，茯苓皮9g，陈皮6g，生甘草4.5g，制半夏9g。4月12日再诊，患者自述连进麻黄附子细辛汤合六君子汤加减方后，咳嗽气喘皆见好转，下肢浮肿已消退，舌苔垢腻渐化为白腻苔，舌质淡，脉濡滑无力，肺脾痰湿有泄化之机，治如前法，温化平喘，而涤顽痰。处方：炙麻黄9g，制附子9g，细辛4.5g，干姜3g，五味子3g，制半夏9g，茯苓9g，炙苏子12g，杏仁9g，炒白芥子9g，炒莱菔子9g，炒皂荚子9g。

〔上海市卫生局. 上海老中医医案选编. 上海：上海科学技术出版社，1980.〕

评析：温阳散寒祛痰湿。本病例住院3个多月，为喘咳重症，初诊时患者气喘不能上床平卧，当时辨别其喘，为喘多肿少。喘证可分虚、实二证，《景岳全书》中说："实喘者有邪，邪气实也，虚喘者无邪，元气虚也"。根据患者的症状和舌苔脉象，为虚实并见的喘证，病久为虚，中阳不振，阴寒之邪凝结不散，上凌于心肺则为喘咳，下侵肌肤则为水肿。此证经用麻黄附子细辛汤温阳散寒，以六君子汤理脾化痰逐水湿之邪，服上方2周后喘咳大有好转，能上床睡觉，下肢浮肿消退，舌苔垢腻亦化，食欲增加，精神好转，病情基本稳定。

十二、娄多峰治疗慢性肺源性心脏病案

导读：慢性肺源性心脏病每因感受外邪使病情加重，呈现标实而急之象，应急则治其标，以宣泄肺热、化痰逐饮为原则，方选麻杏石甘汤加减，待邪实渐去，再增加扶正治本之品。

案体：毛某，女，44岁，1979年4月20日初诊。患者因咳喘、吐痰反复发作15年，加重伴双下肢浮肿3年就诊。患者15年前因产后触冒风寒，遂见咳喘、胸闷，此后每因外感则发，1年急性发作2～6次，用抗生素及氨茶碱等药治疗，数周可止。近3年来发作频繁，逐渐加重，甚则心悸，下肢浮肿。1个月前

咳喘复作，住院后经用上述西药治疗 20 余天难以缓解，要求服中药。诊时患者咳喘胸闷，张口抬肩，夜不能眠，咳吐痰涎量多质稠色黄，小便量少，检查其神志清楚，面部虚浮，颧红，唇发绀，下肢轻度浮肿，依床而息，舌质黯红，苔黄腻，脉滑数，测体温 37.5℃，心率 94 次／分，呼吸 22 次／分，血压 75/55 毫米汞柱，听诊两肺布满湿啰音。经胸部 X 线透视等诊断为慢性支气管炎、肺气肿、肺心病，治拟宣泄肺热，化痰逐饮，方用麻杏石甘汤加味。处方：炙麻黄 9g，石膏 30g，炒杏仁 9g，瓜蒌皮 24g，紫菀 24g，车前子 18g，葶苈子 12g，苏子 12g，麦冬 15g，陈皮 12g，桔梗 9g，甘草 6g。取 3 剂，每日 1 剂，水煎服。4 月 24 日复诊，患者小便增多，诸症有减，脉仍滑数，舌质黯红，效不更方，继服 3 剂。4 月 27 日三诊，患者咳喘胸闷大减，已能平卧，咳痰量少质稀，色淡白，睡眠可，小便清长，下肢、颜面浮肿全消，脉象和缓，自述病去八九，上方去车前子，加黄芪 20g、茯苓 18g，继续服用。5 月 4 日四诊时，患者诸症悉除，测体温 36.8℃，心率 82 次／分，血压 112/68 毫米汞柱，要求出院。嘱以人参蛤蚧散调理善后。

〔随殿军，王之虹. 中国当代名医医案医话选. 长春：吉林科学技术出版社，1995.〕

评析：急则治标缓治本。本例患者素有咳喘，痰气交阻于肺，以致肺胀，又复感外邪，邪热壅肺，而成咳喘胸闷、张口抬肩、痰多而黄、颜面下肢浮肿等水气不利，标实而急之象。娄氏急则治其标，首诊、二诊均以清热宣肺之麻杏石甘汤加化痰降气、肃肺利水之品，重在祛邪治标，三诊时病情大减，故逐渐加用黄芪、茯苓扶正治本之品，四诊时邪实已去，正气尚虚，故以人参蛤蚧散调理善后。

第七章　原发性支气管肺癌

　　原发性支气管肺癌又称支气管肺癌，简称肺癌，其肿瘤细胞源于支气管黏膜或腺体，常有区域性淋巴结和血行转移，病情进展速度与细胞的生物特性有关。按解剖学部位肺癌分为中央型和周围型两大类，按组织病理学分类则可分为非小细胞肺癌和小细胞肺癌。肺癌的病因至今尚不完全清楚，一般认为长期吸烟、大气污染是肺癌的重要致病因素。肺癌多在 40 岁以上发病，发病年龄高峰在 60~79 岁之间，男女患病率为 2.3：1。肺癌是当前世界各地最常见的恶性肿瘤之一，是一种严重威胁人民健康和生命的疾病，半个世纪以来，世界各国肺癌的发病率和病死率都有明显增高的趋势，世界卫生组织 2000 年报告 1997 年全世界死于恶性肿瘤的共 706.5 万人，其中肺癌占恶性肿瘤死亡的 19%，居恶性肿瘤死因的第一位。

　　肺癌以刺激性咳嗽、痰中带血、胸痛等为主要临床表现，属中医学"肺积"、"咳嗽"、"咯血"、"胸痛"等的范畴，中医认为由于正气内虚，邪毒外侵，痰浊内聚，气滞血瘀，阻结于肺，肺失肃降所致。肺癌的辨证以辨证候的虚实、辨邪正的盛衰为要点。肺癌的发生多与肺气不足，痰湿瘀血交阻有关，早期多见气滞血瘀，痰湿毒蕴之证，以邪实为主；晚期多见阴虚毒热，气阴两虚之证，以正虚为主，临床上多病情复杂，虚实互见。

　　肺癌属难以根治之疾病，至今中西医均无较为满意的治疗方法。中医治疗肺癌以扶正祛邪，标本兼治为原则。肺癌整体属虚，局部属实，正虚为本，邪实为标。肺癌早期以邪实为主，治当行气活血、化瘀软坚和清热化痰、利湿解毒；肺癌晚期以正虚为主，治宜扶正祛邪，分别采取养阴清热、解毒散结及益气养阴、清化痰热等法。由于肺癌患者正气内虚，抗病能力低下，虚损情况突出，因此在治疗中要始终维护正气，保护胃气，把扶正抗癌原则贯穿肺癌治疗的全过程。

第一节　中医名家辨治经验

一、徐振晔辨治原发性支气管肺癌经验

徐振晔辨治原发性支气管肺癌的经验丰富，认为正虚邪侵是肺癌的基本病因病机，临证重视舌诊，详辨病证，衷中参西，善顾护肺脾肾，强化后天之本，用药颇具特色，疗效卓著。

（一）正虚邪侵为基本病因病机

徐氏通过中医古籍经典中对"肺积"、"肺岩"等的临床表现和历代医家的论述，结合临床实践，认为肺癌的形成是正气内虚，脏腑功能失调，邪毒袭肺，盘踞不散，致使肺失宣降，津聚为痰，气机不利，血行瘀阻，终致邪毒痰瘀胶结，日久形成积块。其最基本的病理机制是癌毒痰瘀胶结，并认为肺癌是全身性疾病在肺部的局部表现，虚实夹杂是主要病机变化，虚以气虚、阴虚、精亏为主，实则多为毒聚、痰凝、气滞、血瘀。

（二）重视舌诊，详加辨证

中医学认为脏腑精气可以上营于舌，而脏腑气血阴阳又可变见于舌。舌为百脉汇聚之处，肺朝百脉，且诸脏腑的变化常影响肺的变化，而肺的变化亦常影响其他脏腑的变化，所以肺癌的证情变化大多可在舌质与舌苔上表现出来。徐氏在临床诊治时十分重视察验舌质与舌苔，认为观舌质可验其正气之阴阳虚实，察舌苔可推知邪气之寒热深浅，舌苔之润燥可验津液之盈亏。舌质淡胖或兼有齿印的肺癌患者，肺气亏虚，必补益肺气；舌质淡暗或

淡而不胖者，阳虚湿停，则健脾温阳；舌质红或偏红，苔少或有裂纹者，为肺阴虚，治以养阴润肺清虚热；舌质红或红绛无苔者，肺肾阴虚，治宜滋养肺肾之阴结合清热消肿。患者舌质由紫黯转向淡红，或由晦黯转向明润，舌苔由厚转薄或由无苔转为薄白苔，往往提示证情好转，反之则警惕扩散、转移、出血等证情的恶化。

（三）衷中参西，辨证论治

徐氏认为，虽然中医对肺癌的病因病机已有相当的认识，但现代医学对肿瘤的病因、病理和诊断方法的研究更是日新月异，治疗观念也不断更新。因此必须学习现代肿瘤学的病因学、病理学、诊断学和分子生物学，熟练应用各种现代诊断方法，以便及时明确诊断和指导临床治疗，充分了解现代各种治疗方法的利弊，着眼于整体调节，在顾护机体正气的前提下，最大限度地杀伤肿瘤，提高生存质量，延长生存期。经过多年的临床验证及系统总结，徐氏把肺癌分为肺肾阴虚型、脾虚痰湿型、阴阳两虚型以及精气亏虚型4种证型进行辨证治疗，气滞血瘀的表现散在于上述4型之中，与其他症状表现并存，但典型的气滞血瘀证比较少见。

肺肾阴虚型治宜滋阴润肺，药选南北沙参、麦冬、生地、玄参、生薏苡仁、百合、鳖甲、地骨皮、川贝、桑白皮、杏仁等；脾虚痰湿型治宜健脾益气化痰，药选黄芪、党参、白术、茯苓、生薏苡仁、半夏、陈皮、南星、威灵仙、桔梗、苍术、枳壳等；阴阳两虚型治宜温肾滋阴，药选胡芦巴、紫石英、仙灵脾、巴戟天、肉苁蓉、补骨脂、沙参、天冬、石斛、女贞子、生地、龟甲等；精气亏虚型治宜益气填精补肾，药选黄芪、白术、党参、熟地、山药、制何首乌、山萸肉、枸杞子、菟丝子、鹿角胶、杜仲、当归等。

（四）顾护肺脾肾，强化后天之本

肺癌局部属实，全身俱虚；病位在肺，但与脾肾有密切关系。全身虚候，不离五脏之伤，而五脏之伤，不外乎气血阴阳，肺为气机之枢，脾为后天之本，肾为先天之本，肺主宣发布精微，脾主运化生气血，肾主藏精寓阴阳。气血同源，阴阳互根，五脏相关，尤以脾肾最为关键。因此在肺癌的治疗中，一是必须根据病理属性的不同，分别采用益气、养血、滋阴、温阳的治疗方药；二是要结合病变部位的不同而选方用药，以增强治疗的针对性。所以顾护肺脾肾在肺癌的治疗中具有重要意义。

由于放疗、化疗的毒副反应，或癌毒盘踞于肺对脾胃功能的影响，肺癌病人多有恶心、纳呆、大便时溏时干等表现，如不及时纠正，人体得不到水谷充养致正气不能抗邪，邪气弥漫，邪毒流窜经络，形成远处转移，同时患者后天乏源，气少精亏，体质下降，症状明显，已失去信心，加速病情恶化。因此徐氏特别重视脾胃功能的调理，擅用参苓白术散、平胃散、藿香正气散，选用益气健脾和滋养胃阴的药物，如黄芪、白术、茯苓、山药、白蔻仁、陈皮、太子参、麦冬、沙参、生地、枸杞子，通常还使用炒谷芽、炒麦芽、神曲、焦山楂、炙鸡内金等药物助消化吸收，确保患者脾胃健运，纳食馨香。肺与大肠相表里，肺受邪毒，肃降失司，尤其是老年患者，易出现大便秘结或大便难，小便不利，影响脾胃的健运，徐氏常用甘缓润下药物，如火麻仁、瓜蒌仁或全瓜蒌、当归、肉苁蓉、杏仁等，再加少量行气药，如厚朴、枳实等。数天不大便者，则可加用少量制大黄。徐氏治疗肺癌以维护调整全身功能为主，谨慎攻伐，中病即止，遵循《素问·六元正纪大论》中"大积大聚其可犯也，衰其大半而止"之古训，始终注意保护正气，有的放矢，主次分明，屡收良效。

〔邓海滨，王中奇. 徐振晔辨治肺癌经验. 四川中医，2002，20（6）：1.〕

二、周维顺辨治原发性支气管肺癌经验

周维顺辨治原发性支气管肺癌，强调辨证要结合患者肺癌病理类型和临床分期、治疗经过，根据主症，重视望、闻、问、切四诊合参，确立相应的理法方药。周氏根据肺癌发病机制和临床表现的不同，在手术治疗、放射治疗、化学药物治疗的基础上，将肺癌分为阴虚热毒型、气阴两虚型、痰湿蕴肺型以及气滞血瘀型4种证型进行辨证治疗。

（一）阴虚热毒型

阴虚热毒型尤其多见，常见于肺癌中晚期，临床表现为咳嗽少痰或痰少而黏，痰中带血，胸痛，心烦眠差，低热盗汗，口干咽燥，大便干结，舌质红或黯红，苔薄黄或黄白相兼，脉细数。治以养阴清热解毒，软坚散结。药用南北沙参、天冬、炙鳖甲、山海螺、干蟾皮、浙贝、川贝、半枝莲、白花蛇舌草、杏仁、仙鹤草、白英、黛蛤散等加减。

（二）气阴两虚型

气阴两虚型也较多见，常见于肺癌中晚期或放化疗后，临床表现为咳嗽痰少，或痰稀而黏，气短喘促，神疲乏力，自汗或盗汗，口干，舌质红或淡，脉细弱。治以益气养阴，抑瘤散结。药用南北沙参、山药、大枣、太子参、麦冬、猫爪草、生玉竹、鲜石斛、百合等加减。

（三）痰湿蕴肺型

痰湿蕴肺型多因原有呼吸道疾患，脾虚痰湿、痰热犯肺所致，症见咳嗽，痰多而白黏，胸痛而闷，气急，有胸水，纳呆便溏，神疲乏力，舌黯淡，苔白腻或黄厚腻，脉弦滑或滑数。治以健脾化痰，清肺散结。药用茯苓、陈皮、半夏、生薏苡仁、苍术、白术、生黄芪、浙贝、猫爪草、半枝莲、白花蛇舌草、山药、大枣等加减。

（四）气滞血瘀型

气滞血瘀型多因邪毒犯肺，气机不畅，气滞血瘀，痰瘀互结而成，症见咳嗽，气急胸痛，痛如锥刺，口干便秘，时有痰血，舌红或绛见瘀斑瘀点，苔薄黄，脉弦或细涩。治以理气化滞，活血解毒。药用鱼腥草、蜈蚣、葶苈子、枳壳、杏仁、瓜蒌皮、铁树叶、桔梗、远志、炙甘草、茜草根、全蝎等加减。

〔刘振东，吴林生．周维顺治疗肺癌经验．浙江中医学院学报，2004，28（2）：39.〕

三、郑玉玲辨治原发性支气管肺癌经验

郑玉玲临床经验丰富，她应用中药治疗原发性支气管肺癌，强调依据病情明确目的，谨守病机辨证论治，有的放矢增效减毒，随症加减灵活变通。

（一）依据病情明确目的

中医肿瘤门诊所治肺癌病人大致分为以下几种情况。一是早期肺癌病人根治术后要求服用中药以巩固疗效，预防复发、转移；二是放化疗前后或放化疗过程中，要求服用中药以减轻毒性反应，增加、巩固疗效；三是晚期肺癌病人不能耐受放疗、化疗或拒绝放疗、化疗，服用中药以减轻症状，提高生活质量，延长生存期。在肺癌早期或病人整体状况较好时，以现代医学的方法（手术、放疗和化疗）治疗为主，中药治疗为辅；在肺癌晚期病人或病人整体状况较差时（不能耐受手术、放疗、化疗等），则以中医药治疗为主，西医为辅。中西医结合取长补短，以达最佳治疗效果。

（二）谨守病机辨证论治

肺癌属中医"肺积"、"劳嗽"等的范畴，其形成主要由于正气虚损，阴阳失调，继而六淫之邪乘虚而入，浸淫于肺，邪滞胸中，肺气抑郁，宣降失司，气滞血瘀，津液不布，聚而成痰，

痰瘀毒胶结，日久而成肺部肿瘤。根据肺癌临床表现的不同，可分为阴虚毒热型、气阴两虚型、气滞血瘀型、脾虚痰湿型和阴阳两虚型5种证型。阴虚毒热型症见咳嗽，无痰或痰黄稠或痰中带血，气促胸痛，口渴心烦，便秘尿黄，舌红苔黄，脉细数等，治以滋阴清热解毒为主，方选百合固金汤加减。气阴两虚型症见干咳少痰，气短喘促，乏力消瘦，口干纳差，自汗盗汗，舌淡红或红绛，脉细数无力，治以益气养阴为主，以生脉散合沙参麦冬汤加减。气滞血瘀型症见咳嗽不畅，胸闷不舒，咳痰不爽，胸痛如锥刺，或痰中带血，气急口干，便秘，头晕头胀，舌有瘀斑瘀点，苔薄腻，脉弦或弦细，治以行气活血解毒，方选血府逐瘀汤加减。脾虚痰湿型症见咳嗽咯痰，胸闷气短，倦怠乏力，纳差便溏，舌淡胖苔白腻，脉濡滑，治以益气健脾，化痰散结，方以六君子汤加减。阴阳两虚型症见咳嗽气短，神疲乏力，动则喘促，腰膝酸软，畏寒肢冷，舌淡胖有齿痕，脉沉细，治以温阳滋阴，方用金匮肾气丸加减。在上述分型的基础上，处理好辨病与辨证、扶正与祛邪、整体与局部的关系，灵活加减。

（三）有的放矢增效减毒

肺癌的治疗多是手术、放疗、化疗、中医药治疗、生物治疗等疗法综合应用。根据病人的不同治疗阶段，充分发挥中医药优势，增加疗效，减轻放疗、化疗毒副反应，以取得最佳疗效。如化疗常损伤正气，而见气血亏虚、脾胃不和之证，如头晕乏力，纳差，恶心呕吐，气短，舌淡苔腻，脉细弱等，常用生黄芪、当归、党参、陈皮、姜半夏、茯苓、砂仁、白术、藿香、佩兰、焦三仙等药，以益气健脾，和胃降逆。放疗患者常出现热毒伤阴的表现，可用沙参、麦冬、生地、玄参、金银花、生黄芪、当归、竹茹、清半夏、生薏苡等，以清热解毒，益气养阴生津。加丹参、鸡血藤可产生放疗增敏效应。白细胞减少常用生黄芪、当归、鸡血藤、菟丝子、枸杞子、山萸肉、淫羊藿、女贞子等益肾健脾生血。血小板减少加用阿胶、鹿角霜等。

（四）随症加减灵活变通

肺癌病人病情复杂，临床表现多种多样，根据其临床表现的不同，谨守病机，随症灵活加减，有助于提高疗效。如咯血者加仙鹤草、侧柏叶、白茅根，胸痛者加制乳香、制没药、延胡索等，胸腔积液者加葶苈子、猪苓等，并发肺部感染者加鱼腥草、浙贝等，淋巴结转移者合用消瘤丸，咳嗽痰多黏者加莱菔子、半夏等，骨转移者加川乌、透骨草、补骨脂等。

〔洪永贵. 郑玉玲教授论治肺癌经验介绍. 中国中医急症，2006，15（9）：1002.〕

四、李佩文辨治原发性支气管肺癌经验

李佩文认为治病首先应明确治疗的目的。临床所见肺癌患者多为中老年人，大部分进行了手术治疗及放疗、化疗，其找中医就诊原因主要有以下几类：①放疗、化疗间歇期或肿瘤缓解期，希望用中药治疗增强放化疗的作用，或延长带瘤生存时间；②即将或正在放疗、化疗，服用中药以减轻放化疗的副作用；③因某些症状，如咳嗽、咯血、声嘶、多汗、疼痛等，服用中药希望得到缓解；④晚期，或年高体弱，无法进行手术及放化疗，服用中药以减轻痛苦，维持生存质量，延长生存期。作为医生，应了解患者处于哪种情况，中药主要起到什么作用。李氏在辨证施治的基础上，根据不同阶段、不同目的有所侧重，做到有的放矢，以养阴益气解毒为基本治则，分清标本缓急，以百合固金汤及清燥救肺汤加减化裁治疗肺癌，取得了较好的疗效。

（一）养阴益气解毒为基本

临床所见，肺癌患者大多屡经手术、放疗、化疗，积块已去，正虚显著，主要表现为干咳无痰或少痰，气短乏力，口干口渴，或有潮热，身体消瘦，舌质红少津，脉细或细数，类似中医

学"肺痿"。究其原因有多种：如患者素体阴虚，患肺癌后毒邪更伤肺肾阴液；而放射治疗可以看作是一种"大热峻剂"，耗伤人体阴液；手术中失血、化疗中剧烈呕吐、大剂量给予利尿剂均可使体液丢失过多，津血亏乏进一步导致阴伤；此外，某些化疗药如博莱霉素、平阳霉素、大剂量环磷酰胺以及局部放疗造成肺纤维化等。以上诸多因素单独或联合作用于人体，导致肺气虚损，肺阴不足，"肺热叶焦"，发为痿证。另一方面，肺中有形积块虽去，其发病之病因病机未除，又屡经放疗、化疗以毒攻毒，体内尚有余毒未清，仍需解毒。李氏以养阴益气解毒为基本原则进行治疗，方剂可选用百合固金汤及清燥救肺汤加减化裁。基本方组成为百合、党参、沙参、石斛、白芍、桑叶、枇杷叶、浙贝母、半枝莲、白花蛇舌草。若气虚较甚，气短乏力，倦怠懒言，咳声低微，可加黄精、生黄芪、白术、茯苓、山药以补益肺脾之气；若阴虚较甚，口干咽燥，呛咳无痰，或痰少而黏，或有潮热，舌质红，脉数，可加用生地、麦冬、玄参、玉竹、五味子以养肺肾之阴；软坚解毒之品还可选用八月扎、猫爪草、百部、白英等。

（二）分清标本缓急

部分患者处于放疗、化疗间歇期或肿瘤缓解期，无明显症状，对于这些患者，李氏主张在养阴益气、扶正固本的基础上，加强抗癌解毒的力量，可在基本方基础上酌加生薏苡仁、百部、八月扎等具有抗癌作用的药物。若患者即将或正在进行放疗、化疗，中药以平补气阴、补肾生血为原则，可在基础方中加入生黄芪、黄精、当归、枸杞子、女贞子、菟丝子等药。放疗患者可加活血、清热之品以提高放疗敏感性，并可防止放射性肺炎、肺纤维化的发生；化疗患者可加和胃降逆之品，以减轻化疗药的消化道反应。临床常见患者以各种并发症状前来就诊，如感染、胸水、疼痛、咯血等，李氏认为此时治疗应"急则治其标"，辨证论治，必要时采取中西医结合的方法治疗，切不可囿于中西门户之见，或拘泥于基本原则不知变通。如患者咳嗽频繁，在养阴润肺基础上加前胡、苦杏仁、清半夏、紫菀、瓜蒌皮等宣降肺气；并发感染，咯痰色黄，或有发热，应以清肺化痰为要，用川贝母、瓜蒌、菊花、鱼腥草、黄芩等寒凉之品，但慎用大苦大寒，以防重伤气阴；并发胸水，胸闷气促，倚息不得卧，证属悬饮，应泻肺利水逐饮，药用葶苈子、猪苓、茯苓、泽泻，配伍宣降肺气以开水之上源，还可局部外敷"消水1号"（李氏经验方，院内制剂）促进胸水吸收，此时养阴之品宜少用或不用，但逐水之剂更伤阴液，俟水减症平还应以养阴益气为本；肿瘤侵犯血管常出现咯血，多为痰中带血或咯出少量鲜血，治疗宜养阴清热止血，基本方伍以白茅根、仙鹤草、白及、云南白药等止血不留瘀，也可稍用石榴皮、藕节炭等收敛止血药；侵犯胸膜常出现胸胁疼痛，治宜加用宽胸理气、通络止痛的郁金、丝瓜络、瓜蒌、延胡索、川楝子等，并可局部外敷"痛块灵巴布膏"（李氏经验方，院内制剂）加强止痛作用；肺癌患者由于肺气阴虚，卫外不固，阴液外泄，常常自汗盗汗，应及时加用浮小麦、生黄芪、五味子、生龙骨、生牡蛎、石榴皮等收敛汗液，以防多汗进一步耗气伤阴；癌性发热多为低热或中度热，无明显感染征象，辨证多属于阴虚不能潜阳，气虚阴火内生，故而发热，治以养阴益气、清潜虚热为法，基本方中加用丹皮、地骨皮、鳖甲、生龙骨、生牡蛎等药；肿瘤患者，尤其经受化疗的患者，多有消化功能的减退，表现为纳呆、脘腹胀满、嗳气、大便不畅等，治以益气健脾、和胃消痞为主，基本方减少养阴药，加补脾气之生黄芪、白术、茯苓以及和胃之清半夏、陈皮、炒山楂、炒谷芽、炒麦芽，若有腹胀便秘者则加用厚朴、木香、檀香、大腹皮。

肺癌容易发生转移，临床也常见到因转移灶症状就诊者。纵隔淋巴结转移压迫喉返神经常出现声音嘶哑，李氏认为此属肺金失于濡养，阴虚生风，痹阻肺络，治疗在养阴的基础上重在疏风，药用木蝴蝶、蝉蜕、钩藤、牛蒡子等；骨转移早期无症状，放射性核素骨扫描显示异常放射性浓聚，可加骨碎补、桑寄生、怀牛膝、狗脊等补肾填精之品，若有疼痛加用徐长卿、透骨草止痛，并可根据部位选用引经药；脑转移患者常有头痛、头晕、视物模糊等症状，此时治疗重点应在于疏风通络，清利头目，重用菊花、藁本、川芎、蒺藜等。肺癌患者大部分是中老年人，除肺部肺癌外往往并发其他老年性疾病，如高血压、冠心病、糖尿病、高脂血症等，李氏从整体观念出发，辨证论治，因病选药。如糖尿病用卫茅；高脂血症用葛根、荷叶、泽泻；高血压用菊花、川芎、藁本、石菖蒲、葛根、荷叶等。

（三）病案举例

王某，男，64 岁，2002 年 1 月 18 日初诊。患者 2001 年 12 月因发热、咳嗽，诊断为急性支气管炎，经抗感染治疗未能缓解，继而胸骨后疼痛，查胸部 CT 显示左肺中心型占位，支气管镜活检示腺癌，即行化疗。诊时患者气短甚则喘息，声音嘶哑，舌质红，苔黄厚而干，脉弦。治以养阴润肺，祛风散结。处方：沙参、石斛、百合、百部、蝉蜕、焦神曲各 20g，紫菀、石菖蒲、枇杷叶、川贝母、前胡、苦杏仁、桔梗、钩藤各 10g，瓜蒌、白花蛇舌草各 15g。取 7 剂，水煎服。2002 年 2 月 22 日二诊，共服 21 剂，气短、声音嘶哑有好转。现放疗已结束，仍偶感咽痒而咳，大便干，舌质红，脉滑，上方加青皮、陈皮、木蝴蝶各 10g，续服 7 剂。2 月 29 日三诊，患者气短、声音嘶哑继续好转，舌质红减轻，苔薄黄，脉弦，即将行疗程化疗。继以党参、沙参、石斛、百合各 20，瓜蒌、浙贝母、白花蛇舌草、枸杞子各 15g，女贞子、当归、清半夏、炒山楂、炒谷芽、炒麦芽、枇杷叶、半枝莲各 10g，陈皮 8g 等，以养阴润肺，益气养血，调理善后。

〔赵炜. 李佩文教授治疗肺癌经验介绍. 新中医，2003，35
（1）：9.〕

五、陈光伟辨治原发性支气管肺癌经验

陈光伟认为正虚为原发性支气管肺癌的主要发病因素，他治
疗此病以扶正为主，兼以祛邪，经过多年的临床实践总结出扶正
抗癌汤，取得了较好的治疗效果。

（一）对肺癌发病的认识

古代中医文献中无肺癌之名，其症状与肺积、肺岩、息贲、
咯血、痰饮、胸痛等相似。《难经》是说："肺之积，名曰息贲，
在右胁下复大如杯，久不已，令人洒淅寒热，喘咳，发肺壅。"
肺癌为正气虚损后，邪乘于肺，郁结胸中，肺气壅郁，宣降失
司，积聚成痰，痰凝气滞，瘀阻络脉，痰气瘀毒胶结久而成块所
致。《杂病源流犀烛》中指出："邪积胸中，阻塞气道，气不宣
通，为痰，为食，为血，皆得与正相搏，邪既胜，正不得而制
之，遂结成形而有块。"肺中积块等病证的产生，古人多倾向于
正虚与邪实。如《灵枢》中有"虚邪之入于身也深，寒与热相
搏，久留而内著……邪气居其间而不反，发为瘤。"《诸病源候
论》中也有"积聚者，由阴阳不和，腑脏虚弱，受于风邪，搏
与腑脏之气所为也"的论述。由上可以看出，肺癌是因虚致实，
因虚致病，是全身属虚，局部属实的疾病。《医宗必读》中也指
出："积之成也，正气不足，而后邪气踞之"，"善为医者，必责
其本"。因此，陈氏认为扶正应当贯穿于肺癌施治之全过程。

陈氏从整体观念出发，认为肺癌的发生、发展主要是由于正
气亏虚导致脏腑功能失调，留滞客邪，致使气滞血瘀、痰凝毒聚
成瘤。正气亏虚是形成肿瘤的根本所在，邪毒外侵是形成肿瘤的
外在条件。而癌瘤的生长又会进一步耗损正气，正不遏邪则又助
长了癌瘤的发展。正虚不仅是肺癌发生的内因，也是肺癌之疾病

传变的一个重要因素。现代医学也认为，恶性肿瘤的发生、发展与机体整体防御功能有关，尤其是与细胞免疫功能水平低下有关，而生长着的肿瘤又会进一步加深机体免疫功能的衰退，从而助长了肿瘤的发展，中西医对肿瘤的发生发展的认识是颇为相似的。由此可见，肺癌发生、发展是一个正邪相争的过程，故陈氏认为肺癌的基本病机是正气虚弱，阴阳失调，六淫之邪乘虚袭肺，邪滞胸中，肺气郁滞，宣降失司，气机不利，血行受阻，津液失于输布，津聚为痰，痰凝气滞，瘀阻络脉，痰气瘀毒胶结，久而形成肺癌肿块。肺癌是因虚而得病，因虚而致实，是全身属虚、局部属实的疾病，其病位在肺，与脾胃关系密切，因脾为后天之本，气血生化之源，五脏六腑皆受其荣养。

（二）扶正为主兼以祛邪的治疗方法

陈氏认为，肺癌虽为有形之块，其发病以正虚为本，因虚致病，是全身属虚、局部属实的疾患。"正虚"贯穿于整体疾病的发展过程中，且占主导地位，是矛盾的主要方面，而"邪实"则处于从属的地位，表现多样、易变，是矛盾的次要方面。肺癌正虚在临床上常表现为肺气虚、肺阴虚，而"脾为后天之本"，"肾为先天之本"，脾气健运依赖于肾阳的温煦，脾虚日久必伤肾，且肺癌为肺金为病，金水相生，病久亦必伤肾，故临床上肺癌病人也常见其脾气脾阳虚、肾阴肾阳虚等几个方面，或单见，亦或兼见。因此，在临床治疗上当扶正补虚，而扶正又以培土生金为法，且已有研究显示以益气健脾、化痰散结法治疗中晚期肺癌具有一定的生存优势。在辨证论治的原则指导下，选用具有扶助正气、培元固本的中药，调节人体的阴阳气血和脏腑经络的生理功能，提高患者的生存质量，增强机体内在的抵抗能力，提高免疫功能，从而达到强壮身体、祛除病邪、抑制癌肿发展、缓解病情、延长生命的目的。扶正为先，祛邪相辅，扶正是根本，祛邪是目的，"扶正之中寓于祛邪"，"祛邪之中意在扶正"。

（三）选方用药

陈氏在多年来的临床工作中，坚持以扶正抗癌为总则，以益气健脾、解毒消积为法进行组方，并自拟扶正抗癌方治疗肺癌。药物组成为：黄芪 15g，灵芝 15g，女贞子 15g，白术 12g，半夏 12g，莪术 12g，藤梨根 12g，丹参 12g，山豆根 12g，牡蛎 15g，水蛭 15g，土元 9g。方中黄芪性温，益气健脾，大补脾胃之气，脾主统血，肝藏血，气为血之帅，脾气健旺，肝血疏泄有力，实为君药。灵芝补益气血，女贞子滋补肝肾，两者为臣，增强黄芪之效，达到扶正固本之效。莪术苦泄辛温，既能入血分，又能入气分，辛温之性善于发散，为破血散结之要药；藤梨根酸涩凉，清热解毒，酸涩之性易于收敛，与莪术同用散中有敛，敛中有散，相辅相成，既能消散瘤体，又避免散结太过而发生转移；白术甘温，健脾燥湿，加强益气健脾之效；半夏辛温，燥湿化痰，降逆止呕，消痞散结，助莪术加强散结之功；山豆根清热解毒，利咽消肿，助藤梨根解毒散结；丹参活血调经，祛瘀止痛，凉血消痈；牡蛎、水蛭、土元软坚散结，均为佐使药。纵观全方，黄芪、灵芝、女贞子、白术等以扶正固本，半夏、莪术、藤梨根、丹参、山豆根、牡蛎、水蛭、土元等消积散结，本方组成体现了陈氏提出的益气健脾，解毒散结之法。

（四）病案举例

王某，男，68 岁。患者于 2008 年底因咳血 1 月，支气管镜检查提示肺癌，某肿瘤医院诊断为肺癌晚期，仅予化疗，首次尚可，第 2 次因体力不支而中断。2009 年 2 月前来诊治，症见消瘦乏力，声息低微，纳差口干，咳嗽，咳血痰，气喘胸闷痛，舌质淡红，苔薄黄，脉细弱。证属脾肺气虚，治以补脾益气，兼以润肺化痰，方用扶正抗癌汤加减。处方：黄芪 15g，灵芝 15g，女贞子 15g，露蜂房 15g，鱼腥草 15g，莪术 12g，川贝母 12g，光杏仁 12g，白术 12g，补骨脂 12g，仙鹤草 15g，清半夏 12g，焦三仙各 15g，甘草 3g，茯苓 12g，紫菀 15g，款冬花 15g。治疗半年后，患者纳食增加，气喘平息，行如常人，但仍见咳痰中带血丝，原方加以养阴润肺，止咳化痰。至今患者仅见偶有咳嗽发生，做 CT 检查显示肿块缩小，并继服中药治疗。

〔王娟. 陈光伟教授治疗肺癌经验. 实用中医内科杂志，2011，15（11）：17.〕

六、贾英杰辨治原发性支气管肺癌经验

对于肺癌的治疗，西医以手术、放疗、化疗为主，但对于肿瘤患者的生存质量、疗效及毒副反应等方面存在着不可克服的缺陷，近年来中医药在改善肺癌患者症状、提高生活质量、降低放疗和化疗的毒副反应等方面发挥了重要作用。贾英杰从事中医肿瘤研究数十载，对肺癌的治疗形成了较为系统的辨证思路，其分型论治和临床用药经验独到，临床疗效较好。

（一）分型论治

贾氏认为本病主要是正气虚弱，阴阳失调，六淫之邪乘虚而入，邪滞于肺，导致肺脏功能失调，肺气郁阻，宣降失司，气机不利，血行受阻，津液失于输布，津聚为痰，痰凝气滞，瘀阻脉络，痰气瘀毒胶结于肺，日久形成积块，发于肺而为肺癌，乃正虚而致病，因虚而致实，是一种全身属虚、局部属实的疾病，故总结出本病的中医病机为"正气内虚，毒瘀并存"，同时提出了"解毒祛瘀，扶正抗癌"的治疗大法，并通过多年的临床实践，将肺癌分为肺气郁闭型、气滞血瘀型、脾虚痰湿型、气阴两虚型以及阴虚痰热型五种证型进行辨证分型论治。

1. 肺气郁闭型　肺癌的病位在肺，邪气居于上焦，气机不利，宣降失司，气机升降出入失常，肺气上逆，上焦气机壅滞，故可见咳嗽，喘憋，咯痰不爽，咽喉不利，胸闷气促，胸痛等症状。贾氏对于这类具有明显上焦肺系症状的患者，治疗上先予开

宣肺气为主，方以利肺汤加减。药用瓜蒌、薤白、冬瓜子、薏苡仁、川贝母、郁金、姜黄，并酌加桔梗、杏仁、紫苏子、桑白皮等开宣肺气之药，使邪气开宣于上，病邪随痰而出。

2. 气滞血瘀型　患者七情内伤，气机不畅，升降失常，血行瘀滞，痰、气、血瘀滞而发肺积。朱丹溪在《丹溪心法》中说："善治痰者，不治痰而治气，气顺则一身之津液亦随气而顺矣"。赵献可在《医贯》中谓："七情内伤，郁而生痰"。此类患者多见咳嗽，咯痰不爽，痰中带血，胸痛气促，胸胁胀满或刺痛，痛有定处，大便秘结，唇甲紫暗，舌质有瘀斑或紫暗，苔薄黄，脉弦或涩。治疗以行气化滞，活血散瘀为主，方用柴胡疏肝散合桃红四物汤加减。若肝郁化火者，酌加栀子、川楝子以清热泻火；伴见胁肋胀痛者加当归、郁金、乌药等以增强行气活血之力。

3. 脾虚痰湿型　肺癌患者，邪气居于中焦，多见咳嗽痰多而黏，胸闷，胸痛，纳呆，神疲乏力，面色苍白，大便溏薄，舌质淡体胖，苔白腻，脉濡缓或濡滑。治疗上当采用中满分消法，治以补气健脾，燥湿化痰，方用二陈汤化裁，并酌加白术、竹茹、厚朴、莱菔子、木香、枳壳等理气健脾之药。若寒痰较重，痰黏白如泡沫，怯寒背冷者，加干姜、细辛以温肺化痰；神疲乏力、纳呆等脾虚证候明显者，加党参、白术、鸡内金以健脾助运；痰郁化热，痰黄稠黏难咯出者，加黄芩、胆南星、海蛤壳、鱼腥草等以清化热痰。

4. 气阴两虚型　久咳肝肾亏虚的患者，多见气阴两虚的症状，多表现为干咳少痰，咳声低微，或痰少带血，倦怠乏力，动则汗出，心悸怔忡，形瘦恶风，自汗或盗汗，口干少饮，舌质淡红或体胖，脉细弱。治以益气养阴，方用生脉散合一贯煎加减。

5. 阴虚痰热型　邪毒蕴结于肺，久咳伤阴者，多表现为咳嗽痰少，干咳无痰，或痰中带血丝，咳血，胸闷气急，潮热盗汗，头晕目眩耳鸣，心烦口干，尿赤便结，舌质红绛，苔薄黄或花剥或光剥无苔，脉细数无力。治疗上多滋阴清热，化痰止咳，方用百合固金汤加减。

（二）临床用药经验

在临床治疗过程中，贾氏用药善于灵活变通，认为肺癌患者的辨证分型不是一成不变的，在不同的阶段可以有相同的辨证分型，在同一阶段也可兼见多种辨证分型。所以在治疗过程中决不可机械地套用辨证分型，要根据辨病辨证相结合的原则，灵活加减用药，以提高疗效。

对于肺癌伴咯血的患者，方中酌加仙鹤草、白茅根、三七粉、云南白药、小蓟炭、地榆炭、茜草等止血凉血之品；胸闷刺痛明显者，加郁金、延胡索、虎杖、苏木、乳香、没药等活血散瘀理气之品；伴胸腔积液者，可予三子养亲汤合枳壳、葶苈子、紫苏子、猪苓、茯苓、泽泻等以泻肺利水；偏于阳虚者，多加肉苁蓉、补骨脂等；阴虚较甚者，酌加生地、黄精、龟板、玄参等滋阴潜阳之品；伴吞咽困难、呼吸失畅者，多合用启膈散加减；对于脑转移者，伴头痛、神昏、视力障碍，甚则呕吐、抽搐，为毒邪上逆、扰乱清阳，可加天麻、钩藤、石决明、菊花等平肝熄风、清热解毒之品；对于腋下淋巴结转移伴见结块者，多加猫爪草、山慈菇、浙贝母等软坚散结之品；伴骨转移者，多加全蝎、僵蚕、鸡血藤、山慈菇等活血祛瘀之品。

对于肺癌而言，放疗、化疗可以有效地杀伤癌细胞，但其毒副反应严重影响患者的生活质量。贾氏认为对于放疗、化疗后常见的骨髓抑制，中药可选用阿胶、枸杞子、补骨脂、骨碎补、肉苁蓉等健脾益气、养血补髓之品；出现胃肠道反应之恶心、呕吐等症状者，药用陈皮、半夏、玫瑰花、玳玳花、砂仁、竹茹、佩兰等健脾和胃之品；若湿热并重，舌苔黄腻者，可予蒿芩清胆汤为主加减；出现肝肾功能损害者，酌加虎杖、郁金、白花蛇舌草、半边莲、半枝莲等扶正解毒祛瘀之品；出现心肌损害而有心慌、心悸、胸闷气短者，药用黄芪、党参、麦冬、五味子、黄精等益气活血养心之品；放疗、化疗后出现放射性肺炎、肺纤维化者，可予滋阴润肺、止咳化痰之沙参麦冬汤加减；出现末梢神经毒性反应者，药用川芎、桃仁、红花、郁金、姜黄、桑枝等益气温经、和血通痹之品；出现脱发者，药用四物汤加何首乌、山萸肉、补骨脂、枸杞子等益肾养肝之品。

贾氏认为，对于肺癌的治疗，除了必要的药物干预外，还须调畅情志，涵养性情，做到"恬淡虚无，精神内守"，保持乐观积极健康的心理状态，从而使正邪长期和平共处，达到带瘤生存，延长患者的生命并提高其生活质量。

〔张欣. 贾英杰教授治疗肺癌经验. 中国中医急症，2007，16（11）：1366.〕

第二节　经典验案点评分析

一、周仲瑛治疗原发性支气管肺癌案

导读：肺癌放疗容易损伤肺之气阴，呈现热毒痰瘀阻肺、气阴两伤之证候，对于此类患者宜以益气养阴，扶助正气，化痰祛瘀，解毒抗癌为治法，并注意随病情变化灵活加减用药。

案体：计某，男，73岁，2005年6月16日就诊。患者有长期吸烟史，高血压、糖尿病、高脂血症病史，2003年检查发现右上肺空洞，按肺结核治疗。2005年3月痰中夹血，去省人民医院检查，诊断为肺鳞癌，6月10日行伽玛刀治疗，之后CT检查显示右上肺肿块放疗后与2005年3月29日比稍小，内部坏死明显，两肺感染，局灶性纤维化，局部支气管扩张，左下肺大泡。现患者稍有咳嗽，胸无闷痛，痰不多，偶有痰中带血，疲劳乏力，口干，纳食知味，睡眠尚可，二便正常，查舌质黯紫，苔中、后部黄腻，脉细滑。临床诊断为肺癌，病属热毒痰瘀证。此为长期吸烟，烟毒袭肺，肺气膹郁，酿生癌毒，癌毒阻肺，耗伤气血津液，加之放射治疗，进一步损伤肺之气阴，故见咳嗽，痰中带血，疲劳乏力，口干等热毒痰瘀阻肺、气阴两伤之证候。治以益气养阴，扶助正气，化痰祛瘀，解毒抗癌。因患者食纳知味，二便正常，知脾胃运化功能尚正常，故把解毒攻邪作为重点，方用自拟扶正消癌汤加减。处方：南沙参12g，北沙参12g，太子参10g，麦冬10g，天花粉10g，生薏苡仁15g，山慈菇12g，泽漆15g，猫爪草20g，肿节风20g，漏芦15g，仙鹤草15g，炙僵蚕10g，露蜂房10g，鱼腥草20g，白花蛇舌草20g，狗舌草20g，地骨皮15g。取7剂，日1剂，水煎服。2005年6月23日二诊时，患者咳减，痰少，未见出血，口干不显，无胸闷胸痛，纳食尚可，二便正常，查舌质暗红，苔中部黄腻，脉小滑，守上方加炙桑白皮12g、羊乳15g、平地木20g，继续服用。2005年7月14日三诊，患者近况平稳，咳痰不多，呈白色泡沫状，无胸闷痛，纳食可，大便稍干，舌质暗，苔薄黄，有裂痕，脉小滑，守前方去白花蛇舌草，加生黄芪12g、羊乳12g、平地木20g、桑白皮10g，坚持服用。2005年7月28日四诊，近日在军区总医院复查CT显示原右上肺病灶较前缩小，自觉症状不多，稍有痰，精神良好，大小便正常，舌质暗紫，苔中后部黄腻，脉细滑，中药守前方去地骨皮、猫爪草，加桑白皮12g、羊乳15g、生黄芪15g、平地木20g、龙葵20g，继续服用。2005年8月11日五诊时，患者自述症状不多，不咳，痰少，胸不痛，纳食知味，查舌苔黄薄腻，脉细滑，肝肾功能正常，血糖9.6mmol/L，癌胚抗原19.9，证属热毒痰瘀互结，气阴两伤，改用下方继续治疗。处方：炙鳖甲12g，南沙参12g，北沙参12g，天冬10g，麦冬10g，太子参12g，生黄芪15g，仙鹤草15g，生薏苡仁15g，泽漆15g，山慈菇 15g，白花蛇舌草 20g，龙葵 20g，半枝莲 20g，炙僵蚕 10g，漏芦 15g，猫爪草 20g，羊乳 15g，鬼馒头 15g，露蜂房 10g，肿节风 20g。

〔贺兴东，翁维良，姚乃礼. 当代名老中医典型医案集·内科分册. 北京：人民卫生出版社，2009.〕

评析：治肺癌应做到扶正与祛邪相结合。本例患者长期吸烟，烟毒袭肺，肺热气燥，酿生癌毒，癌毒阻肺，耗伤气血津液，加之放射治疗，进一步损伤肺之气阴，结合舌脉，辨证为热毒痰瘀阻肺，气阴两伤证。其病证特点属虚实夹杂，实者热毒痰浊瘀结，虚者气阴两亏，故治疗宜益气养阴，扶助正气，化痰祛瘀，解毒抗癌。因脾胃运化功能尚正常，故拟解毒攻邪作为重点。药用南沙参、北沙参、太子参、麦冬、天花粉、生薏苡仁、仙鹤草、地骨皮清肺益气养阴；山慈菇、泽漆、猫爪草、肿节风、漏芦、炙僵蚕、露蜂房、鱼腥草、白花蛇舌草、狗舌草清热解毒，化痰祛瘀，散结消癌。诸药合用，共奏扶正消癌之功效。此后几诊，均在此方的基础上加减运用，并在诊治过程中随时根据病情的变化调整扶正与抗癌的比重。至第五诊患者正气渐复，遂进一步加大消癌的力度，加用炙鳖甲、龙葵、鬼馒头等解毒抗癌，软坚散结，体现了"祛邪即是扶正"、"邪不祛，正更伤"的学术观点。药后患者自觉症状基本缓解，复查 CT 显示原右上肺病灶较前缩小。

二、沈敏南治疗原发性支气管肺癌案

导读：治肺癌宜辨病与辨证相结合，对于中医辨证属癌毒血瘀互结、肺失肃降的患者，其治疗宜以清热解毒，肃肺和络止血为法，同时注意兼顾其正气，做到祛邪与扶正相结合。

案体：曹某，男，60 岁，1999 年 7 月 10 日就诊。患者平时每天吸烟 20 支，并有嗜酒史，喜欢吃辛辣之物，曾工作于收购生活、工业废品店 20 年，经常接触有毒灰尘。因咯血胸痛 1 个月，经市级医院 CT 检查为左肺上叶癌及纵隔内淋巴结转移，右胸腔有少量积液，省肿瘤医院病理科检查为分化性鳞癌。诊时患者咯血 1 月未止，色红时夹紫血，咳时胸痛，精神不佳，形体消瘦，胃纳尚可，大便日 1 次，舌质红偏绛，苔黄糙，脉小滑。病属肺癌，证属癌毒血瘀互结，肺失肃降，治以清热解毒，肃肺和络止血。处方：鱼腥草 20g，荞麦根 20g，藤梨根 20g，白及 20g，花蕊石 20g，仙鹤草 20g，边血竭 12g，赤芍炭 12g，北沙参 12g，炒藕节 12g，百部 10g，丹皮炭 10g，川贝 6g。嘱戒除烟酒及辛辣发热之物，注意休息，适寒温防感冒。服药半月后，咯血已无，胸痛好转，上方减白及、仙鹤草、赤芍炭、炒藕节、丹皮炭，加半枝莲 20g、石见穿 20g、白花蛇舌草 15g、龙葵 15g、西洋参（另煎代茶）6g，继续服用。上方加减服半年，CT 检查病灶缩小，症状消失，舌质红绛好转，舌苔黄糙已退。已存活 5 年。

〔沈敏南，赵亦工，潘锋. 17 常见疑难病治验思路解析. 北京：人民卫生出版社，2006.〕

评析：治肺癌宜辨病与辨证相结合，处方用药从清热解毒、止血和络、润肺肃肺和扶正四个方面入手。患者嗜好烟酒，又在有毒灰尘环境中工作 20 年，以致热毒内蕴，时值花甲之年，全身免疫功能下降，而成癌毒积肺。从病程分析，热毒经久积成毒瘤，可谓时长蕴深；从病情分析，显示的症状不多，仅咯血、胸痛；内蕴的隐患凶险，有癌肿、积液、淋巴结转移。鉴于此，应用辨病、辨证相结合的兼备方，组方侧重于辨病。处方由四个组成部分：一为清热解毒，用鱼腥草、野荞麦根、藤梨根、仙鹤草清肺火，解癌毒，凉血热，肺癌为热毒，清热解毒治其本；二为止血和络，用白及、花蕊石、边血竭、赤芍炭、炒藕节、丹皮炭止咯血，散瘀血，清血热，患者咯血乃为标，急则治其标，咯血又是肺癌后期的主症，止血和络有截断病势必之用；三为润肺肃肺，用川贝、百部润肺津，肃肺气，恢复肺脏之功能，有助于癌肿之吸收；四为扶正，用北沙参益肺气，滋肺阴，增强肺脏之免疫功能。用药丝丝入扣，半月血止，病情缓解，减止血和络药，加半枝莲、石见穿、白花蛇舌草、龙葵清热解毒以抑癌肿，加西洋参益气养阴、泻火清热。药物与病证相符，未用手术、化疗，亦取得较好效果。

三、钱伯文治疗原发性支气管肺癌案

导读：肺癌多发性转移，出现咳嗽痰多，胸闷气短，疲乏懒言等症状，中医辨证属脾气亏虚，痰湿内生所致者，治疗宜以益气健脾，化痰软坚为法，方拟参苓白术散合二陈汤加减。

案体：陈某，男，45岁，2004年8月9日就诊。患者肺癌多发性转移，咳嗽痰多，胸闷气短，疲乏懒言，胃纳不佳，体虚乏力，查舌质淡，苔薄腻，脉滑细。此乃脾气亏虚，痰湿内生所致，治宜益气健脾，化痰软坚，方拟参苓白术散合二陈汤加减。处方：党参15g，茯苓20g，白术15g，陈皮12g，半夏12g，象贝母30g，土茯苓30g，生黄芪30g，生薏苡仁20g，瓜蒌皮15g，煅牡蛎30g，白花蛇舌草20g，仙鹤草20g。服药14剂，咳嗽胸闷好转，但时觉口渴，效不更方，原方加北沙参30g，天花粉20g，天冬12g，麦冬12g，蒸百部15g，炙紫菀15g。继续服用14剂，诸症状进一步好转。此后以前方加减治之，观察至2006年月6日，病情稳定。

〔贺兴东，翁维良，姚乃礼. 当代名老中医典型医案集·内科分册. 北京：人民卫生出版社，2009.〕

评析：肺癌多发性转移，咳嗽痰多，胸闷气短，宜从痰湿壅肺论治。肺癌属于中医学"肺积"、"息贲"、"咳嗽"、"咯血"、"胸痛"、"喘证"等的范畴。本案患者肺癌多发性转移，脾气亏虚，痰湿壅肺，故出现咳嗽痰多，胃纳不佳，体虚乏力等症状，治宜益气健脾，化痰软坚，方拟参苓白术散合二陈汤加减。方中党参、白术、生薏苡仁、生黄芪健脾益气；陈皮、半夏、象贝母、瓜蒌皮化痰；象贝母、煅牡蛎软坚；土茯苓、白花蛇舌草、仙鹤草有一定的抑瘤作用。诸药合用，既可健脾益气，化痰软坚，又可抑瘤，故能收较好的效果。肺病从脾论治，此为土能生金之理。

四、梁剑波治疗原发性支气管肺癌案

导读：肺癌无论起因如何，最后气阴两虚，化火伤肺阴，是其必然趋势，益气养阴为必用之治法。对于手术后出现肺阴虚损，邪毒痰浊内扰病理机制者，治宜益气养阴，解毒化痰。

案体：梁某，男，56岁，1991年11月15日初诊。患者1年前因咳痰中带血，左锁骨上淋巴结肿大，经某医院胸部X线摄片、CT检查等诊断为肺癌，手术后情况良好。半年前出现咳嗽、气喘、痰中带血，经多方治疗效果欠佳，遂延梁氏诊治。现患者面色㿠白，咳嗽，气喘，痰中带血，胸闷，疲乏无力，烦热，查舌质红，苔少，脉细数。临床诊断为右肺癌，属中医之肺岩，辨证为肺阴虚损，邪毒痰浊内扰，治宜益气养阴，解毒化痰。处方：紫菀15g，川贝母15g，党参15g，茯苓15g，阿胶15g，生地15g，熟地15g，玄参15g，麦冬15g，百合15g，白芍15g，知母12g，桔梗12g，五味子10g，当归10g，白及10g，青天葵10g，白茅根花各10g，冬葵子30g，花蕊石30g，甘草5g。每日1剂，水煎服。另用花旗参15，麦冬15，五味子3，加清水1碗，炖4小时，睡前服。服上药1周后，咳嗽、气喘减轻，痰中带血消失。继用上方长期服用，病情稳定，能步行来院复诊。

〔周瑞珍. 梁剑波治疗肿瘤经验举隅. 浙江中医杂志，1886，（5）：194.〕

评析：肺癌肺阴虚损、邪毒蕴痰证，治宜益气养阴、化痰解毒。肺癌的形成，中医认为属正气先伤，邪毒犯肺，以致肺气郁闭，宣降失司，进一步导致脉络阻塞，气滞血瘀，日久形成积块。正如《杂病源流犀浊》中所说："邪积胸中，阻塞气道，气不通为痰……为血，皆邪正相搏，邪既胜，正不得制之，遂结成形而有块。"肺癌早期病人可无症状，中期症状比较明显，因邪毒反复犯肺，久则化火伤阴，肺阴受损，则肺气随之而虚，或经化疗、放疗之后，出现气阴两虚。梁氏认为肺癌一病，无论起因如何，最后气阴两虚，化火伤肺阴，是其必然趋势，故益气养阴为必用之治法，他常喜用紫菀汤合百合固金汤以清金固母，或以生脉散加味培土生金以治本。根据《素问·平人气象论》所提出的："人无胃气曰逆，逆者死"，"人绝水谷则死，脉无胃气亦死"的古训，强调有一分胃气便有一分生机，故又常运用花旗参、麦冬、五味子、党参等以补土养阴扶正，增强机体免疫功能，通过益气养阴、培土生金等方法的治疗，使一些较为危重的肺癌患者带病延年。本例肺癌患者病属肺阴虚损，邪毒蕴痰困肺，故用益气养阴，解毒化痰消积之法治之。

五、何任治疗原发性支气管肺癌案

导读：肺癌属中医之肺积病，患者胸痛气急，咳嗽咳痰，胃纳欠佳，时做噩梦，语声沉闷，舌质淡红，苔中厚腻，脉弦而虚者，治当养阴清肺，化痰排脓，用自拟肺痿肺痈汤加减。

案体：王某，男，51 岁，2006 年 4 月 10 日就诊。患者去年10 月开始感到右侧胸部隐痛，今年 1 月开始明显感到体力下降，消瘦，右侧胸痛逐渐加重，入院检查诊断为右上肺癌及胸膜转移，伴胸腔积液、纵隔淋巴结肿大，不能手术，故采取化疗 4次。现患者胸痛气急，偶有咳嗽咳痰，胃纳欠佳，时做噩梦，语声沉闷，查舌质淡红，苔中厚腻，脉弦而虚。病属肺积病，辨证为正虚邪实，治拟养阴清肺，化痰排脓，以自拟肺痿肺痈汤加减治疗。处方：玄参 10g，麦冬 10g，浙贝母 10g，忍冬藤 20g，桔梗 10g，炙百部 20g，连翘 15g，冬瓜子 30g，生甘草 10g，蒲公英 30g，北沙参 20g，蚤休 15g，薏苡仁 15g，黄芩 10g，野荞麦根 30g，鱼腥草 20g。取 14 剂，日 1 剂，水煎服。药后症状未见明显好转，精神困惫，气急、胸痛、胸闷，舌质淡红，苔白腻，脉弦滑，辨证仍属正虚邪实，但痰浊深重，难以即时取效，原方再加化痰降气之药。又服 14 剂后，气急转平，精神好转，胸痛胸闷减轻，食欲改善，继以自拟参芪苓蛇汤加味治疗。一直服药，病情稳定。

〔贺兴东，翁维良，姚乃礼. 当代名老中医典型医案集·内科分册. 北京：人民卫生出版社，2009.〕

评析：肺癌胸痛气急，属中医肺积痰瘀壅肺兼气阴虚损证，治宜以养阴清肺、化痰排脓为法。本例患者初诊虽辨证准确，方药对症，然疾病深重，未能即时见效，可见临证之难。经复诊加减用药后，病情渐见好转，终有成效。自拟肺痿肺痈汤中，以玄参、麦冬、北沙参滋养肺阴，浙贝母、桔梗、炙百部宣肺化痰，连翘、黄芩、蒲公英清热解毒，冬瓜子、薏苡仁化痰排脓，生甘草调和诸药。全方药物配合恰当，疗效显著，为治疗肺痿、肺痈、肺积病出现胸闷胸痛、咳嗽气急等的有效方剂。

六、沈敏南治疗原发性支气管肺癌案

导读：肺癌属难治之病，至今中西医均无较为满意的治疗手段，对于不能手术以及不宜放疗、化疗的患者，宜采用中医方法治疗，只要辨证准确，治法用药得当，照样可带瘤生存。

案体：张某，男，77 岁，2001 年 2 月 3 日就诊。患者平时每天 20 支吸烟史已 30 年，慢性咳嗽 20 年，因消瘦咳嗽 2 个月，在省肿瘤医院诊断为右下肺癌（3.0cm×2.5cm），经西医治疗 3 个月，病情未好转。现患者形体消瘦，精神疲惫，咳嗽咳痰，痰薄且韧，咳时胸痛，喉鸣，入暮拘寒发热，略汗出，行动气逆，胃纳差，大便易秘，舌质扁紫，苔薄腻，脉浮而无力，血常规正常。病属肺癌，证属癌毒内蕴，肺脾气虚，邪客肌表，治以解表肃肺，清热抗癌，补益肺脾。处方：荆芥 10g，防风 10g，浙贝母 10g，杏仁 10g，枳壳 10g，生黄芪 15g，金银花 15g，冬瓜子 15g，石见穿 15g，藤梨根 15g，野荞麦根 15g，鱼腥草 15g，炙瓜蒌 20g。嘱戒除吸烟饮酒，忌食发热食物，温服中药后盖被取汗。服 4 剂后，寒热已退，咳嗽痰厚，胃纳稍增，前方减荆芥、防风、炙瓜蒌，加瓜蒌皮 10g、百部 10g、半枝莲 20g、生薏苡仁 30g、西洋参（吞服）4g。以此方加减 1 年，咳嗽好转，精神亦振，胃纳可，带瘤生存已 3 年多。

〔沈敏南，赵亦工，潘锋. 17 常见疑难病治验思路解析. 北京：人民卫生出版社，2006.〕

评析：肺癌癌毒内蕴、肺脾气虚证，以清热抗癌，补益肺脾为基本原则进行治疗，辨证准确，治法用药得当，照样可带瘤生存。患者有慢性咳嗽史，呼吸系统免疫功能低下，并有长期吸烟史，以致内蕴成癌。该病辨证的关键在于拘寒发热，是癌毒内蕴，还是外邪客表？癌毒内蕴临床见发热，舌质红绛，脉有力，血常规检查白细胞总数、中性粒细胞增高，该患者虽有发热，但舌质偏紫，脉浮无力，检查血常规正常，此乃肺脾气虚，邪客肌表之表现，咳嗽痰薄、喉鸣气逆乃痰湿蕴肺，肺失清肃之征。故用荆芥、防风、生黄芪、金银花扶正托邪，解表退热；浙贝母、冬瓜子、杏仁、枳壳、炙瓜蒌肃肺化痰，理气通腑；石见穿、藤梨根、野荞麦根、鱼腥草清热解毒，抗癌止痛。辨证准确，服药 4 剂后，寒热已退，加瓜蒌皮、百部增肃肺化痰之力，加半枝莲、生薏苡仁增抗癌消瘤之力，加西洋参益气养阴、增抗癌之能力。服药 1 年，古稀老人，未用手术化疗，亦带瘤生存 3 年余。

七、张学文治疗原发性支气管肺癌案

导读：痰瘀毒邪交结是肺癌发病的主要病理机制，对于痰瘀交结、浊毒滞络之患者，治疗宜以宽胸理气、活血利水为法，方选葶苈大枣泻肺汤加减，同时注意祛除毒邪，扶助正气。

案体：赵某，男，48岁，2006年2月18日初诊。患者20天前自觉胸闷、气短，在某县医院查胸部X线片发现大量胸水，先后抽取胸水3次，共约为600~800毫升，胸水化验显示蛋白阳性，无咳嗽、发热现象，遂转至某省肿瘤医院诊治。诊断为右肺癌及纵膈、双腋窝淋巴结转移、右肺下叶肺不张，住院治疗半月，胸闷、气短减轻，出院前1周出现双上肢肿胀。此次就诊时患者胸闷、气短明显，不能平卧，双上肢肿胀，无咳嗽、咳痰及发热，神志清，精神较差，活动自如，面色较晦黯，口唇紫黯，纳食差，夜寐差，大小便正常，舌质暗红，苔白厚腻，舌下布满瘀点，脉沉弱。临床诊断为肺癌，属痰瘀交结，浊毒滞络证，治以宽胸理气，活血利水，方选葶苈大枣泻肺汤加减。处方：葶苈子20g，大枣10枚，茯苓12g，白花蛇舌草15g，乌梢蛇10g，瓜蒌15g，白芥子10g，地龙10g，薤白10g，焦三仙各15g，桃仁10g，黄芪15g，白茅根15g，川牛膝15g，白术12g。取7剂，每日1剂，水煎服。服药后患者诸症均明显减轻，时觉右肩关节针刺样疼痛，疼痛时伴有汗出，纳食、夜寐可，大小便正常，守上方加三七（冲服）3g，薏苡仁30g，姜黄10g，再取10剂，水煎服。再诊时患者双上肢肿胀减轻，偶有气喘，肩关节仍稍感疼痛，在前方基础上加延胡索15g，甘草6g，蛤蚧1对，取15剂，水煎服。随访病情好转。

〔贺兴东，翁维良，姚乃礼. 当代名老中医典型医案集·内科分册. 北京：人民卫生出版社，2009.〕

评析：肺癌应从痰、瘀、毒论治。此案为痰浊瘀毒交结致癌为患，痰瘀交阻，阻遏胸阳，胸中阳气不振，津液不得输布，凝聚为痰，痰阻气机，故见胸闷、不能平卧；痰浊内阻，肺失宣降，而见气短；气机受阻，则血行不畅，"血不利则为水"，故见胸水、双上肢肿胀不适；舌质暗红，舌下布满瘀点，苔白厚腻乃为痰瘀交结之象。本病病位在胸中，病性属实，方选葶苈大枣泻肺汤配合理气活血利水之品，在祛除毒邪的同时补益正气，做到扶正与祛邪相结合，取得了较好的疗效，张氏采用此法治疗肺癌临床多可收效。

八、周仲瑛治疗原发性支气管肺癌案

导读：肺癌是一种全身属虚、局部属实的疾病，对辨证属气阴两虚、痰热壅肺者，治当清肺化痰，益气养阴，兼以祛邪抑癌，同时需注意保护胃气，缓图以功，切不可急于求成。

案体：谢某，男，63 岁，1999 年 10 月 9 日初诊。患者 1999 年 4 月胸部 CT 检查发现右肺下叶有一圆形软组织影，边界清楚，周围有短毛刺，后经气管镜检查诊断为右肺鳞癌，于 1999 年 4 月 14 日行右中下肺叶切除术，术后病理报告为右肺下叶腺癌，右肺中叶鳞癌，无淋巴结转移，术后切口愈合良好。同年 8 月 11 日开始行 EP 方案化疗 6 个周期，同时给予止吐、升白药及免疫调节剂，为提高治疗效果今请周氏会诊以配合中药治疗。诊见患者咽干口燥，五心烦热，夜间盗汗，干咳少痰，胸闷气短，疲乏无力，舌质淡，苔黄腻，脉弦细。证属气阴两虚，痰热壅肺，治以清肺化痰，益气养阴，兼祛邪抑癌。处方：炙鳖甲 10g，知母 10g，炙僵蚕 10g，生蒲黄（包）10g，泽漆 10g，半枝莲 10g，天冬 12g，麦冬 12g，南沙参 12g，北沙参 12g，女贞子 12g，山慈菇 12g，枸杞子 12g，苦参 12g，太子参 15g，仙鹤草 15g，旱莲草 15g，金荞麦根 20g，炙蜈蚣 2 条。每日 1 剂，水煎服。同时配合西黄丸，每次 3g，每日 2 次口服。服上方 14 剂后，胸闷缓解，体力渐增，但仍咯少量黄痰，无血丝及胸痛，舌质淡红，苔薄稍腻，脉弦细，原方加天花粉、鱼腥草各15g，泽泻20g，继续服用。服上方1月余，患者自感痰量明显减少，痰色转白，体重增加约3千克，继服原方加丹参10g，白茅根30g。之后随症稍做加减，坚持服用中药至今，一般情况尚可，生活自理，定期来院检查，未发现远处转移灶，局部未见复发。

〔宋长城，鞠敏，周仲瑛. 周仲瑛教授治疗恶性肿瘤验案3则. 新中医，2002，34（12）：56.〕

评析：肺癌的治疗不可求速效。肺癌是因虚而病，因虚致实，是一种全身属虚、局部属实的疾病。肺癌的虚以阴虚、气阴两虚为主，实不外乎气滞、血瘀、痰凝、毒聚等病理变化。治疗当以扶正为主，佐以抑癌，攻不宜过，补不宜滞，用药不可过于滋腻苦寒，要处处注意保护胃气，另外肺癌治疗不可求速效，一方有效，就应守方继进。本例患者所用处方中，天麦、麦冬、南沙参、北沙参、太子参、知母、炙鳖甲、女贞子、旱莲草、枸杞子益气养阴，润肺生津，以顾护肺胃；泽漆、山慈菇、金荞麦根、苦参、半枝莲等苦寒药物清热解毒，软坚散结；炙僵蚕、生蒲黄、仙鹤草等咸寒药物祛瘀止痛，凉血通络以抑癌。全方共达扶正固本，抑毒抗癌之功效。由于药证相符，坚持治疗，缓图以功，所以取得了较好的疗效。

九、李辅仁治疗原发性支气管肺癌案

导读：老年肿瘤（包括肺癌）患者属虚者多，尤其在接受西医抗肿瘤治疗后，虚象更为加重，治疗当以扶助正气，调养脾胃为主，切不可一味解毒抗癌，否则徒伤正气，适得其反。

案体：刘某，男，76岁，2005年10月24日初诊。患者既往患有阻塞性肺气肿、两下肺间质纤维化、慢性胃炎、甲状腺双叶炎性结节，4个月前因患肺癌，行肺部肿瘤手术。目前正在服用金水宝（每次4粒，每日3次）、西维尔（每次2片，每日2次）、贞芪扶正胶囊（每次3粒，每日3次），现患者气短声怯，行动迟缓，自觉乏力，咳嗽，咯少量白痰，胸闷，纳少，胃脘不适，大便调，舌质红，苔白腻少津，脉沉细。临床诊断为肺癌，中医辨证属气阴两虚证，治以益气养阴，方拟玉屏风散合沙参麦冬汤加减。处方：黄芪20g，炒白术15g，防风10g，炒薏苡仁15g，南沙参15g，橘红10g，款冬花10g，贝母10g，茯苓30g，木香15g，菖蒲10g，甘草3g，天冬15g，麦冬15g。取7剂，每日1剂，水煎服。再诊时患者气短减轻，但食纳仍少，胃脘不适，舌质偏红，苔薄白腻，脉细数，在原方基础上加重益气健脾之力。连服20余剂，药后症情平稳，气短、乏力较前明显好转，舌质偏红，苔薄腻，脉细滑，继以健脾补气、养阴润肺之剂调养之。

〔贺兴东，翁维良，姚乃礼. 当代名老中医典型医案集·内科分册. 北京：人民卫生出版社，2009.〕

评析：老年肺癌当以扶正调养为主。本例患者年事已高，体弱多病，又值肺癌术后，致使元气大伤，气阴两亏，肺失宣降，故见气短乏力，咳嗽，咳痰，胸闷，纳少等症状。老年肿瘤（包括肺癌）患者，正气亏乏明显，尤其在手术、放疗和化疗之后更甚，中医治疗应以补益正气、调养脾胃为主，不可大肆攻伐，劫夺正气，恐适得其反。参照西医治疗也可知，老年肿瘤发展较缓，治疗以免疫、支持疗法为主，若积极抗肿瘤，反增痛苦，缩短寿命。本例患者中医辨证属气阴两虚证，以益气养阴扶正为主，方拟玉屏风散合沙参麦冬汤加减的治疗，疗效尚可。

十、何任治疗原发性支气管肺癌案

导读：肺癌出现咯血者在临床中较为多见，此类患者有一部分不愿接受西医之手术、化疗等，而要求用中药进行调治，采用中药治疗宜以扶正祛邪、止血为原则，随证灵活加减。

案体：王某，女，67岁，1991年5月27日初诊。患者去年因突然咯血不止而到医院诊治，被区人民医院和省医院确诊为肺癌，建议手术治疗，患者不愿手术治疗和化疗，求治于中医。诊时患者阵阵咳嗽，咯血，伴下肢膝关节肿痛，口唇色红，舌质略暗，舌苔厚腻，脉滑数。病久正虚，拟扶正祛邪为治。处方：冬瓜子30g，冬瓜皮30g，北沙参15g，藕节12g，七叶一枝花18g，旋覆花（包）12g，代赭石12g，海浮石12g，仙鹤草30g，炙百部20g，茜草炭12g，蒲公英20g，蛤粉炒阿胶20g。取7剂，水煎服。6月17日复诊，患者服上药3剂后，咯血明显减少，仅见痰中带血丝，下肢关节仍有肿痛，查血沉60毫米/小时，舌苔薄腻，脉滑数。治宗原旨出入，上方去茜草炭，加金银花9g，大青叶9g，白茅根30g，取7剂，继续服用。

〔何若苹. 中国百年百名中医临床家丛书·何任. 北京：中国中医药出版社，2001.〕

评析：治疗肺癌咯血应扶正祛邪、止血，随证灵活加减用药。本例患者系肺癌之咯血，由于病人不愿接受手术和化疗，求治于中医。治疗以扶正祛邪、止血为原则。服药3剂后，咯血明显减少，仅见痰中带血丝，此后一直以该方为基础加减出入，病情稳定，痰中带血也仅偶尔出现，究其原因，所用治疗原则之对证，选择药物之精确，乃针对肺中痰热及下肢湿热而设。临证之时，病人体质不一，证情有异，所用方药也应有所变化，切不可胶柱鼓瑟，一成不变。

十一、刘志明治疗原发性支气管肺癌案

导读：中医辨证治疗肺癌应从气阴两虚、痰瘀互结着眼，对气阴两虚，虚实夹杂，肺失肃降之患者，其治疗宜以益气养阴，清肺化痰为原则，扶正祛邪，坚持守法守方，缓图以功。

案体：徐某，女，69 岁，1989 年 3 月就诊。患者于 1988 年因咳嗽、咯血，经某医院做痰脱落细胞和胸部 X 线片等检查，确诊为慢性支气管炎、肺气肿、右上肺肺癌，当时做右上肺肺癌切除术，术后病理诊断为肺泡癌。因患者年高体弱及大手术创伤，不能耐受放疗、化学，住院中经各种治疗，病情无明显好转，于 1989 年 3 月请中医治疗。诊时症见形体消瘦，精神萎靡，面部晦暗，语声低微，咳嗽，咳痰，胸痛，食欲减退，睡眠不佳，卧床不起，舌质淡，苔白微黄，脉沉细无力。临床诊断为咳嗽（肺癌），辨证属气阴两虚，虚实夹杂，肺失肃降，治以益气养阴，清肺化痰为法。处方：生黄芪 18g，当归 9g，太子参 12g，北沙参 21g，白芍 9g，芦根 24g，半夏 9g，枳壳 9g，黄芩 9g，柴胡 9g，全瓜蒌 15g，白花蛇舌草 21g，云茯苓 15g，川贝母 6g，甘草 6g。每日 1 剂，水煎服。另用乳香粉、没药粉各 30 克，每日 2g，分 2 次服用。服药 30 剂后，患者咳嗽、咳痰、胸痛明显好转，食欲转佳，精神好转，能下地行走。连续服药 90 剂，咳嗽、咳痰、胸痛等症状完全消失，生活能自理，能自己来门诊看病，声音洪亮，精神、食欲正常，体重增加。同年 7 月复查胸部 X 线片及 CT 等，无转移病灶，追踪观察 4 年，健康状况良好。

〔高荣林. 中国中医研究院广安门医院专家医案精选. 北京：金盾出版社，2005.〕

评析：气阴两虚、痰瘀互结是肺癌发病的主要病理机制。肺癌主要是因为正气虚损，阴阳失调，六淫之邪气乘虚入肺，导致肺气郁闭，宣降失司，气机不利，聚津为痰，痰凝气滞，日久形成肺部积块。辨证治疗肺癌应从气阴两虚、痰瘀互结着眼，本病案在治疗中，选方用药以黄芩、半夏、川贝母、白芍、北沙参宣肺祛痰，滋阴止咳；全瓜蒌、白花蛇舌草软坚活络，清肺止咳；柴胡、枳壳、白芍、云茯苓透邪解郁，疏肝理脾；太子参、生黄芪、当归、甘草补气活血，扶正祛邪；乳香、没药活血止痛，去腐生肌。全方相合，有清热解毒，祛痰止咳，软坚散瘀，活血止痛，补虚扶正之功效。由于方药对证，能守法守方，所以取得了较好的疗效。

十二、顾振东治疗原发性支气管肺癌案

导读：中晚期肺癌患者失去手术治疗机会，又无法承受放疗和化疗时，多采用中医疗法，中医治疗应抓住本虚之枢要，从气、阴着手，气阴双补，扶正固本，祛邪消积，而求长效。

案体：李某，男，52岁。患者1个月前外感后出现阵发性咳嗽，少痰，乏力，并逐渐加重，伴纳呆、体重下降。1周前咳嗽加重，咳痰带少量血丝，并感胸闷憋气，咳嗽活动时尤甚，偶有胸痛，乏力，口干，纳少，自汗，时有夜间盗汗，消瘦，神疲，烦躁，CT检查显示右肺下叶周围型肺癌，纤维支气管镜活检病理诊断为腺癌（中~低分化型），舌体瘦小，舌质暗红，边有瘀斑，苔少而干，脉细数。西医诊断为右肺下叶周围型肺癌，中医诊断为肺岩，辨证属气阴两虚，治以气阴双补，通经活络，方选肺癌汤加减。处方：党参12g，白术20g，麦冬20g，生地20g，丹皮15g，黄芩12g，山茱萸15g，枸杞子15g，细辛3g，小蓟30g，白花蛇舌草40g，半枝莲30g，蜈蚣（研冲）2条，甘草6g。取6剂，水煎服。药后乏力减轻，纳食增加，咳嗽轻，未再咳血，仍口干，时胸闷胸痛，上方细辛改为6g，生地改为30g，加沙参16g，继续服用。又进6剂，诸症状大减，后一直随症加减服用，一般情况尚可，已存活3个月。

〔周晓园，陶凯. 顾振东治疗肿瘤的经验. 山东中医杂志，1996，18（4）：186.〕

评析：中医治疗中晚期肺癌应抓住本虚之枢要。临床发现，中晚期肺癌患者失去手术机会，又无法承受放疗和化疗时，此时中药治疗仅以肺癌四大主症咳嗽、憋气、胸痛、咳血为主时，往

往收效甚微，病情多迅速恶化，生存期较短。顾氏根据其病机特点，抓住本虚之枢要，从气、阴着手，气阴双补，扶正固本以祛邪消积，而求长效，疗效尚可。所用处方中，多用黄芪、党参、白术、茯苓补脾肺之气，虚甚者加用西洋参、人参；以生地、麦冬、山茱萸、枸杞子滋补肺肾之阴，久病则加鳖甲、龟板，以血肉有情之品养其精血；攻伐消积常用白花蛇舌草（最大量用至90g）、半枝莲，配合全蝎、蜈蚣助其消积之力，并能活血通络以止痛。顾氏对正气已虚、制邪无力者必以扶正之药缓缓补之，方能见效。临床观察，大部分患者服药10余剂后，渐感体力增加，一般情况好转，症状减轻，生活质量明显提高，有些患者已带瘤生存2～3年。本例患者辨证准确，治法用药得当，药物疗效尚满意。

第八章　肺结核

　　结核病是由结核分枝杆菌引起的慢性传染病，可累及全身多个脏器，但以肺结核最为多见。从 20 世纪 60 年代起，结核病化学治疗已取代过去消极的"卫生营养疗法"，成为公认的控制结核病的主要武器，使新发现的结核病治愈率达到 95% 以上。20世纪 80 年代中期以来，结核病出现全球性恶化趋势，大多数结核病疫情很低的发达国家结核病卷土重来，众多发展中国家的结核病疫情出现明显回升。鉴于全球结核病流行的大回升，世界卫生组织于 1993 年宣布结核病处于"全球紧急状态"，动员和要求各国政府大力加强结核病的控制工作。肺结核在本世纪仍然是严重危害人类健康的主要传染病，是全球关注的公共卫生和社会问题，也是我国重点控制的主要疾病之一。

　　肺结核多呈慢性过程，少数可急性发病，常有咳嗽、咯血、潮热、盗汗等表现，属中医学"肺痨"、"痨瘵"等的范畴，中医认为体质虚弱或精气耗损过甚，痨虫乘机侵袭肺部是本病形成的主要原因，其病位主要在肺，日久可以进一步影响其他脏器，其中与脾肾两脏关系最为密切。肺结核的辨证应首先辨病理属性，区分阴虚、阴虚火旺、气虚的不同，掌握肺与脾、肾的关系，临床总以肺阴亏损为多见，如进一步演变发展则表现为阴虚火旺或气阴耗伤，甚至阴阳两虚。其次要辨主症，根据咳嗽、咯血、潮热、盗汗四大主症的主次轻重及其病理特点，结合其他兼症，辨其证候所属。

　　中医治疗肺结核通常以补虚培元、抗痨杀虫为基本原则，根据体质强弱分别主次，但尤需重视补虚培元，增强正气，以提高机体抗病能力。调补脏器的重点在肺，并应注意脏腑整体关系，同时补益脾肾。治疗大法应根据"主乎阴虚"的病理特点，以滋阴为主，火旺者兼以降火，若合并气虚、阳虚见症者则当同时兼顾。杀虫主要是针对病因治疗，正如《医学正传·痨极》中所说："治之之法，一则杀其虫，经绝其根本，一则补其虚，以复其真元"。在药物治疗的同时，还应注意饮食、摄生等综合治疗，这对于病情缓解和康复都具有重要作用。

第一节　中医名家辨治经验

一、朱良春辨治肺结核经验

朱良春临床经验丰富，辨治思路独特，他宗张锡纯攻补兼施治痨瘵之法，创制的"保肺丸"、"地榆葎草汤"、"外敷肺痨膏"内服外治，汤丸互补，数法联合治疗肺结核，发挥中医"培土生金"之优势，其疗效卓著。

（一）法宗锡纯汤丸拟，肺痨诸型多效验

朱氏治疗肺结核取张锡纯攻补兼施治痨瘵的"十全育金汤"和张仲景治干血痨的"大黄䗪虫丸"之意，创制"保肺丸"，自上世纪 70 年代始治疗各型肺结核屡收卓效，他还创"地榆葎草汤"、"外敷肺痨膏"配合保肺丸治疗，颇能提高疗效。

保肺丸由地鳖虫、紫河车各 120g，百部 180g，制何首乌、白及各 450g 共研为细粉，另以生地榆、葎草、黄精各 180g 煎取浓汁泛丸烘干或晒干，每次 9g，每日 2~3 次口服。在临床中遇长期发热者，配合"地榆葎草汤"（由生地榆、怀山药各 30g，青蒿子、葎草各 20g，百部 15g，甘草 6g 组成，每日 1 剂，水煎服）；如遇顽固性肺结核或空洞，配合"外敷肺痨膏"（由干蟾皮、壁虎、乳香、没药、蜈蚣共研粉搅入市售之外科黑膏药内，用软猪皮废角料做成膏药备用，用时微火烘软，敷在肺俞、膻中等穴，3天1换）。

保肺丸配伍精当，用地鳖虫活血散瘀，穿透厚壁空洞，推陈致新，配合白及补肺泄热，敛肺止血，逐瘀生新，消肿生肌。何首乌制用能滋补肝肾，李时珍谓其功在地黄、天麦冬之上。紫河车大补气血，《本草经疏》谓其"乃补阴阳两虚之药，有返本还元之功"，其性虽温而不燥，有疗诸虚百损之功能，现代药理研究证明含有多种抗体及脑垂体激素，能诱生干扰素以抑制多种病毒，其扶正祛邪排毒之力远胜于"十全育金汤"中之野台参。百部杀虫而不耗气血，最有益于人，《滇南本草》谓能"润肺，治肺热咳嗽，消痰定喘，止虚痨咳嗽，杀虫"，现代药理证明抗多种病菌且抑制结核杆菌。生地榆清热凉血，护胃抗痨，收敛止血。肺结核即肺痨，多有潮热盗汗、咳嗽、咯血等阴虚火旺的症状，生地榆对肺结核之潮热尤有卓效，朱氏谓其微寒而不弹簧，性涩而不滞，止血尚能行血，敛热又可化瘀。茜草散结除蒸，擅长退虚热，对肺结核之低热或谓痨热朱氏尤其喜用之。黄精功能补五脏，润心肺，填精髓，强筋骨，并有抗菌降压的作用，现代药理研究对结核杆菌及多种真菌均有抑制作用，对肺结核之痨咳潮热尤有显著疗效，临床体会对耐药性强的肺结核病例或用抗结核西药治愈的肺结核后遗症有卓效。"地榆茜草汤"配合使用在长期服抗痨西药而连续发热数月不退者，意在补"保肺丸"药量之不足，乃有调正、平衡、汤丸互补之意，要知此类长期发热朝轻暮重的病例，必须停服一切抗痨西药，才能收到理想的退热效果。纵观保肺丸之功效，一则杀其虫以绝其根本，二则补其虚以复其真元，三则散其结瘀而生肌弥洞。中医治疗肺结核总的治则是"培土以生金"，这是中医理论之精华，是提高治疗肺结核临床疗效的有力保证，"保肺丸"用胎盘黄精即是培土生金之意。

（二）肺痨愈后须调理，培土生金唯中医

肺结核如用抗痨西药治愈之病例，多数体质未能康复，必须用中医药精心调理，才能加速其康复，此乃中医药的又一优势。抗痨西药虽不断更新，但均只能杀灭结核杆菌，治愈部分肺结核患者，而健脾补肾和"培土以生金"之药，可用于抗痨西药治愈的部分患者。抗痨西药治愈的部分患者如体质较差，就容易复发，或后遗肺结核的气阴两虚症状，故肺结核经抗痨西药治愈的后遗症和复发症仍应按肺痨论治，选用保肺丸有显著疗效。

肺结核属中医痨瘵的范畴，肺结核之咳嗽称痨嗽，乃责之脾肺。脾本喜燥，但燥热太过，则为焦土，而生机将息，故咳嗽便秘；脾属土，土败则金衰，金衰则亦发咳嗽。脾为后天之本，气血生化之源，主四肢肌肉，脾胃长期受损，必致气血来源不足，内不能和调五脏六腑，外不能洒陈于营卫、经脉，故见四肢倦怠，食少身热，神疲形瘦，关节疼痛，全身酸软，潮热盗汗诸症状。中医历来主张培土生金治肺痨，培土生金乃指通过调补脾胃，以达到治疗肺病目的的一种独有的治疗大法，具有较高的实用价值，是中医治疗肺结核病的一大优势。《素问·咳论》中说："五脏六腑皆令人咳，非独肺也"。仲景之黄芪建中汤治疗肺虚损不足，可谓甘温培土生金法之开端，李东垣谓"脾胃一虚，肺气先绝"创健脾益气之法，丰富充实了"培土生金"之法的内容。李士材亦谓"脾有生肺之能……土旺而生金，勿拘于保肺"。薛立斋医案更屡见培土生金治喘嗽的案例。培土生金有甘温甘凉之异，仲景"麦门冬汤"乃甘凉培土以生金之代表方，叶天士《临证指南医案》中计有20余则运用甘凉培土以生金法。朱氏保肺丸中紫河车黄精同用，融甘温甘凉于一炉，妙在温凉并用，兼培阳土、阴土，平调培土以生金。当代著名中医学家邓铁涛教授用"六味地黄汤"加高丽参治肺结核病长期失眠，3剂治愈，乃典型的气阴两虚肺结核病治法和用药，患者失眠乃阳气浮越，夜不交于阴所致。此法和朱氏拟紫河车和黄精同用理出一辙，不用人参以大补元气，虽有六味地黄汤补肾阴，阴阳仍不能调和。

〔邱志济，朱建平，马璇卿. 朱良春治疗肺结核及后遗症特色选析. 辽宁中医杂志，2002，29（5）：254.〕

二、沈仲圭辨治肺结核经验

沈仲圭辨证治疗肺结核，强调辨病机治重脾肾，酌浅深选方精细，治虚损强调食疗，其治疗思路和和方法独具匠心。

（一）辨病机治重脾肾

肺痨乃因身体虚弱，感染瘵虫所得，其病程漫长，缠绵难愈。沈氏继承前贤精粹，合己之心得，认为该病的根本病理是肝肾阴虚，虚火上炎，故治法为滋阴降火，即"壮水之主，以制阳光"，多用甘寒养阴之品。

沈氏认为本病虽在肺经，但与其他四脏相关，俱可发病。在肾为腰腿酸软，内热盗汗，梦交失精，耳中蝉鸣；在心为惊悸怔忡，虚烦少寐，口舌糜烂；在肝为胁肋作痛，目涩而痛，颈项瘰疬，头晕眼花；在肺为咳嗽痰红，大口咯血，两颧红如胭脂，鼻中气如火热，咽痛喉烂，声嘶哑；在脾为不思饮食，胀满腹痛，肠鸣泄泻，肌肉消瘦。这些论述体现出中医辨证特点，为临证选方奠定了基础。由于五脏生克关系，肺与脾肾关系密切，肺损日久，上夺母气以自养而致脾虚，下不能滋肾而精液日亏；脾虚失运，谷气不能上达于肺；肾精过耗，阴亏则虚火上乘。故沈氏强调"治肺痨当注重脾肾"。因肾藏精，命门内寄相火，水火既济，则阴阳平衡；脾为后天之本，胃开脾运，自能生血化精，血足则肝火不旺，精足则肾水不亏。

（二）酌浅深选方精细

沈氏推崇《理虚元鉴》之"理虚有三本，肺脾肾是也。肺为五脏之天，脾为百骸之母，肾为一身之根。知斯三者，治虚之道毕矣"的论述。认为劳损在肺，病还不重，到肾则由浅入深，若病势再进必损及肺脾肾三脏，乃至难复之境。指出治疗本病"务须辨明主次，权衡轻重，斟酌病情，妥善立方"。

劳损在肺，症见干咳少痰，咯血时作，或有潮热，手足如灼，口燥咽干，饮食减少，舌边尖红，脉细数。治宜养阴润肺，止咳化痰。选裘氏清肺宁嗽法（玄参、麦冬、地骨皮、川贝母、百合、柿霜、杏仁、蛤壳、紫菀），滋阴降火，润肺化痰。亦可用《医学心悟》之月华丸，滋阴降火，消痰止咳。

劳损在肾，症见咳嗽痰少，或吐黄稠痰，咯血量多色鲜，胸胁掣痛，骨蒸盗汗，心烦失眠，性躁多怒，舌质红绛，脉细数。治宜滋阴降火，潜阳安神。选裘氏三法，即养阴止血法（生地、玄参、麦冬、杏仁、百合、紫菀、仙鹤草、茜草根炭、白茅根、藕节、山茶花炭），滋阴清肺，止血化瘀；育阴潜阳法（生地、麦冬、生牡蛎、炙鳖甲、炙龟甲、地骨皮、石斛、川贝母、杏仁、百合、冬虫夏草），滋肾阴，清虚火；养阴敛汗法（生地、石斛、生龙骨、生牡蛎、磁石、川贝母、杏仁、麦冬、黛蛤散、茯神、燕窝根），养阴潜阳，止咳敛汗。或根据病情选用百合固金汤。若骨蒸盗汗明显者，可配用秦艽鳖甲散滋阴退热，除蒸敛汗；咯血甚者，配用四生丸凉血止血。

若病势再进，则表现为阴阳两虚、肺脾肾三脏俱损之候。症见咳呛咯血，骨蒸盗汗，声嘶失音，形体羸弱，或畏风自汗，喘息气短，面浮肢肿，食少便溏，舌光绛，脉微细等。此虚损已极，调治颇难。沈氏主张填补精血，调理脾胃，培先天之精血，资后天之化源。常用《十药神书》之白凤膏及保真汤。沈氏认为，保真汤以四君培后天，二地二冬滋肾水，黄芪归芍益气血，柴胡地骨除骨蒸，知柏清相火，综合各药性能，滋阴清火，兼补脾肾，用于正虚邪盛之证。

肺痨之恢复期，除适当体育锻炼及远房帏、节饮食之外，药物调治仍属必要。沈氏常用裘氏大剂滋养法（生地、熟地、山萸肉、山药、茯神、女贞子、旱莲草、丹皮、龟甲、石斛、鸡内金、百合、天冬、麦冬），此法系六味地黄汤、人参固本丸、二至丸加减所得，以滋补肾阴为主。或以回生丸（熟地、山萸肉、枸杞子、菟丝子、牛膝、山药、茯苓、白芍、龙眼肉、玄参、天冬、麦冬、五味子、枣仁、地骨皮、女贞子、莲须、龟甲胶、鳖甲胶、鱼鳔胶、猪脊髓、黄牛黄、紫河车等）峻补真阴，对肺痨病后虚羸者可酌情选用，纳谷不香者忌之。

（三）治虚损强调食疗

饮食疗法为中医学之重要组成部分，慢性病患者及儿童尤易接受。沈氏素善养生，更擅长食疗，对肺痨病在用药物治疗的同时，亦常用下列诸品：百部、柿饼以润肺宁嗽；牛乳、甘梨以消痰降火，润肺止嗽；薏苡仁、莲子、芡实以治肾虚滑精，脾虚便溏；扁豆、红枣以补脾胃；桂圆补益心脾，以桂圆肉加沙参蒸至熟烂，每用一茶匙，沸水冲服；乌骨鸡、猪肺以补虚益肺，洗净，煮烂，蘸白及末食；核桃益肾，止痨喘，捣烂后，另用红枣蒸熟去皮核，两物混合搓成团，当点心食用。

沈氏认为，现代以大蒜治肺痨病，颇有功效。如周凤梧所著《中药学》中谓："大蒜用于肺痨咳嗽，紫皮蒜 30g，百部 15g，紫菀 9g，后两味水煎，大蒜捣汁兑入服。也可经常食生蒜，或同米煮粥常服。"又《简明中药辞典》中说："大蒜治结核、消化不良等病，内服 6～15g，生食或煨食。"此物虽然辛温，于阴亏火炽的肺痨不利，但有开胃健脾之效，在服滋阴清火药物时，并可调济阴柔药碍胃之弊。

〔袁海丰，孙彦章. 老中医沈仲圭治疗肺痨经验举隅. 天津中医，1985，（3）：12.〕

三、李凫坚辨治肺结核经验

由于抗结核治疗不合理等问题，使得耐多药结核和泛耐药结核的发病率逐年升高，且一直无特效的抗结核药问世，如何寻找复治肺结核治疗的新途径已成为当务之急。李凫坚在多年的临床实践中，对耐多药肺结核的诊治积累了丰富的经验。

李氏认为肺痨的产生是"痨虫和气血虚弱"两种原因相互作用的结果，而"气血虚弱"是发病的基础。尤其是耐多药肺结核患者，病程相对偏长，邪气盛且正气已衰，或经攻补治疗后，正气衰而未复，此时"气血虚弱"更加突出。因此李氏在临证中提倡"补其虚，以复其真元"，治疗当以扶正补虚为主，具体治法当为补肺肾以复其元、调肝脾以充其气、全身调护以固其本，酌情佐以滋阴润肺、化痰止咳或泻火止血之法。

（一）补肺肾以复其元

肺主呼吸，肾主纳气，人体的呼吸运动由肺肾二脏相互配合，共同完成。肺肾二脏之阴液相互资生，若其中之一受损，必会影响另一方。肾阴为全身诸阴之本，肾阳为全身诸阳之根，五脏六腑之阴，非肾阴不能滋助，五脏六腑之阳，非肾阳不能温养。肺痨经久不愈，阴损及阳可致阴阳两虚。李氏认为治疗耐多药肺结核之法在于肺肾双补，以复其真元。临证常以十全大补汤去肉桂加天冬为底方，大补元气。肉桂性大热，为辛热耗阴之品，朱丹溪云"阳常有余，阴常不足"，相火易升易动，一旦有余，便为壮火贼邪，肆虐为害，诸症丛生，所以临证之时一定要注意"火象"，不轻易使用辛热之品；加用天冬合方中熟地、人参，取三才汤之意，天冬上以补肺阴，人参中以益脾气，熟地下以壮肾水，故气虚、血虚与阴虚均因得补而渐复；肺阴虚甚者加百合、川贝母清心滋阴润肺，肾阴虚者，则多加生地凉血滋阴，山药补气养阴，墨旱莲、女贞子等药归肝肾两经，肝肾同源，亦是补肾阴良药；热甚加栀子、连翘以清热泻火；咳嗽、咳痰较剧者，可用瓜蒌、紫菀、杏仁之品止咳平喘，竹沥、半夏、陈皮燥湿化痰；伴有畏寒怕冷者，可加用黄芪、桂枝等温阳补气之药，以鼓动全身阳气；盗汗者可加浮小麦、麻黄根、煅牡蛎等以敛营止汗；自汗者用麦冬、五味子合方中人参取生脉散之意，以益肺养阴，并收敛耗散之肺气；对于"大骨枯槁，大肉陷下"的久病患者，应注意顾护全身津液，常加玄参、麦冬等滋养全身津液。

（二）调肝脾以充其气

肝脾与疾病发生有着密切关系，"五脏六腑皆禀气于胃"，病虽重然有胃气乃生。脾胃之运，尤需肝气之条达，且肝属"罢极之本"，凡病虚损，必耗血伤肝，药食伤中者肝脏亦损。李氏认为，木郁可致土壅，肝郁必致气滞，木气横逆，乘其所胜，故脾胃为病。治脾胃之病必肝胃同治，一荣俱荣，一损俱损。因此，在临证中多以补中益气汤加减化裁，在健脾益胃之时，不忘柔肝养阴，常以黄芪、人参为调补脾胃之基础药对，山药、白术、薏苡仁、白扁豆益气健脾。山药补脾气还可滋脾阴，薏苡仁和白扁豆兼有祛湿作用，在补气时要注意补而不滞，酌加木香、砂仁、陈皮等醒脾和胃之品。常选用柴胡、郁金、香附等作为调和肝气之基础药，白芍、当归相配，白芍酸甘微寒，可以滋阴养血，还可滋脾阴，当归苦辛甘温，可以疏肝郁、补肝血、散肝热，二药相伍，一寒一温，一收一散，既可调肝气又可补肝阴。在治疗时切勿妄投大寒、大热之药，免伤中土，又因"肝者体阴而用阳，"辛香燥烈之品易致肝阴受损。"治杂病最宜调肝"，理中焦必先畅气，正是此意。

（三）全身调护以固其本

大多数患者由于病情缠绵，往往导致情绪低沉，顾虑重重。因此，在临床中应根据各类患者的不同心理特点，分别给予不同的疏导和个体化治疗。由于耐多药结核目前缺少有效的抗结核药物，正气恢复之后，仍有患者痰菌无法阴转，因此要鼓励患者坚持治疗，平时重视摄生，改变不良生活习惯，并配合适当体育锻炼。同时，对久病体虚需要调护者，应告诉其饮食之宜忌，宜多食补肺润燥生津之品，如百合贝母粥、贝母梨膏等，忌辛辣刺激动火燥液之品。

〔王鹏程. 李羌坚治疗耐多药肺结核经验. 中医杂志，2012，53（10）：882.〕

四、岳美中辨治肺结核经验

岳美中是我国著名的中医学家，临床经验丰富。他将肺结核分为初期、中期和末期三段进行辨证治疗，其方法独特，疗效也较好。

（一）痨瘵初期——轻型

初起甚轻，往往只有咳嗽，发热，胃纳不佳，周身发懒等。稍进则干咳无痰，痛引胸胁，潮热，食欲减退，机体日渐消瘦，甚则痰带血丝或咯血。由于阴伤阳浮，水涸金燥，喉痒而咳，宜用甘寒养肺，水旺气复而咳自已。药用麦冬、天花粉、生地、杏仁、橘红、阿胶、桔梗；或由脾胃先虚，不能制水，水泛为痰，水冷金寒而咳，宜用立效方（贝母、杏仁、款冬花、桔梗、五味子、葱白、瓜蒌仁、川椒等共研末，与猪肺同熬，取汁服）加羌活、陈皮、白术；由火烁肺金而咳，宜六味地黄丸；而暴咳喘促，用《圣惠方》款冬花汤（款冬花、桑白皮、五味子、贝母、杏仁、知母、甘草），肺中有寒热，用《千金翼方》竹叶饮子（百部、竹叶、紫菀、紫苏子、白前、生姜），均有效。若咳嗽痰中带血，用《济生方》百花膏（百合、款冬花），可合二冬膏服之，效尤彰；若加白荷花疗痰血、鼻衄有卓效；一般血症，用葛可久《十药神书》十灰散（大蓟、小蓟、荷花、侧柏叶、白茅根、茜草、栀子、大黄、丹皮、棕榈皮，均烧灰存性、为末，用时捣白藕汁或萝卜汁磨京墨半碗，调服)，亦可用直指方黑散子（隔年莲蓬、血余炭、棕榈炭），治肺出血可加藕节、旱莲草、茜草根炭、白茅根，效佳，能加童便冲服效也著。潮热骨蒸，可选用秦艽鳖甲汤（秦艽、鳖甲、地骨皮、银柴胡、青蒿、知母、当归、乌梅）；兼五心烦热者，用清骨散（北柴胡、鲜地黄、干地黄、人参、防风、熟地、秦艽、薄荷、茯苓、胡黄连）；盗汗者可选用生脉散（人参、麦冬、五味子），并可酌加白芍、浮小麦、煅龙骨、煅牡蛎、绿豆衣、糯稻根等。应当注意的是，初期肺结核咳嗽，要与外感咳嗽严格鉴别，否则一旦误诊，用药有失，病反日深。

（二）痨瘵中期——重型

痨瘵长期不愈，则日晡发潮热，咳喘不已，或咯血时发，盗汗失眠，厌食，肌肉锐减。治当以平稳而有效的方剂月华丸为主。

（三）痨瘵末期——极重型

痨瘵极重期症见脉细数，肌肤甲错，大肉尽脱，喘急咳嗽，声音嘶哑，肺部透视有较大空洞，病至此已极为严重。肌肤甲错可用仲景大黄䗪虫丸；有瘀血咳嗽者可用葛可久太平丸（天冬、麦冬、知母、贝母、款冬花、杏仁、生地、熟地、当归、阿胶、蒲黄、京墨、桔梗、薄荷、麝香）。

本病多阴虚液少，忌用香燥劫阴之药，如半夏、橘红等；亦忌苦寒之药，如知母、黄柏。但若在相互制约的适当配伍下，则常可不在禁忌之列，如麦门冬汤中之半夏，清暑益气汤中之黄柏等，用一味辛燥于大队甘寒药中，或用一味苦寒于多数甘温药中，是取其监制作用，相反相成。

痨瘵末期消耗过甚时，施以滋补，维护其抵抗力，是应当采用的方法，但即使是虚，也不专在一腑一脏，若无目的的漫投补剂则有害。因此必须辨证准确因寒因热，在表在里，是虚是实。

〔中医研究院. 岳美中论医集. 北京：人民卫生出版社，1978.〕

五、沈炎南辨治肺结核经验

沈炎南认为对肺结核的辨证治疗，一是要燮理阴阳，使之恢复平衡，根据阴虚程度、有无兼火热亢盛，以及有无耗气伤阳等情况来决定治疗大法；二是要根据五行生克乘侮规律调整脏腑，使之恢复正常关系。遵循《难经》治疗劳损的法则："损其肺者益其气；损其心者调其营卫；损其脾者调其饮食，适其寒温；损其肝者缓其中；损其肾者益其精"，以调理五脏之虚。其中以调理肺、脾、肾三脏为主，正如绮石《理虚元鉴》所言："理虚有三本，肺脾肾是也。肺为五脏之天，脾为百骸之母，肾为性命之根。知斯三者，治虚之道毕矣。"并指出："清金保肺，毋犯中州之土"、"培土调中，不损至高之气"、"金行清化，不觉水自流长，乃合金水于一致。"确为经验之谈。

沈氏在吸收前人经验的基础上，结合自己的临床心得，创立了治疗肺结核的七法。临证若能根据辨证结果的不同恰当应用这七法，确能收到良好的疗效。

（一）清金保肺法

清金保肺法主要用于肺阴虚，选用北沙参、党参、麦冬、玉竹、玄参、生地、百合、桑叶、枇杷叶、百部、川贝母、生牡蛎之类。如阴虚有火，可选加黄芩、桑白皮、鱼腥草、知母、天花粉之类清泻肺火；如兼肺气虚，可选加党参、太子参、茯苓、黄芪、五爪龙之类；如有自汗、盗汗者，可酌加糯稻根、浮小麦、五味子、麻黄根、煅龙骨、煅牡蛎之类。

（二）培土生金法

培土生金法主要用于脾气虚者，方选用异功散、参苓白术散。脾阴虚者选用太子参、西洋参、怀山药、黄精、茯苓、扁豆、石斛、麦冬、薏苡仁、莲子、芡实、甘草之类。并可酌情加麦芽、谷芽、布渣叶之类运脾化滞。

（三）滋肾固精法

滋肾固精法主要用于肾阴虚，选用三才封髓丹、二仙丹，酌加冬虫夏草、黄精、山萸肉、枸杞子、沙苑子之类。遗精梦泄者，可酌加龙骨、牡蛎、莲子、莲须、莲心、白果、夜交藤、五味子之类；如阴损及阳，阴阳两虚者，可酌加人参、核桃仁、紫河车、山萸肉、肉苁蓉、蛤蚧尾之类助阳生精，但应注意勿过用温燥动火之剂。

（四）养阴柔肝法

养阴柔肝法主要用于肝阴虚，选用白芍、甘草、阿胶、黄精、何首乌、枸杞子、女贞子、旱莲草、桑椹子、生地、石决明等。如肝火偏亢者，可酌加黄芩、栀子、丹皮、夏枯草、水牛角、羚羊角之类清泻肝火；如肝木横逆犯土，则重用芍药以平肝木。

（五）养心安神法

养心安神法主要用于心阴虚，心神不安证，用生脉散酌加柏子仁、酸枣仁、茯神、百合、珍珠母、夜交藤之类。如心火上炎，可合导赤散加灯心草以导火下泄。

（六）滋阴降火法

滋阴降火法用于阴虚火旺之证，选用知柏地黄丸、清热地黄汤。如骨蒸劳热者，可选加地骨皮、银柴胡、白薇、秦艽、青蒿、鳖甲、龟甲之类。

（七）宁络止血法

宁络止血法用于咳血、咯血之证，选用桑叶、玄参、麦冬、生地、旱莲草、仙鹤草、侧柏叶、茜草根、紫珠草、艾叶、大蓟、小蓟、藕节、白及、白茅根、三七参、花蕊石之类，止血兼化瘀。如为肺络灼伤，与清金保肺法合用；如为肝火上逆，与清热地黄汤合用；如大量咯血，止血药炒炭用，并饮用新鲜童便以济急；气随血脱者，用独参汤以救脱。

上述七法以清金保肺、培土生金、滋肾固精为基本法，其余四法为辅助法，七法既可单独使用，又可相互合用，往往是一法为主，参以他法，根据辨证灵活变通，自可收良效。

〔杜同仿. 沈炎南治肺结核经验. 江西中医药，1999，30（2）：6.〕

六、石恩骏辨治肺结核经验

石恩骏学验俱丰，善于治疗疑难病症，尤其对中医治疗难治性肺结核见解独到，不循常法，且自创"抗痨补金汤"、"抗痨补金丸"、"去痨贴"，注重培土生金、金水相生，提倡病症结合、内外同治，疗效卓著。

肺结核的病变部位本在肺，基本病理为阴虚火旺，因病情顽固缠绵，影响整体，则传及脾肾诸脏，故有"其邪展转，乘于他脏"之说，渐致气阴两虚，最终发展为阴损及阳、阴阳两虚的严重征象。石氏认为难治性肺结核按中医分型多为阴阳两虚，常肺脾肾三脏受累，治疗当补肺健脾滋肾为法，培土生金，金水相生，病情较重阶段予"抗痨补金汤"内服，稳定后予"抗痨补金丸"善后巩固，整个治疗过程中，当结合"去痨贴"外用，内外同治，加速病灶愈合，促进肺组织修复。

（一）注重培土生金、金水相生，病症结合创新方

对于肺痨的临床分型，历代医家大体有阴虚或阳虚之分，用药亦有主甘寒者、倡温补者，然以主张阴虚者居多，其基本病理也以阴虚火旺为主，故喻嘉言云："虚痨之证，阴虚者十常八九，阳虚者十之一二而已"。朱丹溪谓："痨瘵主乎阴虚"。石氏认为难治性肺结核为肺痨日久，肺肾阴亏，阴损及阳，终致阴阳两

虚，故该病按中医分型为阴阳两虚型是比较恰当的。因肺脾肾三脏受损，肺虚不能输布精微，脾虚则气血生化乏源，肾为肺之子，肺虚肾失滋生之源，或肾虚相火灼金，上耗母气，子不壮则母不安，故临床提倡培土生金，金水相生，且在吸取古今治痨名家用药的基础上，结合多年临证所得，辨病与辨证相结合，创制了对难治性肺结核尤具卓效的"抗痨补金汤"。"抗痨补金汤"由紫河车 9g，十大功劳 15g，炒白术 15g，乌梅 15g，茜草 10g，白及 12g，百部 15g，地骨皮 15g，蜈蚣 2 条，夏枯草 15g，猫爪草 30g，生牡蛎（先煎）30g，共 12 味中药组成。调节免疫力为主，杀菌为辅，病症结合，标本兼治，一药多用，攻补兼施，集古今理论于一炉，既遵循传统中医辨证施治的原则，同时也结合了现代药理学知识，有针对性地选药，共同达到滋养肺肾，补益气血，敛肺止咳，生津止血，活血消肿，逐瘀生新及杀虫之功。方中紫河车、十大功劳滋养肺肾，金水相生，增强机体免疫力。其中紫河车一药为补益肺肾之佳品，《本草经疏》云："人胞，乃补阴阳两虚之药，阴阳两虚者服之，有返本还元之功。"《本草逢原》谓："用以治疗骨蒸羸瘦。"《本草蒙筌》则直言其可"疗诸虚百损，痨瘵传尸，治五劳七伤，骨蒸潮热"，且现代医学亦研究证实紫河车有明显的免疫增强作用。十大功劳退虚热，补肺肾，《饮片新参》云："治肺痨，止咳化痰，退虚热，杀虫。"《现代实用中药》谓："清凉性滋养强壮药，功效与女贞子相似，运用于潮热、骨蒸、膝软等证。"此外，十大功劳经现代研究亦证实，有促进病灶钙化，增强体质之功。白术补气健脾，培土生金，当代名老中医颜德馨曾以之调服白及粉治肺痨，即为此意。乌梅、茜草、白及敛肺止咳，生津止血，活血消肿，且具有抗痨之功。乌梅一药，《日华子》云"除痨，治骨蒸"，《本草图经》称"主虚劳瘦羸"，《用药心法》谓可"收肺气"。茜草为活血止血消肿之妙药，且能抑制结核杆菌。白及收敛止血，消肿生肌，《滇南本草》谓："治痨伤肺气，补肺虚，止咳嗽，消肺痨咳血，收敛肺气。"《福建药物志》云："补肺生肌，化瘀止血"，尚能抑制结核杆菌，故为肺痨必用之品。百部、地骨皮润肺定咳，养阴清热，并均可杀虫。百部治肺痨，医所共知，因其有良好的润肺止咳及杀虫之功，《抱朴子》云其"治咳及杀虫"，《本草汇言》更明确指出其为"消痰利气，治骨蒸劳嗽之圣药也"，其抗痨之功，由此可见一斑。蜈蚣活血化瘀，消肿止痛，修补空洞，抗痨杀虫，能推陈致新。夏枯草、猫爪草清热散结，亦可抗结核杆菌。如夏枯草一药，《滇南本草》云其可治"周身结核"，《全国中草药汇编》记载夏枯草熬膏晒干加青蒿粉、鳖甲粉拌匀治肺结核。猫爪草为治瘰疬之专药，因其抗痨力强，石氏常移治肺结核，颇有效验。同时，石氏也结合现代药理学知识，加牡蛎补充钙质，促进病灶钙化，真正体现了"杀其虫以绝其本，补其虚以复其元"的治疗原则。"汤者，荡也，病重者宜"，石氏在难治性肺结核病情之危重阶段，常以"抗痨补金汤"为基础，临证时当根据具体病情作适当加减。"丸者，缓也，病轻者宜之"，病情稳定后则将上方扩大剂量，制成水滴丸，名为"抗痨补金丸"，每次 5g，每日 3 次口服，善后巩固，总疗效 9～18 个月，常可收到意想不到之效。

（二）提倡内外同治，别具一格走新路

"外治之理，亦即内治之理，外治之药，亦即内治之药，所异者法耳。"对于难治性肺结核而言，内外同治至关重要。石氏认为，该病非一般之肺结核，云其"难治"，故按常规内服中药则势单力薄焉，非外用不可为功。通过局部外用，可直捣病灶，弥补了单靠内服药物难收之效，可谓匠心独具。石氏常以蟾蜍、蜈蚣、乳香、没药、地鳖虫、白附子各等份研末，与陈醋及凡士林调匀，摊在硬壳纸上，名为"去痨贴"，外敷内脏病变相对应的体表肺俞、膻中、阿是穴，3～5 天 1 换，与"抗痨补金汤"

及"抗痨补金丸"同步运用，常可痊愈。由此可见，该病虽然"难治"，但却并非"不治"，盖世上并无不治之症，只有不知之症，《内经》云"未可治者，未得其术也"。

〔何钱. 石恩骏教授治疗难治性肺结核的经验. 广西中医学院学报，2010，13（3）：17.〕

第二节 经典验案点评分析

一、沈凤阁治疗肺结核案

导读：尽管肺结核（肺痨）以肺阴亏虚者居多，寒热错杂之患者也能见到。对于中医辨证属于心肾阳虚，痰热蕴肺，本虚标实，寒热错杂之肺痨患者，治宜温养心肾，清化痰热。

案体：王某，男，65 岁，1991 年 2 月 19 日就诊。患者咳嗽多年，1990 年秋胸部 X 线透视发现右上肺浸润性结核，曾用抗结核西药治疗，病情一度好转，现仍在继续服药。近 1 月来咳嗽剧烈，严重影响睡眠，精神萎靡。诊时患者咳嗽频频不已，咳声微弱，呼吸不畅，气短而促，痰多色黄质稠，咳唾不易，胸闷心悸，面白形瘦，动则汗多，四末凉冷，口干欲凉饮，查舌质淡，苔薄白，脉微细而数。临床诊断为肺结核（肺痨），证属心肾阳虚，痰热蕴肺，本虚标实，寒热错杂，治宜温养心肾，清化痰热。处方：淡附片 10g，太子参 12g，川桂枝 6g，炙甘草 5g，南沙参 12g，北沙参 12g，全瓜蒌 12g，淡黄芩 10g，法半夏 10g，鱼腥草 20g，葎草 30g，竹沥水（分 2 次冲入药液）30ml。取 7 剂，日 1 剂，水煎服。1991 年 2 月 26 日二诊时，患者白昼咳嗽明显减少，只前半夜阵咳，痰沫减少，仍色黄质黏，心悸不明显，活动后汗出不多，胸闷、呼吸不畅仍在，渴饮减轻，手指转温，两足仍凉冷，纳食不香，大小便正常，舌、脉无变化，此为阳虚未复，痰热未清之象，再予温补阳气，清化痰热。处方：淡附片10g，太子参12g，南沙参12g，北沙参12g，全瓜蒌12g，淡黄芩10g，法半夏10g，葎草30g，蒸百部12g，竹沥水（分2次冲入药液）30ml，炒谷芽12g，炒麦芽12g。再取7剂，日1剂，水煎服。1991年3月5日三诊，患者痰沫已少，夜间阵咳减少，气短息促，四末温暖，大小便正常，纳食仍不香，神疲乏力，查舌淡苔薄，脉细弱，阳虚已复，痰热已清，而肺脾两虚，治当补脾养肺善后。处方：党参12g，炒白术10g，茯苓12g，炙甘草4g，怀山药12g，炙鸡内金10g，陈皮6g，炒谷芽12g，炒麦芽12g，南沙参12g，北沙参12g，蒸百部12g，葎草15g。取7剂，日1剂，水煎服。之后以此方加减调理两月余，咳嗽基本瘥。

〔董建华. 中国现代名中医医案精华. 北京：北京出版社，2002.〕

评析："痨瘵主乎阴虚"，肺痨的病理本质为阴虚，临床以肺阴亏损型、阴虚火旺型、气阴耗伤型多见，不过阴阳两虚以及寒热错杂等其他证型也可见到，其治疗应根据辨证结果的不同灵活选法用药，方可获得满意的疗效。本例患者证属心肾阳虚而痰热内阻，故初治用参附合桂枝甘草汤以温养心肾之阳，用小陷胸汤加味以清化痰热，此乃标急治标之意。迨心肾阳复，痰热已清，则培土生金以治其本。百部、葎草有肯定的抗结核功效，故用之。

二、沈炎南治疗肺结核案

导读：重视肺脾肾，燮理阴阳，调整脏腑功能，是治疗肺结核的基本法则。肺结核（肺痨）辨证属肾阴不足，阴虚火旺者，治以滋阴降火为主，佐以滋肾固精，可取得较好的疗效。

案体：罗某，男，30岁，1959年1月23日就诊。患者患慢性纤维空洞型肺结核，先后两次住院，应用链霉素、异烟肼、对氨柳酸钠等抗结核药治疗，反复不愈，且病情有所发展，要求服用中药。诊时患者潮热气喘，遗精（每周 4～5 次），查舌质紫绛，苔微黄，脉弦数。临床诊断为肺结核（肺痨），辨证属肾阴不足，阴虚火旺证，治以滋阴降火为主，佐以滋肾固精。处方：生地9g，熟地9g，莲子12g，地骨皮18g，山萸肉9g，百部12g，丹皮9g，怀山药12g，茯苓9g，泽泻9g，黄柏9g，知母9g，百合12g，麦冬12g，沙苑子12g，龙骨12g，莲须12g，白及粉（分2次吞服）18g，牡蛎60g，鳖甲30g，白果肉6粒。服药7剂，潮热减退，气喘亦平，唯遗精尚频，拟滋肾固精为主，佐以滋阴降火。处方：熟地15g，天冬15g，沙苑子12g，龙骨12g，莲须12g，桑叶12g，莲子9g，百部9g，黄柏9g，牡蛎18g，炙甘草3g。取17剂，日1剂，水煎服。药后2周已无遗精，潮热退净，上方改龙骨为30g，牡蛎60g，加白果肉6粒，白及粉（分2次吞服）18g，继续服用。以上方为主加减进退调理至4月7日，诸症大为好转，拟清金保肺合滋肾固精法以资巩固。处方：党参15g，熟地15g，天冬15g，百合12g，生地9g，北沙参9g，麦冬9g，黄柏9g，白及18g，玉竹30g，龙骨30g，牡蛎60g，炙甘草3g。又服11剂，诸症消失，胸部X线检查结核吸收好转，空洞消失。

〔杜同仿. 沈炎南治疗肺结核经验. 江西中医药，1999，30（2）：6.〕

评析：对肺结核的治疗，一是要燮理阴阳，使之恢复平衡，根据阴虚程度、有无兼火热亢盛，以及有无耗气伤阳等情况来决定治疗大法；二是要根据五行生克规律调整脏腑功能，使之恢复正常关系。遵循《难经》治疗劳损的法则："损其肺者益其气；损其心者调其营卫；损其脾者调其饮食，适其寒温；损其肝者缓其中；损其肾者益其精。"以调理五脏之虚，其中以调理肺、脾、肾为主。正如绮石《理虚元鉴》所言："理虚有三本，肺脾肾是也。肺为五脏之天，脾为百骸之母，肾为性命之根。知斯三者，治虚之道毕矣"。并指出"清金保肺，毋犯中州之土"，"培土调中，不损至高之气"，"金行清化，不觉水自流长，乃合金水于一致"，确为经验之谈。治疗肺结核的方法有很多，如清金保肺法、培土生金法、滋肾固精法、养阴柔肝法、滋阴降火法、宁络止血法、养心安神法等，其中清金保肺、培土生金、滋肾固精为基本法，其余为辅助法，此病案辨证属肾阴不足，阴虚火旺，即以滋阴降火、滋肾固精为主，辅以它法，收效良好。

三、欧炯昆治疗肺结核案

导读：滋其苗必灌其根，灌其根而枝乃茂盛，故治其肺者，必求其肾。顽固性肺痨咯血中医辨证属肺阴亏损，累及肾水，肺肾两虚者，宜采取金水相生、肺肾同治的方法进行治疗。

案体：黄某，女，50 岁，2007 年元月 5 日初诊。患者反复咯血 2 年，经胸部 X 线摄片、痰检诊断为肺结核。曾在外院抗痨对症治疗半年，少量咯血反复发作，缠绵不愈，在我所抗痨治疗过程中，西药对症治疗数月未效，少量咯血反复发作或痰中带血，始终未愈，乃请中医会诊。诊时患者干咳无痰，少量咯血，潮热盗汗，形体消瘦，发稀枯槁，面色晦暗，腰膝酸软，口干舌红，苔少，脉细数。此为肺阴亏损，累及肾水，肺肾两虚，治宜金水相生，肺肾同治。处方：熟地 15g，山药 15g，沙参 15g，麦冬 15g，山萸肉 12g，百合 12g，阿胶（烊化）12g，仙鹤草 12g，牛膝 12g，三七（冲服）6g，甘草 6g。服药 3 剂见效，咯血明显减少，再进 5 剂咯血停止，但仍有血痰，10 剂后余血已净。继守上方加减连服 30 余剂后，咯血未见复发，且咳嗽、潮热、盗汗、腰膝酸软等症状全部消失，食欲增加，体力恢复，两次痰菌检查均为阴性，胸部 X 线摄片显示病灶吸收好转。后继续抗痨治疗满疗程痊愈。1年后随访，未见复发。

〔欧炯昆，何才通. 肺结核病验案3则. 江苏中医药，2010，42（11）：57.〕

评析："金水相生"是指肺肾同治，同时治疗肺阴虚和肾阴虚的方法。肺属金，肾属水，肺肾为母子关系，故治疗宜肺肾同治。肺痨咯血，缠绵难愈，是痨虫蚀肺，肺阴耗伤，迁延日久，累及肾水，肾水不足，相火旺盛，虚火灼伤肺金，肺络破损，血不循经而上逆外溢所致，其治疗宜滋补肺肾，佐以敛血生肌。肺痨病位虽在肺，但病久累及肾水，滋其苗必灌其根，灌其根而枝乃茂盛，故治其肺者，必求其肾。处方用药常取六味地黄汤滋阴补肾；沙参、麦冬、百合滋阴润肺，降虚火；三七、仙鹤草收敛止血，补肺生肌；阿胶养血止血，尚能滋阴润肺；牛膝引血下行，降逆止血。诸药合用，使肾水足，相火制，肺阴自复，虚火渐清，血络安宁，则咯血自止。

四、赵昌基治疗肺结核案

导读：女性肺结核（肺痨）辨证属肺肾阴亏，心肝火旺，伴发闭经者，其闭经源于精血耗损，血枯经闭。治疗宜以滋阴清热，润肺止咳，养血调经为原则，方选百合固金汤加减。

案体：张某，女，25岁，2001年4月上旬就诊。患者患肺结核年余，曾住院治疗，因工作繁忙而带药出院。此次复诊自述已闭经3个月，形体消瘦，胸闷时痛，咳嗽痰中带血，血色鲜红，潮热盗汗，五心烦热，急躁易怒，心烦失眠多梦，查舌质红绛，苔薄少，脉细数，胸部X线摄片显示右上肺空洞型肺结核，检查血沉增快。临床诊断为肺结核（肺痨），证属肺肾阴亏，心肝火旺，治宜滋阴清热，润肺止咳，养血调经，方选百合固金汤加减。处方：百合20g，生地30g，麦冬12g，沙参15g，黄精15g，当归10g，白芍18g，百部20g，地骨皮30g，白及15g，川贝 10g。日 1 剂，水煎服。服药 5 剂，咳嗽、潮热、盗汗明显减轻，已无痰中带血，原方去白及，加制何首乌 30g，鸡血藤 30g，当归 10g，以滋补肝肾，养血活血调经。服药 15 剂，月经来潮，色暗红，量适中。后用上方加减间断用药 3 个月，月经按期而至，色量正常，复查胸部 X 线摄片显示右上肺空洞型肺结核吸收好转。

〔赵晓琴. 赵昌基临床经验与学术研究. 北京：中医古籍出版社，2006.〕

评析：肺肾阴亏，精血耗损，血枯经闭，治当滋阴清热，润肺止咳，养血调经。本例患者为痨虫蚀肺，肺阴不足，肺虚不能输布津液，肾失滋生之源，则病久及肾，肾阴亏损，水亏不能涵养肝木，亦不能上济于心，则心肝火旺，上火于肺，消灼肺阴，形成恶性循环，最终导致肺肾阴亏，精血耗损，血枯经闭。其治疗宜用百合固金汤加减，以滋阴清热，润肺止咳，养血调经，药证相符，故而疗效满意。若火旺较盛，热势明显升高，可加胡黄连、知母苦寒泻火坚阴；咳痰黄稠加桑白皮、黄芩、鱼腥草等清热化痰；咳血量多者加栀子、大黄炭、地榆炭等凉血止血。

五、梁贻俊治疗肺结核案

导读：《丹溪心法·痨瘵》中有"痨瘵主乎阴虚"之说，肺痨的病理性质以阴虚火旺为主，肺痨日久，阴损及阳，以致脾肺气阴两虚者，治以培土生金，佐以滋阴养肺解毒为法。

案体：谷某，男，30 岁，1973 年 2 月 26 日就诊。患者 2 年前出现咳嗽，右上胸部疼痛，胸部 X 线摄片显示右上肺有一 2.5cm×2.5cm 的空洞，诊断为"空洞性肺结核"，曾应用链霉素等药治疗，空洞仍未闭合。1972 年在某疗养院住院 1 年，出院时复查胸部 X 线摄片显示右上肺空洞缩小为 0.5cm×0.5cm，出院后未坚持治疗，1973 年 1 月 30 日胸部 X 线摄片右上肺空洞又增大为 2.5cm×2.5cm，故要求服用中药治疗。诊时患者形体消瘦，面色苍黄无泽，咳嗽无痰，右侧胸痛，纳差乏力，睡眠不佳，腰酸痛，无盗汗及发热，二便正常，查舌质淡红，苔薄白，脉弦细。临床诊断为肺痨（肺结核），证属肺痨日久，阴损及阳，以致脾肺气阴两虚，治以培土生金，佐以滋阴养肺解毒。处方：党参 20g，白术 20g，山药 25g，沙参 20g，白及 20g，桔梗 15g，白芍 15g，百部 25g，山楂 25g。日 1 剂，水煎取汁，分早晚 2 次服。服上药 6 剂后，胸痛消解，食量显增，睡眠好转，但咳嗽痰黄，查舌尖偏红，苔薄白，脉弦细，守上方加桑白皮 25g，地骨皮 25g，生石膏 25g，以清肺热。上方稍加减共服 40 剂，咳嗽大减，无黄痰，饮食大增，每日进主食 750g，体重增加，体力佳，不觉疲劳，腰痛亦消失，4 月 3 日复查胸部 X 线摄片显示"右上肺野 1～2 肋间有浓淡不均、边缘不清之片絮影，右肺上野中外带有边缘清晰之斑点影"，印象为肺结核浸润期、空洞闭合。此后以下方共研为细末，炼蜜为丸，每丸重 9g，每次 2 丸，每日 2 次，温开水送服，以巩固疗效。处方：党参 100g，白术 50g，山药 100g，沙参 100g，白及 100g，川贝母 25g，桔梗 75g，白芍 100g，百部 100g，桑白皮 100g，地骨皮 100g，冬虫夏草 50g，蛤蚧 10g，阿胶 100g，山楂 100g。1973 年 7 月 5 日来函，回家后体力、精神、饮食均甚好，复查胸部 X 线摄片较上次又有好转。

〔梁贻俊. 梁贻俊临床经验辑要. 北京：中国医药科技出版社，2001.〕

评析："痨瘵主乎阴虚"，阴虚日久，阴损及阳，肺脾气阴两虚，治宜培土生金，养阴解毒，肺脾同治。本例患者患病 2 年，西医抗结核治疗效差，结核空洞日久不闭，此后虽住院疗养治疗 1 年，结核空洞缩小，但停药又反复，空洞大小同治疗之初。从初诊时症状来看，咳嗽、胸痛明显，神疲乏力，食少纳呆，消瘦，查舌淡苔白，脉弦细，其阴虚、虚火症状不显，而以脾气虚表现突出，故分析病机系阴虚日久，阴损及阳，肺脾气阴两虚，故而肺脾同治。方中用党参、白术、山药以健脾益气，取培土生金法，脾健气充，使空洞闭合；沙参、白芍以养阴，用桔梗、百部以清肺杀虫，用白及收敛生肌，山楂消食导滞、增进食欲，摄取水谷精微以自养。二诊时诸症皆减，但咳嗽痰黄，故加入桑白皮、地骨皮、生石膏以加强清泻肺热之力。共治疗 46 天，肺结核空洞得以闭合，恐其复发，以健脾补肺益肾之丸药巩固之。

六、费赞臣治疗肺结核案

导读：肺痨出现发热咯血者，多因阴虚火旺，肺热伤络所致，其治疗宜以养阴清热为法，同时应注意"法随证变，药从法立"，根据病情变化及时调整治法用药，方能取得好的疗效。

案体：李某，男，48 岁，患者患浸润型肺结核，处于好转期，右肺上部有空洞，痰菌阳性，在西药抗痨治疗、休养中，因发热咯血请中医诊治。诊时患者体温 37.9℃，内热痰血，便结，口干，苔薄白有纹。治宜养阴清热。处方：南沙参 12g，石斛 9g，天冬 9g，麦冬 9g，玉竹 9g，天花粉 9g，银柴胡 6g，生鳖甲 12g，青蒿 6g，生山栀 6g，知母 9g，黄芩 6g，茜草 9g，地骨皮 12g。取 3 剂，每日 1 剂，水煎服。复诊时患者体温 37.4℃，内热吐血色鲜，大便 3 日不行，苔黄口干，治宜养阴止血。处方：南沙参 12g，石斛 9g，天冬 9g，麦冬 9g，玉竹 9g，天花粉 9g，大蓟炭 12g，小蓟炭 12g，茜草炭 9g，侧柏炭 9g，陈棕炭 6g，大黄炭 6g，血余炭 3g，藕节 3 枚。再取 3 剂，每日 1 剂，水煎服。三诊时患者体温 36.8℃，血止热退，唯脘腹胀，治宜养阴和胃。处方：南沙参 12g，石斛 9g，天冬 9g，麦冬 9g，玉竹 9g，天花粉 9g，白蒺藜 9g，郁金 6g，炙鸡内金 9g，陈皮 3g，蔻仁 3g，藿香梗 9g，佩兰梗 9g，陈香橼皮 6g，生麦芽 12g，熟麦芽 12g。取3 剂，每日 1 剂，水煎服，以巩固疗效。

〔陆孝夫. 著名老中医费赞臣治疗肺痨的经验. 上海中医药杂志，1982，（5）：21.〕

评析：辨证论治是中医治疗疾病的基本原则，对肺痨的治疗，应抓住阴虚火旺这一基本环节，以养阴清热为基本治法，并做到"法随证变，药从法立"，根据患者病情的变化及时调整治法用药。对肺痨低热，费氏常用清骨散加减，患者兼有痰血，乃肺热伤络所致。本例患者肺痨发热咯血，初诊时费氏以养阴清热立法而不用止血剂，正是抓住阴虚火旺这一主要矛盾。复诊时低热渐退，而痰血未止，故在养阴剂中加十炭散出入治之。三诊时热退血止，治以养阴和胃，在养阴药中加用芳香醒脾、消化和胃药，以资生化之源，培土以生金。费氏治肺痨重视整体，强调辨证论治，方药平淡而疗效满意。

七、黄文东治疗肺结核案

导读：培土生金是治疗肺结核（肺痨）的重要方法，肺痨肺脏气阴不足，肝经气火有余，脾胃运化不健者，其治宜采取培土生金法，益肺气，健脾胃，佐以肃肺、顺气、清热之法。

案体：俞某，女，31 岁，1963 年 5 月 10 日就诊。患者患肺结核 3 年，伴肺不张，长期服用抗结核药治疗，未见效果，经常咯血，潮热，今来我院门诊治疗。诊时患者形体消瘦，午后潮热，咳嗽痰黏，右胸部隐痛，肝区作胀，面浮神疲，不思饮食，大便干结，查舌质淡胖，尖有红刺，脉细。此乃肺脏气阴不足，肝经气火有余，脾胃运化不健，治宜先益肺气，健脾胃，佐以肃肺、顺气、清热之法。处方：炙黄芪 9g，炒白术 9g，炙甘草 3g，杏仁 9g，陈皮 4.5g，半夏 4.5g，蒸百部 9g，知母 9g，青蒿子 4.5g，炙鸡内金 4.5g。9 月 20 日复诊，患者低热已平，胃纳较佳，大便正常，但尚不耐劳累，容易引起潮热，咳嗽减而未除，肝区有时作胀，近二三月来面色润泽，体重增加 10 余斤，此乃佳象也，查舌淡尖红，脉细，为气阴尚亏之象，再拟滋阴清肺，疏肝和胃之法。处方：南沙参 12g，炙甘草 4.5g，桑叶 9g，桑白皮 9g，银柴胡 4.5g，玄参 9g，青蒿 9g，白蒺藜 9g，海蛤壳 12g，白前 9g，白薇 9g，淡竹茹 4.5g，广郁金 9g，陈皮 4.5g。

〔上海中医学院附属龙华医院. 黄文东医案. 上海：上海人民出版社，1977.〕

评析：重视脾胃为生化之源，对肺病日久，气阴虚而难复者，采用培土生金之法，有较好的疗效。本例患者西医诊断为肺结核、肺不张，属中医肺痨之范畴，病程较长，因久病必虚，所以虚弱之征象在所难免。初诊时有咳嗽，潮热，胸痛，形体消瘦，不思饮食等，此乃肺脏气阴不足，肝经气火有余，脾胃运化不健，治宜先益肺气，健脾胃，佐以肃肺、顺气、清热之法。经数月调治，胃纳转旺，体重增加，症情明显好转。此病例说明重视脾胃为生化之源，对肺病日久，气阴虚而难复者，采用培土生金之法，健脾以助养肺，确能取得较好的疗效。

八、洪广祥治疗肺结核案

导读：肺痨咯血的起因尽管复杂，但主要在于"气"和"火"。肺结核咯血的治疗要重视急则治标缓则治本，滋阴降火、平冲降逆是其基本治法，化瘀止血要贯穿止血用药全过程。

案体：章某，女，36 岁，1968 年 9 月 13 日初诊。患者于 1965 年因慢性干咳、低热兼有咯血，经检查发现右上肺浸润型结核，体内有空洞存在。服抗痨药近六个月而终止服药，于 1968 年 9 月 12 日又突然咯血，急诊时咯血量近 500 ~ 600ml，血色鲜红，当即住院，入院后仍反复咯血，最多一天量有数百毫升，痰菌阴性。会诊所见患者咯血不止，色鲜红量多，低热盗汗，咳嗽气促，午后两颧鲜红如涂胭脂，口干舌燥，便秘尿赤，面色㿠白，舌质淡暗而嫩，脉象细弦数，左关弦象突显。证属木火刑金，肺络损伤，气阴两虚者，谨防气随血脱。急宜柔肝镇逆，泻火宁络，益气养阴为治。处方：生地30g，白芍15g，旋覆花（布包入煎）10g，代赭石（先煎）30g，制大黄10g，炒栀子10g，茜草炭20g，炒蒲黄15g，侧柏炭20g，旱莲草30g，西洋参（另蒸）10g，麦门冬30g，五味子10g，三七粉（分冲）6g。取7剂，每日1剂，水煎服。药后咯血渐少，7天后消失，大便通畅，余症状亦见明显改善。仍宗上方合百合固金汤加减调理，住院月余，病情稳定出院。

〔洪广祥. 肺痨辨治与用药经验. 中医药通报，2008，7（3）：8.〕

评析：本例患者为肺痨（肺结核）伴咯血，肺痨咯血的病机和一般"血证"是有区别的，其病变既反映在肺，又与机体脏腑、经络、气血、阴阳的失衡有关。阴虚阳亢，气血上逆是其基本病机，忿怒动火，郁结动气是诱发咯血的重要诱因。肺痨（肺结核）咯血的基本病理为阴虚阳亢，气火上逆，肺伤血溢，因此滋阴降火，平冲降逆是其基本治法。由于结核活动期易出现反复咯血，离经之血又易成瘀，瘀血不去，不仅易致血不归经，而加重反复出血，同时也会影响结核病灶的吸收和空洞的愈合。所以"化瘀止血"法要始终贯穿止血用药全过程。"化瘀止血"是中医药止血的一大优势。本例患者的治疗用药遵循了上述用药思路和经验，注意辨病与辨证相结合，从而达到了快速止血和减少反复的双赢效果。咯血之证，与"气"、"火"有关，肺结核咯血的起因，也不外乎"气"和"火"。因此治疗肺结核咯血也应抓住"气"和"火"这两个环节。肺结核咯血，凡因火盛迫血妄行者，可以清火为先，火清则血凉络宁。然火有虚实之分，应遵循辨证施治之原则正确辨证立法用药，才能提高疗效，但肺结核咯血总属本虚标实，大咯血将迅即危及生命，固当"急则治其标"，咯血停止后，仍需"缓则治其本"，才能杜绝后患，防止复发。

九、吴熙伯治疗肺结核案

导读：咯血是肺结核（肺痨）的四大主症之一，对于肺痨咯血中医辨证属气阴两虚、气虚为甚的患者，其治疗宜以益气摄血、养阴润肺为法，并注意随证加减，可取得较好的疗效。

案体：孔某，男，41岁。患者肺结核大咯血，住某医院治疗，经用抗结核以及垂体后叶素、安络血、止血敏等止血药，结合静脉滴注输液、支持疗法等，仍咯血不止，病者要求中医会诊。诊时患者咳嗽，痰中带血，甚至咯血盈口，形体消瘦，两颧发红，面色苍白，语言低微，神疲气短，日晡潮热，口干少饮，五心烦热，测体温38.4℃，查舌质淡少津，脉细数。临床诊断为肺痨（肺结核），证属气阴两虚，气虚为甚，治宜益气摄血，养阴润肺。处方：太子参15g，炙黄芪30g，南沙参20g，大麦冬10g，野百合15g，阿胶（烊化兑服）12g，川贝母10g，仙鹤草20g，白及12g，天冬10g，丹皮10g，旱莲草15g，鲜金丝荷叶（捣汁兑服）50g，鲜白茅根40g。取5剂，日1剂，水煎服。二诊时，患者自述药后咯血已止，咳嗽痰色稠黄，唯午后头昏心悸，低热仍在，再以养阴祛热。处方：北条参15g，大麦冬10g，青蒿12g，鳖甲30g，仙鹤草20g，银柴胡10g，炙百部10g，白及12g，川贝母10g，五味子6g，鲜金丝荷叶（后下）50g。上方继服50余剂，身热退净，精神亦振，续予抗结核西药内服而愈。

〔吴熙伯，吴少清. 吴熙伯弟兄临床治验集锦. 南京：东南大学出版社，2006.〕

评析：肺结核咯血不止，辨证为气阴两伤，气虚为甚，治宜益气摄血，养阴润肺。本例患者肺结核咯血不止，经辨证属气阴两伤，气虚为甚。因气为血之帅，气不摄血，则血外溢，故选用太子参、黄芪益气摄血，阿胶、麦冬、天冬、沙参、百合养阴润肺，白及、仙鹤草、旱莲草入肺止血摄血，川贝母润肺止咳化痰，全方共奏益气摄血，养阴润肺，止咳化痰之功。药投 5 剂，咯血已止，但低热不退，之后根据病情的变化加入青蒿、鳖甲、银柴胡等，相继服用 50 余剂而热退，精神亦振，续予抗结核西药内服而愈。在中药治疗的同时，注意配合以西药，在肺结核（肺痨）的治疗中也十分必要。

十、宋乃忠治疗肺结核案

导读：肺结核（肺痨）久病体虚，治疗应标本兼顾，慎用汗法。本例患者久病体虚，外感风寒，前医治疗祛邪不顾本虚，忽视养阴，辛温过汗，伤津耗液，扰动阴血，出现了失误。

案体：曾某，男，32 岁，1996 年 8 月 15 日初诊。患者 3 月前经胸部 X 线摄片诊断为右肺浸润型肺结核，一直服抗结核药治疗。5 天前外感风寒，发热恶寒，头痛身痛，咳嗽，给予辛温解表之剂，汗大出，翌日不恶寒，但发热，心烦，口干渴，咽喉燥痛，手足心热，盗汗，咳嗽痰中带血，乏力难支，查舌质红，少苔，脉细数。证属气阴两伤，虚火灼肺，治以养阴润肺，清热止血，方用养阴清肺汤。处方：生地 12g，白芍 12g，玄参 12g，生甘草 5g，川贝母 6g，丹皮 6g，麦冬 10g，阿胶（烊化）10g。取 3 剂，日 1 剂，水煎服。复诊时咳嗽、烦躁、出汗减轻，唯痰中仍见血丝。前方加款冬花 12g，百合 12g，旱莲草 10g，续服 4 剂，诸症皆平。

〔宋乃忠. 养阴清肺汤新用. 新中医，2001，33（2）：68.〕

评析：肺结核（肺痨）久病体虚，即使有外感表证，亦应慎用汗法。本例患者患肺结核，久病体虚，又外感风寒，前医祛邪不顾本虚，辛温过汗，伤津耗液，遂致气阴两伤，虽外证已解，却见内热炽盛，灼伤气津，扰动阴血，出现手足心热，盗汗、咳嗽痰中带血、脉细数等。证属气阴两伤，虚火灼肺，宋氏予养阴润肺，清热止血之法，方选养阴清肺汤，使烦热止，阴津复，则咳嗽、烦躁诸症状自除。本例患者提示肺结核久病体虚，临证应慎用汗法。

十一、王国庆治疗肺结核案

导读：养阴清肺是治疗肺结核（肺痨）的主要方法，但不是唯一方法，临证应仔细辨证，恰当选法。本例患者初治时医者墨守阴虚肺燥之常规，脾不统血误以为阴虚肺燥，出现失误。

案体：周某，男，52 岁。患者患肺结核 10 余年，每年夏秋之交咯血，此次咯血约 200～300ml，在县医院住院，经输血及用安络血、垂体后叶素等药对症治疗后，出血量减少，但痰中血丝持续半月乃无改善。吾初诊为阴虚肺燥，以百合固金汤养阴清肺，服药 5 剂未效，反觉口淡乏味，食欲骤减，筋疲力尽，动则喘息，查舌质淡，苔少津，脉细弱。忆五行学说中土能生金，脾与肺属母子关系，故以培土生金为法，重在调理脾胃，选参苓白术散化裁。5 剂后病人自觉精神爽快，食欲渐增，痰中无血丝。守上方续服 20 余剂，病情稳定，照常上班。

〔王国庆. 运用五行学说救误 3 例. 江西中医药，1987，18（3）：56.〕

评析："痨瘵主乎阴虚"，肺结核的病理性质主要在于阴虚，养阴清肺是治疗肺结核的主要方法，但不是唯一方法，临证时应根据辨证结果之不同选用与之相适应的治疗方法。本例患者初诊时医者墨守阴虚肺燥为肺痨之常规，不察患者肺脾气虚之证，脾不统血误以为阴虚肺燥，一见肺结核就套用养阴清肺之法，给予养阴清肺之百合固金汤，结果出现辨证治法用药失误。之后根据脾与肺属母子关系，以培土生金为法，重在调理脾胃进行治疗，病情逐渐稳定好转。如若临证时不可拘泥于常理之说，做到辨证论治，谨慎选法用药，则初治时的失误不难避免。

十二、赵光明治疗肺结核案

导读：肺结核（肺痨）的发病以肺阴亏损为主，但随着病情的发展演变，可出现不同的病理变化，对于出现阴虚肺伤，腑气不通，肺失宣降病理机制者，治当滋阴和络、通腑泻肺。

案体：石某，男，58 岁，1991 年 5 月初诊。患者患肺痨病 2 年，干咳，气急喘息不得卧，痰中时有带血，如丝如点，血色鲜红，午后潮热，大便难行，苔少舌红，脉细数，多次胸部 X 线摄片，两上肺见斑片状阴影，境界不清。虽经西药抗结核、中药养阴润肺配合治疗，奏效不彰，而来本院再治。此乃阴虚肺伤，腑气不通，肺失宣降，治投滋阴和络，通腑泻肺为法，方用宣白承气汤合百合固金丸加减。处方：石膏（先煎）30g，生大黄（后下）10g，瓜蒌 10g，杏仁 10g，百部 10g，百合 10g，川贝母 10g，化橘红 10g，玄参 10g，麦冬 10g，桔梗 10g，甘草 10g，仙鹤草 30g。连服取 6 剂，药后翌日解黄色黏液便 3 次，喘息减轻，6 剂服完，咳喘渐平已能平卧，继以原方巩固 50 余天，诸症均先后消失。

〔赵光明. 下法在虚证中运用体会. 江西中医药，1998，29（1）：18.〕

评析：肺结核（肺痨）阴虚水亏、腑气不畅者容易与肺阴亏虚相混淆，临证应注意鉴别。本例患者患肺痨病 2 年，咳嗽痰中带血，午后潮热，舌红苔少，脉细数，阴虚火旺之象明显，此不难辨。然其兼有气急喘息，大便难行，此为辨证的关键，可知其肺失宣降已影响腑气不通畅。肺与大肠相表里，腑气不畅，浊气上逆，可使肺气失降进一步加重。本例患者病属阴虚水亏、腑气不畅，前医辨为肺阴亏虚，出现失误，只给予养阴润肺，所以奏效不彰，后改以通腑气，泻肺气，配合以增液行舟、润肺止咳，上病下取，药证相符，使肺阴得复，肺气得降，则咳喘自平。

第九章　肺　炎

　　肺炎是指终末气道、肺泡和肺间质的炎症，是一种呼吸系统常见病、多发病。引起肺炎的原因多种多样，如细菌、病毒、真菌、寄生虫等病原体，以及放射线、化学制剂、过敏等因素均可以引起肺炎。肺炎可按解剖、病因加以分类，若按解剖部位，可分为大叶性、肺段性、小叶性和间质性肺炎；若按病因，则可分为细菌性肺炎、病毒性肺炎、支原体肺炎、真菌性肺炎以及其他病原体所致肺炎和理化因素所致肺炎等。在诸多的致病因素中，细菌性肺炎是最常见的肺炎，也是最常见的感染性疾病之一，近年来病毒以及支原体引起的肺炎呈现明显增多的趋势。虽然肺炎是一种呼吸系统疾病，但常常影响到全身，诱发其他疾病，并可使机体原有的痼疾加重，如果得不到及时的诊断和治疗，可造成死亡，所以必须重视对肺炎的防治。

　　肺炎以发热、恶寒、咳嗽、咳痰、胸痛、气促以及不同程度的毒血症状为主要临床表现，属中医学"风温"、"咳嗽"、"喘证"、"胸痛"、"肺痈"等病的范畴。中医认为其发病首先是正气不足，加之感受外邪而成，由于劳倦过度、醉酒后当风、寒温失常等，导致机体正气不足，肺卫不固，外感风热毒邪或风寒入里化热而发病，此乃温病学说所说的"温邪上受，首先犯肺"。肺炎的辨证当以辨病邪性质、辨病情的轻重为重点，同时还应注意有无内伤基础以及正气的强弱。病邪寒热性质不同，寒者为风寒袭肺，热者有风热犯肺、痰热壅肺、肺热腑实和热毒内陷。病情轻重有异，通常风寒袭肺病情较轻，风热犯肺、痰热壅肺、肺热腑实和热毒内陷病情较重，多出现气阴两伤，病变过程中甚至可见阴竭阳脱而危及生命。

肺炎之病位主在肺，疾病的性质主要是属于痰热，故清热解毒、清肺化痰是治疗本病的基本原则。初期邪在肺卫，应配合以解表祛邪；极期痰热壅肺，则当加强清肺化痰以祛邪；恢复期痰热消退，余邪未清，治以益气养阴、润肺为主，兼以祛邪，使邪祛正安；若见热毒内陷、阴竭阳脱、气阴两伤者，应根据病情的变化及时调整治疗原则。由于肺炎之病情是复杂多样的，临证时应力戒墨守成规，做到详加辨证，依辨证结果的不同灵活变通，选用与之相适应的治疗方法。

第一节　中医名家辨治经验

一、赵绍琴辨治肺炎经验

肺炎多发于冬春二季，赵绍琴认为其病因病机多为内有蕴热，外受温邪，内外合邪，卒然而发，故本病当属中医温病的范畴。肺炎的主要临床表现有高热、形寒、咳嗽、气急、胸痛、吐铁锈色痰等，一般发病较急，在小儿容易引起昏迷、惊厥，临床中应合参脉、舌、色、证进行辨证施治。赵氏通常将其分为肺热壅盛型、表气闭遏型、痰湿内阻型、痰浊壅肺型以及阴伤燥热型五种证型进行治疗，可收到良好效果。

（一）肺热壅盛型

内热素盛，又感温邪，两热相合，症见高热，喘咳，气急，脉洪数弦急，舌红质绛，苔黄。此型以肺热为主，热邪郁闭，不得宣泄，是以喘咳不能平卧，治宜宣肃清化。处方：苏叶 6g，生石膏 30g，知母 10g，前胡 6g，杏仁 10g，芦根 10g。水煎取汁，日 3 夜 1 服。

（二）表气闭遏型

症见高热，形寒，气急，胸闷，面色青暗，脉浮滑，舌质红，苔白腻。此型热郁因于表闭，治疗必先开其郁闭，用宣肺开郁法，俟其肺气开，表气解，自当气降而喘咳即平。处方：麻黄3g，生石膏15g，杏仁10g，前胡6g，芦根10g。水煎取汁，日3夜1服。

（三）痰湿内阻型

素有痰湿内蕴，温邪外袭而发，症见发热，喘咳痰多，胸中满闷，舌胖苔白腻，滑润多液，脉沉软缓滑。治用宣肺化湿法，以利气机之开合。处方：苏叶10g，苏梗10g，苏子10g，麻黄3g，半夏10g，厚朴6g，杏仁10g，炙枇杷叶10g，冬瓜子10g。每日1剂，水煎服。

（四）痰浊壅肺型

此型痰浊壅盛，症见喘咳痰鸣，痰多且稀，周身酸楚乏力，患者常以胸闷为苦，舌苔白滑垢腻，根部厚浊，脉象沉弦滑，按之有力。治以三子养亲汤豁痰利气，止咳平喘。处方：苏子6g，莱菔子10g，白芥子6g，冬瓜子10g，皂角刺4g，前胡6g，浙贝母10g，半夏10g，甜葶苈6g。每日1剂，水煎服。

（五）阴伤燥热型

肺阴不足，燥热较甚，身热口干，干咳胸痛，痰黏难出，舌红质干，脉细弦数。治用泄热润肺法，方选泻白散加减。处方：苏叶6g，苏子6g，桑白皮10g，地骨皮10g，麦冬10g，南沙参10g，杏仁10g，炙枇杷叶10g，清半夏10g，黛蛤散（包）10g，瓜蒌仁20g，白茅根30g，芦根30g。每日1剂，水煎服。

上述五种证型，临床多见，依法治之，多可获效。又有重者，或在小儿，可见神昏抽搐，此时宜详察其因，因于表闭者开其闭，因于热郁者泄其热，因于痰蒙者化其痰，未必皆需安宫、至宝，仍于各型证治中求之，但得肺气宣畅，热泄痰清，则自可神清抽平。

〔赵绍琴，曹鸣高，马莲湘．肺炎证治．中医杂志，1985，26（10）：6.〕

二、谢昌仁辨治肺炎经验

急性肺炎为临床常见的热性病，以发热、咳嗽、咯痰、胸痛为主要症状，属于中医学"风温"、"咳嗽"等病的范畴。谢昌仁在多年的临床实践中体会到，按温病卫气营血不同阶段，根据致病因素和发病季节的差异，机体反应和病理变化的不同，而同病异治，采用各种不同的治疗法则和方药，才能提高中医药治疗急性肺炎的疗效。

（一）风温初起，邪犯肺卫，治宜疏表宣肺

风温为阳邪，风温袭于表卫，则卫气阻郁，卫气通于肺，肺合皮毛，故风温病毒外受，肺卫首当其冲。出现起病急骤，发热，微恶风寒，咳嗽微喘，痰白或黄，胸闷或痛，口干微喝，舌边尖红，苔薄白，脉浮数。多见于肺炎早期，治以辛凉解表，宣肺化痰为原则，方用银翘散化裁，取其清宣肺卫之功。

（二）风寒外束，肺失宣降，治宜温散

肺炎早期以风温（热）之邪外束肺卫者多见，但亦有少数患者表现为恶寒重而发热不甚，无汗身楚，咳嗽，痰白而稀，胸闷或痛，舌苔薄白，脉浮数等。此类患者中医辨证为外感风寒，内舍于肺，郁阻气道，肺气失于宣降。治宜温散之品以疏风散寒，宣降肺气，方选杏苏散、荆防败毒散加减，忌投寒凉之剂。

（三）风温夹湿，病及肝胃，治当清肺疏利

江南之地，潮湿多雨，或因患者素体湿重，以致风温之疾在临床中每多夹湿，常伴有胃肠道或肝胆系证候群，出现风温夹湿证。症见发热恶寒，咳嗽胸痛，胸闷呕恶，脘痞腹胀，饮食不馨，便溏或结，舌质红，苔白腻或黄腻，脉滑数或濡数，巩膜、皮肤或见黄染等，在肺炎早、中期均可出现，治宜清热利湿并用。叶天士认为："夹湿加芦根、滑石之流，或透风于热外，或渗湿于热下，不与热相搏，势必孤矣。"临床中对风温夹湿者，谢氏喜在银翘散或麻杏石甘汤、苇茎汤等方基础上选加藿香、鸡苏散、淡竹叶、薏苡仁、冬瓜仁、茵陈、茯苓、泽泻等药。

（四）热入气分，痰热伏肺，亟应清肺泄热

外邪顺传气分，热壅肺气，蒸液为痰，痰热郁阻于肺，气机不利，肺络受损则可出现高热不退，烦渴多饮，面赤咳嗽，胸痛气喘，咯痰黄稠或呈铁锈色痰，或带血丝，舌红质干苔黄，脉滑数或洪大等症状。此证可见于各种肺炎的极期，应亟用清肺泄热，宣肺化痰法治疗。此证不解，其传变有二，一是顺传于胃，一是逆传心包。临床常用麻杏石甘汤合千金苇茎汤治疗。热盛者加金银花、连翘、炒黄芩；胸痛者加赤芍、郁金；烦躁者加栀子、淡豆豉；气喘者加桑白皮、葶苈子；痰中带血者加白茅根、黛蛤散；便秘者去麻黄，加全瓜蒌、贝母；口干舌红阴伤甚者加沙参、麦冬、石斛。

（五）肺经热盛，下迫大肠，法宜上下同治

肺与大肠相表里，肺经热盛，可下迫大肠，而成湿热下利。症见高热，咳嗽气促，胸痛，咯痰黄稠，兼见腹痛、泻下黄臭稀粪、小便短赤，舌苔黄，脉濡数等症状。此则既要清肺化痰，又要清化大肠湿热，临床常以葛根芩连汤合苇茎汤加味治疗。

（六）肺热传胃，腑气不通，治用清热攻下

邪入气分，热蕴肺气，最易从阳明经证传入，阳明腑证而致里结。根据肺与大肠相表里的关系，肺经邪热可通过清胃通腑而得以下泻。通腑攻下方药（如大黄）不仅具有泻下作用，还能清热泻火解毒。近代药理研究也证实，大黄等药对肺炎球菌有明显的抑制作用。临证中凡见风温传入气分，高热不退，大便秘结，数日不解，舌质红，苔黄燥或黄厚，脉洪数者，均应运用清热通腑法治疗。常用宣白承气汤化裁，或以麻杏石甘汤加大黄、瓜蒌等药。药后常能泻下恶臭积粪，高热随便通而得以下降，症情向愈。

（七）热盛伤阴，正不胜邪，清肺养阴并投

风温阳邪，最易伤津耗液，热邪久留，阴液必然被烁，阴伤则正难胜邪，往往出现身热稽留不退，汗出而热不解，咳嗽胸痛，舌质红少津，舌苔黄，脉细数。此类患者多见于各种肺炎的末期，此时徒投苦寒泄热之剂而不能滋养阴液，则热恋难退，必须清肺养阴并投，顾护阴津，防止阴津失固、热邪内陷出现逆传之症，可选用沙参麦冬汤或青蒿鳖甲汤加清肺化痰之品。

（八）气虚卫弱，御邪力薄，治宜扶正祛邪

慢性久病、产后、年老体弱的患者易患肺炎，多因体虚表卫不固，卫外力薄，御邪力差所致。对此从整体出发，注意扶正，根据邪正盛衰的情况，掌握扶正与祛邪的分寸，以提高机体的防卫功能，有利于病原菌的清除及炎症的吸收。选方用药可仿玉屏风散或补中益气汤、六君子汤等化裁。

〔谢昌仁. 急性肺炎的证治体会. 江苏中医，1983，(6)：14.〕

三、刘仕昌辨治肺炎经验

刘仕昌临床经验丰富，他辨证治疗肺炎，强调治以宣肺为本，寒热虚实宜分，四时季节各异，同时应变必须及时，据此取得了较好的临床疗效。

（一）治以宣肺为本

肺炎中医多归温病之风温范畴辨治，风热病邪由口鼻而入侵犯人体，发病较急，初起首犯肺卫，且整个病程均可表现出风热郁肺的证候特点，故宣肺之品为整个病程所必用。刘氏常用北杏仁、浙贝母、桔梗、前胡、枇杷叶、瓜蒌皮、鱼腥草等（宣肺饮）。初起邪在肺卫，症见发热，微恶风寒，咳嗽，胸闷不适，舌边尖红，苔薄白，脉浮数者，治宜疏风宣肺，用"宣肺饮"加薄荷、竹叶、牛蒡子、金银花、连翘、甘草等。邪在气分，症见壮热，烦渴，咳喘，胸痛，舌红，苔黄，脉数者，治宜清气宣肺，用"宣肺饮"加黄芩、石膏、芦根、大青叶、板蓝根、甘草等。若邪热欲入营血，多表现为气营同病，症见高热烦渴，躁扰不宁，咳喘，胸痛，咳咯血痰或见皮肤红疹，舌质红绛，苔黄而燥，脉数等，治宜宣肺泄热，气营两清，用"宣肺饮"加玄参、生地、丹皮、大青叶、板蓝根、知母、石膏等。若高热不退，谵语神昏者，可选用安宫牛黄丸或紫雪丹以豁痰开窍。本病各阶段虽然治法不同，宣肺之法贯穿始终，乃使肺气宣畅，风热内郁之邪容易透发，邪出有路。

（二）寒热虚实宜分

同为肺炎一病，由于患者体质不同，兼夹之异，故有寒热虚实之别，治疗当有所区分。肺炎以风热袭肺，实热证为多，可按上述一般原则论治，但若兼有寒邪之时，表现恶寒较甚，头痛，肌肉酸痛，舌质较淡者，则可在"宣肺饮"中加防风、荆芥、橘红、白芷、法半夏、白蒺藜等。虚人感受者则可用"宣肺饮"加苏叶、生姜、黄芪、防风等。

（三）四时季节各异

肺炎虽在秋冬、冬春气候变化较大时易见，但其他季节也不少，故刘氏认为风温四时皆有，非独发于冬春两季。根据四时气候特点，用药略有所异。春季风木之令，温暖多见，易感时邪贼风，用药宜多加疏风透邪之品，可用"宣肺饮"加金银花、连翘、薄荷、牛蒡子、蝉蜕等。夏季暑气炎炎，且易兼湿，宜用"宣肺饮"选加青蒿、香薷、扁豆花、淡竹叶、鲜荷叶、生薏苡仁等清暑化湿之品。秋季燥金当令，宜用"宣肺饮"酌加冬桑叶、紫菀、百部、玄参、款冬花、玉竹、天花粉等润燥透邪之品。冬季严寒，易夹寒邪，故常用"宣肺饮"加荆芥、防风、苏叶、白蒺藜、法半夏等。

（四）应变必须及时

肺炎经及时治疗，一般预后良好。但若感邪太重，或素体羸弱者，则容易邪闭心包，引动肝风而出现气急喘鸣、神昏痉厥之变。应变之法必须及时，否则救治的难度增大。刘氏常在病情刚出现恶化的苗头时便及时采用急救措施，如高热不退，病者烦躁不安即可用安宫牛黄丸或紫雪丹，往往可使热退身凉，神情安定。此外，刘氏认为肺炎患者，尤其是正气虚弱的小儿，最易见内闭外脱的情况，病儿见神昏谵语或昏馈不语，气息短促，手足厥冷，冷汗自出，舌绛色黯，脉细疾或沉弱。此时则宜开闭固脱合用，可用生脉散或独参汤送服安宫牛黄丸。必须注意的是当险情已过，则又当以肺炎本证常规辨治。

〔钟嘉熙. 刘仕昌教授治疗肺炎的经验. 新中医，1994，26（1）：21.〕

四、李振华辨治肺炎经验

李振华认为大叶性肺炎属于中医学"喘咳"、"风温"的范畴，根据发病季节和病理演变，"风温"和大叶性肺炎更为相似。大叶性肺炎的发生，主要因肺有宿热或正气不足，卫外不固，风温之邪侵袭于肺，即温病学说所说的"温邪上受，首先犯肺"。风温犯肺之后，肺气不畅，壅遏气机，可致肺之通调水道无力，水饮遇热成痰，痰热交阻，肺失清肃气畅，故症见咳喘，胸痛；肺卫受邪，则恶寒发热；痰热阻滞，继而气热过盛，逼血妄行，则咳吐血痰；甚则热壅血瘀，血败肉腐，故咯吐脓血。后期如邪退正气渐复，痰热不盛，因热耗津液，肺可呈气阴两伤；如正不胜邪，热势愈盛，壮热不已，大汗不止，伤阴亡阳，可出现气阴两脱的危候。

由上可以看出，大叶性肺炎的病理演变过程大致可分风温犯肺、痰热壅肺、气阴两亏以及气阴两脱等四个阶段，这些不同的病理阶段即临床辨证论治的内在病理依据。由于大叶性肺炎属于中医温病范畴，在全部病理演变过程中，可参照温病的卫、气、营、血进行辨证用药，如风温犯肺可参照邪在卫分阶段，痰热壅肺可参照邪在气分，如症见咳吐血痰可参照邪在营、血阶段，气阴两亏和气阴两脱亦可参照温病后期损阴伤正进行处理。

（一）风温犯肺

主要症状为恶风，发热，咳嗽，胸痛，口干而饮，咯吐黄痰，呼吸气粗，头痛，身痛，小便黄量少，舌质红，苔黄，脉数。治宜宣肺透表，清热化痰，方选加减桑菊饮。处方：前胡9g，桑叶9g，菊花12g，杏仁9g，川贝母9g，金银花15g，生石膏30g，葛根12g，桔梗9g，麦冬15g，甘草3g。

本证系风温之邪侵袭于肺，壅遏气机，肺气不畅，肺失肃降，热壅于肺所致。方中前胡、桑叶、菊花、葛根疏风透表，解肌清热；杏仁、桔梗、川贝母宣肺止咳，清热化痰；生石膏、金银花大清肺胃之热而解毒；甘草调和诸药。上药配合，具有宣肺透表，清热化痰之功效，故适用于大叶性肺炎风热犯肺的发病初期。

（二）痰热壅肺

主要症状为高热口干，大渴欲饮，咳嗽气喘，鼻煽气粗，胸痛，烦躁，吐痰带血，或痰呈铁锈色，甚至咳吐脓痰，小便黄赤，舌质红绛，舌苔黄腻，脉洪数。治宜清热凉血，宣肺平喘，方选加味麻杏石甘汤。处方：麻黄6g，杏仁9g，生石膏30g，苇茎21g，桃仁9g，鱼腥草30g，黑地榆12g，川贝母9g，冬瓜仁24g，甘草3g。

本证系热毒壅肺，痰热交阻，血败肉腐，逼血妄行，故出现喘咳气促、高热口渴、苔黄脉数等肺热过盛的症状。本方具有显著的解热平喘作用，方中麻黄开泄肺气以疏其痰热壅结；杏仁降逆平喘；生石膏、苇茎、鱼腥草清泄肺热，消肿止痛；鱼腥草配冬瓜仁、川贝母清热解毒，排脓化痰；桃仁、黑地榆活血凉血，可达止血；甘草解毒，调和诸药。诸药配合，共奏清热凉血，宣肺平喘之功。如胸部痛甚或便秘者可加全瓜蒌30g；如高热出现神昏谵语者可配服安宫牛黄丸（每次1丸，每日1~2次）。

（三）气阴两亏

主要症状为咳嗽气短，午后低热，五心烦热，自汗盗汗，咽干口渴，食少欲呕，头晕失眠，心烦不宁，痰少而黏，咯吐不利，有时痰带血丝，精神疲倦，舌质红绛或淡红，舌苔薄黄，脉细数。治宜益气养阴，清热润肺，方选益气生津汤。处方：党参12g，辽沙参24g，麦冬15g，瓜蒌仁9g，川贝母9g，丹皮9g，地骨皮15g，桔梗9g，竹茹12g，陈皮12g，白及9g，甘草3g。

本证系高热耗气伤阴，导致肺胃气阴两亏所致。方中党参益气生津；辽沙参、麦冬养阴润肺，清热生津；瓜蒌仁、川贝母、桔梗化痰止咳；丹皮、地骨皮、白及清热止血；竹茹、陈皮、甘草清胃调中止呕。本方适用于大叶性肺炎恢复期气阴耗伤，正气不足，余热未净者。

（四）气阴两脱

主要症状为高热骤然体温下降，大汗淋漓，四肢厥冷，面色苍白，呼吸喘急，舌质淡，苔薄黄缺津，脉微细欲绝。治宜回阳救逆，止汗固脱，方选加味参附汤合生脉散。处方：人参9g，制附子15g，麦冬15g，五味子9g，白芍15g，龙骨15g，牡蛎15g，炙甘草9g。

本证系正气大虚，气阴暴脱之证。方中人参、炙甘草大补元气，配附子温阳救逆，强心固脱；麦冬、五味子、白芍养阴生津；龙骨、牡蛎敛汗潜阳回脱。诸药配合，共奏回阳救逆，止汗固脱之功效。如经治疗脱证缓解，病情未愈者，仍按上述辨证治疗。

〔李振华. 常见病辨证治疗. 郑州：河南人民出版社，1979.〕

五、高洁辨治肺炎经验

支原体肺炎是由肺炎支原体经呼吸道飞沫传播的一种呼吸系统疾病，临床以发热、咳嗽、肺部阴影难消、血冷凝集试验增高为主要特征，其病程较长、容易反复，属中医"肺热"、"咳嗽"等的范畴。高洁在治疗支原体肺炎方面思路独特，方药配伍精当，疗效较好，现做一简要介绍。

（一）辨证施治

肺主气，司呼吸，开窍于鼻，上连咽喉，外合皮毛，主宣发肃降。肺为娇脏，不耐寒热，不论外邪还是内伤均可使肺受侵袭，导致肺气失于宣降，肺气失宣而壅滞，肃降失常而肺气上逆，故咳不离乎肺。后世医家对此论述较精辟，如喻嘉言云："咳者，肺之本病也。"汪昂亦言："肺主气，又属金，主声，故咳必由于肺也"。高氏认为支原体肺炎早期多由外邪犯肺，肺失宣降，肺热熏蒸炼液成痰，痰阻气道，肺气因之郁闭所致，其治疗关键是使肺复其宣降，使其逆上之气得以顺降，临床常用三拗汤加味。方中麻黄宣发肺气，杏仁肃降肺气，两药合用，一宣一降，配甘草缓其肺气咳逆之急迫，临证随其寒热燥湿之不同，进行辨证加减。若咳痰稀量多，伴咽痒鼻塞恶风者，辨为风寒证，配止嗽散以祛风宣肺，止咳化痰；若干咳无痰或痰少而黏，咯痰不爽，伴咽干、咽痒、口渴、鼻燥者，辨为风燥证，配用桑杏汤解表清肺，润燥止咳；若痰黄稠黏，伴咽痛咽痒，辨为风热证，合用桑菊饮以疏风清热，宣肺化痰；咽痒明显者加用炙僵蚕、蝉蜕以祛风利咽，止痒解痉；咽痛者加射干、马勃、牛蒡子、板蓝根以解毒利咽。

第九章 肺 炎

在支原体肺炎迁延期，正气已伤，无力驱邪，邪恋如故，清肃失司，肺气上逆而致咳嗽，此时辨证为本虚标实，正虚邪恋。本虚多表现为气虚（脾肺气虚）或阴虚（肺胃阴虚），标实则表现为风寒外袭或痰浊内阻。肺气虚则卫外不固，外邪易侵，脾气虚则健运失司，主气失常，证见干咳，咳声低怯少气，自汗肢冷，易感冒，舌质淡苔白，脉细弱，治当补肺气，用补肺汤（党参、黄芪、熟地、五味子、紫菀、桑白皮）和玉屏风散加减。阴伤重者加沙参、麦冬。支原体肺炎久咳多致阴伤耗气，久喘，短气，畏寒自汗，语音低怯，肌瘦神疲，纳少便溏，舌淡体胖而润，脉多细弱等，属脾（胃）肺气虚证，治用甘温培土生金法，常选参苓白术散合二陈汤加减，气虚者加用黄芪、党参，痰黄者加用胆南星、竹茹、黄芩。高氏认为脉象虚不是外寒束肺、内热迫肺之喘急矣，且短气、少气皆气机不相接续，既曰虚也，虚则补其母；纳食少进，不喜饮水、痰多嗽频，乃土衰不生金气也，选取用黄芪建中汤去饴糖加茯神，再接服四君子汤。久咳难愈，久病伤脾，脾失健运，脾胃生湿，湿郁化热，热灼阴津，以肺胃阴虚两症并见为特点。如形体羸瘦，干咳无痰，或痰少稠黏，气短，口干欲饮，知饥纳少或兼见呕恶呃逆，大便难等，舌干红少苔，脉多细数。高氏常用甘凉培土生金法治疗支原体肺炎肺胃阴虚证，方选沙参麦冬汤，具有甘凉濡润、生津养胃之功，气虚者加用太子参，胃气失降呕恶者加旋覆花、半夏、竹茹。高氏认为在支原体肺炎后期宜用培土生金法以治本，培土生金法分甘温、甘凉两法，各有所主，一般按脉象进行鉴别并不困难。但也有部分病例的临床表现似介于两者之间，此时通过舌诊可为辨证提供重要依据，舌体多胖润少华或边有齿痕、舌苔多薄白宜于甘温培土，舌体多干瘦少津、质偏红宜于甘凉培土生金。

（二）典型病例

王某，女，35岁，工人，2004年3月12日初诊。患者1月前因受凉后出现发热头痛，咳嗽咯痰，自服阿莫西林胶囊及银翘片后症状稍缓解，迁延至今。现仍咳嗽，咯痰，晨起及夜音咳多，痰量多质黏难出，咽痒，气短神疲，胸闷不适，纳差，便溏，查舌质淡苔白滑，脉沉细，咽腔充血，双肺呼吸音粗，未闻及干湿啰音，实验室检查血常规正常，血支原体抗体阳性，胸部X线摄片右肺局限性肺炎。根据症状、体征及实验室检查诊断为支原体肺炎，根据舌脉辨证为脾肺气虚证，治以益气健脾，化痰止咳，开胸顺气为法，方选二陈汤合止嗽散加减。处方：陈皮10g，百部10g，白术10g，桔梗10g，射干10g，蝉蜕10g，紫菀10g，杏仁10g，半夏9g，全瓜蒌15g，甘草6g。取5剂，日1剂，水煎服。3月17日复诊时，患者症状明显好转，仍有轻微咳嗽，偶有咯痰，咽干咽痒，舌质淡，苔薄白，脉沉细，辨为气阴两虚证，以益气养阴、生津润肺为治法，给予上方去蝉蜕、陈皮，加沙参15g、麦冬10g、蜜炙枇杷叶10g、茯苓10g，再取5剂，继续服用。药后随访两周，未再出现咳嗽症状。

（三）体会

支原体肺炎是肺炎支原体引起的以发热为主要症状的呼吸道疾病，发病季节以冬春秋季为多，可造成小流行。本病病程长，病情复杂，常伴发多系统、多器官损害。高氏在临床治疗中，常运用中医理论，并结合药理研究，根据疾病的不同阶段，进行辨证论治。高氏认为初期多为表邪未尽，肺失宣肃，气逆为咳，强调初期治疗必用宣透，以使邪有出路之机，肺复宣肃之职，气机升降出入有序，则咳嗽自止。病情发展至热退咳减，胸闷叹息乏力为主要症状时，多辨为脾肺气虚及肺胃阴虚，强调应用培土生金法，此乃虚则补其母，以益气健脾化痰为主，清肺止咳为辅，胸闷重者少佐宽胸理气之品。常用中药桑白皮、紫菀、杏仁、前胡、浙贝母清肺止咳化痰；生石膏、黄芩、鱼腥草、柴胡清肺热，泻肺火；黄芪具有益气补虚，升阳固表，抗感染和免疫调节，促进炎症吸收之功效；半夏降逆止呕化痰。不同时期根据肺脾偏重不同选用不同的药物，必要时肺脾同治。

〔刘淑萍，赵全民. 高洁主任医师治疗支原体肺炎的经验. 现代中医药，2005，25（6）：3.〕

六、马莲湘辨治肺炎经验

肺炎为现代医学之病名，追溯中医学文献，可涉及到风温、喘证、惊风、厥脱等有关病证。历代医籍中所述的"喘嗽"、"肺风痰喘"、"火热喘急"、"马脾风"、"肺胀"等均有属肺炎中的症状，但未能包括本病的全部证候。马莲湘在临床中以西医辨病与中医辨证分型相结合来立法处方，将肺炎分为风寒闭肺、风温闭肺和痰热闭肺三种证型进行辨证治疗，取得了较好的疗效。

（一）风寒闭肺

多属支气管肺炎的早期，症状为发热，无汗，咳嗽，气粗，恶寒不渴，咯痰稀白，舌苔薄白，脉浮数。此型虽为风寒之邪侵袭肺卫引起，但寒邪迅即化热，用辛温解表已失时机，故马氏在临床上起手即用宣肺清热化痰法，药用豆豉、金银花、连翘、大青叶、前胡、浙贝母、桔梗、瓜蒌皮、冬瓜仁、鲜芦根等。一般服药3剂后微汗出，热渐退，咳喘也好转，病情得以控制，不致进一步发展。

（二）风温闭肺

多系支气管肺炎，症见发热微汗，咳嗽气促，痰鸣鼻煽，舌质干，苔黄，脉滑数，小儿啼哭多无泪。治拟清热解毒，宣肺化痰为主，药用麻黄、石膏、甘草、杏仁、鱼腥草、黄芩、金银花、连翘、天竺黄、葶苈子、大青叶为主，另加万氏牛黄清心丸1粒（研吞）。此期以麻黄宣肺平喘，石膏清肺泄热为主，马氏在处方中掌握麻黄用量为石膏的十分之一，取小量麻黄（不会过汗伤津）开肺平喘之效，辛寒大于辛温，本方仍不失为辛凉之剂。万氏牛黄清心丸须及早应用，不宜待热入心包才用，早用可防止中毒性肺炎的危症，服后若见泄泻，不必急用止泻剂，此为肺移热于大肠，痰热泻下，对病有利无弊。

（三）痰热闭肺

多系大叶性肺炎或支气管肺炎重症，起病急骤，高热烦躁，痰壅气喘不得平卧，鼻煽肩息，成人诉胸痛，大便多秘，舌苔黄腻，脉滑数。马氏用清热解毒，泻痰平喘为主，处方以麻杏石甘汤加葶苈子、天竺黄、大青叶、大黄、黄芩、莱菔子、金银花、连翘等，合牛黄清心丸、紫雪丹同用，取效较速。此外，痰闭欲绝之危证，可用桔梗白散吹鼻开闭。

〔赵绍琴，曹鸣高，马莲湘. 肺炎证治. 中医杂志，1985，26（10）：6.〕

第二节　经典验案点评分析

一、赵绍琴治疗肺炎案

导读：根据肺痈（肺炎）病情的发展和邪正消长，将其分为初期、成痈期、溃脓期、恢复期等不同阶段，无论肺痈处于何期何阶段，宣通肺气，保持气道通畅，应贯穿治疗的始终。

案体：崔某，男，58岁，1989年10月9日初诊。患者2周前因感冒自觉恶寒发热，3天后出现咳嗽有白色泡沫痰，胸痛胸闷，遂去北大医院就诊，检查血常规白细胞 2.13×10^9/L，中性粒细胞0.8，胸部X线摄片显示右下肺大片浓密阴影，提示右下肺炎。用抗生素治疗1周，仍高热不退，症状加重，病人要求请赵氏会诊。诊时患者身热恶寒，阵阵出汗，咳嗽气喘，痰多黄浊，胸闷且痛，舌质紫黯，苔白腻垢厚，脉濡滑且数，测体温

38.5℃。辨证属痰湿郁热互阻，肺失宣降，治宜清热化痰，宣肺肃降，防成痈肿，饮食清淡，忌食辛辣肥甘。处方：紫苏叶10g，紫苏子10g，浙贝母10g，杏仁10g，枇杷叶10g，白茅根10g，芦根10g，冬瓜子10g，薏苡仁10g，葶苈子10g，焦山楂10g，焦神曲10g，焦麦芽10g，浮海石10g，前胡6g。10月11日二诊，患者服上方3剂，咳嗽气喘、发热胸痛见轻，唯咳吐大量脓痰，腥臭无比，测体温37℃，肺痈已成用清热化痰，活血解毒消痈之法。处方：苇茎30g，桃仁6g，冬瓜子20g，薏苡仁10g，葶苈子10g，黄芩6g，紫苏叶10g，前胡6g，杏仁10g，浙贝母10g，枇杷叶10g，瓜蒌子30g，桔梗10g，生甘草10g，牛蒡子10g。另加犀黄丸6g，分2次服。10月21日三诊，患者服上方5剂，热退，痰量减少，臭味减轻，又服5剂，咳嗽脓痰以及臭味皆止，精神振作，纳食较佳，查舌质红苔白，胸部透视（一），体温36.5℃，血常规白细胞5×10^9/L，中性粒细胞0.7。肺痈已愈，饮食当慎，防其复发。再以宣肺肃降，养阴清热之法。处方：杏仁10g，前胡6g，浙贝母10g，苇茎30g，南沙参10g，桔梗10g，茯苓10g，炒莱菔子10g，焦山楂10g，焦神曲10g，焦麦芽10g，水红花籽10g。服药10剂，以巩固疗效。

〔彭建中，杨连柱. 赵绍琴临证验案精选. 北京：学苑出版社，1996.〕

评析：治疗肺痈（肺炎），宣通肺气，通畅气道，应贯穿始终。肺痈（肺炎）是一种肺叶生疮形成脓疡的病证，此患者平素嗜酒不节，恣食厚味，湿热互结，上蒸于肺，肺失清肃，宣降不利，又复感燥热之邪，内外之邪相引，蕴郁成痈，肉腐血败成脓。在治疗上必须分层次按阶段辨证施治，但是无论是肺痈处于何期何阶段，宣通肺气，保持气道通畅，应贯穿治疗的始终，此乃赵氏治疗肺痈的总体原则。不单纯在用药上注意，饮食调养尤为重要，饮食宜清淡，忌一切辛辣厚腻以及助湿生热之品。另外绝对卧床休息并非上策，需适当的活动，有利于痰的排出，促进康复。本例患者一诊时为病初期阶段，赵氏以清热化痰，宣肺肃降为法；二诊时咯吐大量脓血，肺痈已成，故用《千金》苇茎汤加味治之；三诊时虽然热退痰少，仍效为更方，继用前方治之，终使肺痈得愈。后用宣肺肃降，养阴清热之法，以巩固疗效。

二、刘祖贻治疗肺炎案

导读：久咳不愈者，应及时到医院做有关检查，以查找其原因，明确病情。对于久咳不愈的患者，除常规中医辨证施治外，还应注意益气健脾，既可绝痰饮之源，又可增强正气。

案体：覃某，女，44 岁，2003 年 10 月 17 日初诊。患者两个月前出现咳嗽、咳痰、喷嚏，以为是"感冒"，自购感冒药及消炎药如复方新诺明、安必仙等治疗，症状不见缓解，又在街道诊所就诊，服多种中、西药（具体不详），均不见效，1 周前在湖南医学院第一附属医院作支原体抗体检查，结果显示 IgG（＋），IgM（－），随后在第二附属医院复查，结果相同，考虑为肺部支原体感染，已连续 6 天使用吉他霉素等抗生素，现仍咳嗽、咳痰，质黏量少，神疲乏力，汗多，怕冷，时有喷嚏，有时胃脘不适，口稍干，有时痰鸣气粗，既往无肝炎、结核等病史。检查时患者咽不肿，双肺呼吸音稍粗，无啰音，舌质暗淡，苔白厚，脉滑。西医诊断为肺部支原体感染，中医诊断为咳嗽·久咳，属气虚痰阻，营卫不和证，治以益气化痰，宣肺止咳，调和营卫为法，以自拟方治疗。处方：黄芪 30g，防风 10g，白芷 10g，苏叶 10g，桂枝 8g，白芍 10g，白术 10g，矮地茶 20g，川贝母 10g，杏仁 10g，射干 10g，麦芽 30g，陈皮 6g，生姜 10g，大枣 10g。取 3 剂，每日 1 剂，水煎服。服上方 3 剂后咳嗽咳痰明显减轻，打喷嚏、口干、痰鸣气粗、胃脘不适消除，纳食、睡眠、二便如常，汗多怕冷减轻，查舌质暗淡，苔薄白腻，脉沉略滑，表证已不显著，原方去防风、白芷，继续服用。续服 7 剂，诸症悉平。

〔贺兴东，翁维良，姚乃礼. 当代名老中医典型医案集·内科分册. 北京：人民卫生出版社，2009.〕

评析：久咳不愈者，注意益气健脾，以增强正气，绝痰饮之源。久咳不愈患者应该到医院做有关检查，如胸部 X 线摄片、血常规等检查，如常规抗菌、抗病毒无效时，应考虑作进一步检查，如痰培养、血支原体检查等。应用中药治疗，病久虽有虚象，但当表证仍在时，仍可用祛风解表、调和营卫之品。本例患者西医诊断为肺部支原体感染（支原体肺炎），中医诊断为咳嗽·久咳，辨证属虚实夹杂之证，既要解表调和营卫，又要宣肺止咳化痰，同时兼顾益气健脾，既可绝痰饮之源，又可增强正气，以驱邪外出。辨证施治时，要根据兼症而加减用药，添一症则添一药，减一症则减一药。本例病人复诊时表证已不显，故于原方去白芷、防风，可谓"观其脉证，知犯何逆，随证治之"，体现了中医辨证论治，灵活加减用药的特点。

三、朱良春治疗肺炎案

导读："咳嗽总有痰作祟"，"久病必瘀"，间质性肺炎久咳不愈者，中医辨证多属湿痰蕴肺，络脉瘀滞，肺失肃降，始终应注意从痰瘀论治，宜以肃肺祛痰，活血通络为主要治法。

案体：张某，女，56 岁，2003 年 7 月 21 日初诊。患者反复咳嗽 1 年余，痰少，难咯出，胸闷，活动后气短，曾在某医院做肺部 CT 检查，显示"双中下肺背段见片状密度增高影（间质性肺炎）"，肺功能测定严重混合性通气功能障碍，低氧血症。曾先后用青霉素、先锋霉素、罗红霉素、左氧氟沙星、糖皮质激素、环磷酰胺、硫唑嘌呤等治疗，均不见好转，目前仍以强的松

（15mg/日）、肿节风及山甲等药物治疗。刻诊患者干咳，气短，面色少华，神疲，唇绀，低热，口干，便溏，每日2~2次，舌苔厚腻，脉细弦。从湿痰蕴肺，络脉瘀滞，肺失肃降论治。处方：穿山龙40g，黄芪30g，炒白术20g，蜂房10g，红花10g，炙款冬花5g，金荞麦30g，僵蚕10g，土鳖虫10g，甘草6g。取14剂，每日1剂，水煎服，同时配合扶正蠲痹胶囊1号，每次4粒，每日3次口服。8月4日二诊，患者咳嗽痰白，活动后气短，大便溏，便次增多，胃纳不振，舌苔白腻，脉细小数，仍从痰瘀阻肺，肃降失司，中运不健论治。处方：穿山龙10g，金荞麦30g，藿香梗10g，杏仁15g，薏苡仁15g，红花10g，冬瓜子20g，炒苍术10g，炒白术10g，丹参15g，炒白芥子10g，蜂房12g，甘草4g。再取14剂，每日1剂，水煎服。8月18日三诊，患者夜间咳嗽较剧，动则气短，痰白，胃脘部不适，有恶心及嘈杂感，二便正常，舌苔薄腻，脉细数，为正虚痰恋肺胃之证，前法续进。处方：穿山龙50g，金荞麦30g，生黄芪30g，桃仁10g，红花10g，蜂房10g，徐长卿15g，姜半夏10g，胆南星15g，穿山甲10g，天竺子15g，炒白芥子15g，甘草6。取28剂，每日1剂，水煎服。9月22日四诊，患者低热已除，咳呛入暮为甚，痰咳出后较舒适，胸闷较前略有改善，苔白腻，脉细弦，强的松减为12.5mg/日。处方：穿山龙50g，金荞麦30g，姜半夏10g，胆南星15g，炮穿山甲10g，僵蚕10g，蜂房10g，葶苈子15g，桃仁15g，红花15g，甘草6g，生白术20g。取30剂，每日1剂，水煎服。10月28日四诊，患者咳嗽气喘、胸闷、口干等症状逐渐好转，近来面部微浮肿，纳食尚可，舌质微红伴有紫点，苔薄白腻，脉细弦，强的松减为10mg/日，仍从痰瘀阻滞，肺失肃降论治。处方：穿山龙40g，金荞麦30g，丹参15g，桃仁10g，生黄芪30g，三七粉（分冲）3g，炮穿山甲8g，蜂房10g，淫羊藿15g，生地15g，熟地15g，甘草6g。取30剂，每日1剂，水煎服。以后守法续进，共服百余剂中药，康复。

〔薛梅红. 朱良春治疗间质性肺炎经验. 中医杂志，2006，47（7）：493.〕

评析：间质性肺炎久咳不愈，必须注意痰瘀，始终应从痰瘀论治。间质性肺炎属中医学"咳喘"、"肺胀"等的范畴，发病原因颇多，有外感病毒感染所致，也有因风湿免疫性疾病涉及呼吸系统等，尤以后者间质性肺炎，一旦发生很难完全缓解。根据其病程长、咳嗽反复发作、痰黏难咯或活动气短等临床特征，朱氏认为咳嗽虽不止于肺而不离于肺，总归于邪客于肺所致。尽管病情虚实夹杂，但始终从痰瘀论治。"咳嗽总有痰作祟"，"久病必瘀"，痰浊恋肺，气机失调，瘀血阻络，肺络失和，痰瘀搏结，肺失清肃，故治疗上以肃肺祛痰、活血通络为主。朱氏用药特色有二，一是每方必用穿山龙，他认为穿山龙既能化痰又能通络，有肾上腺皮质激素样的作用，却无激素样的副反应，可明显缓解咳痰、气短等症状；二是擅用虫类药，在治疗这类疾病的处方中，蝉蜕、僵蚕、水蛭、地龙以及全蝎、蜈蚣、蜂房、土鳖虫等使用的频率较高，他认为这些药物既是祛邪药，又是具有一定增强体质的补药，其祛风化瘀、钻透剔邪、开瘀散结的作用，不仅能松弛气道，舒展肺络，改善循环，促进炎症的吸收，而且还含有蛋白质、微量元素等丰富的营养物质，起到了寓攻、寓补，攻补兼施的作用，非一般植物药物所能及。本例患者辨证准确，选法用药得当，善于守法守方，坚持治疗，缓图以功，用中药百余剂，取得了满意的疗效，充分说明了坚持用药的重要性。

四、吴熙伯治疗肺炎案

导读：在肺炎患者中，中医辨证属痰热壅肺者十分多见，对于此类患者当以宣肺泻热为治法，方选白虎汤加味，同时用药可打破常规，开始时每日可服用两剂，以使病邪迅速退却。

案体：蒋某，男，24 岁。患者近因劳累过度，加之细雨淋身致身热恶寒，咳嗽胸痛，住某医院治疗，测体温 39.8℃，血常规检查血红蛋白 120g/L，白细胞 $8.4 \times 10^9/L$，中性粒细胞 0.84，淋巴细胞 0.16，胸部 X 线透视提示"右下肺见片状阴影"，诊断为"右下肺肺炎"。住院后给予青霉素、链霉素及麦迪霉素等治疗，治疗 3 天，症状仍存，请中医会诊。诊时症见身热，咳嗽痰黄，气急不畅，咳甚为喘，右胸引痛，口干，大便秘结，舌质红苔黄，脉滑数。临床诊断为右下肺肺炎，属中医痰热壅肺之发热，治以宣肺泻热为法，方选白虎汤加味。处方：肥知母 10g，生甘草 4g，炙桑白皮 12g，葶苈子 15g，连翘 10g，生石膏（先煎）50g，杏仁 10g，大贝母 6g，薄荷 6g。取 4 剂，每日服两剂，两天服完。服药后体温已降至 37℃，咳喘平，右胸仍痛，大便秘结，再拟瓜蒌旋覆花汤加味。处方：瓜蒌皮 15g，旋覆花（布包）6g，川郁金 10g，秋桔梗 5g，苏梗 10g，杏仁 10g，桃仁 10g，大贝母 6g，前胡 10g，桑叶络 10g。服 4 剂而安。

〔吴熙伯，吴少清. 吴熙伯弟兄临床治验集锦. 南京：东南大学出版社，2006.〕

评析：痰热壅肺之肺炎，选用白虎汤加味治疗有良效。本例患者西医诊断为右下肺肺炎，以发热、咳嗽、胸痛为主要临床表现，属中医痰热壅肺之发热的范畴。肺为娇脏，清虚之府，性喜肃降，外邪侵袭，郁于肺经，闭则发热；邪壅于肺，肺气失宣，清肃之气不行，炼液为痰，痰阻气逆，故为咳为喘；痰热壅结，气机不畅，故胸胁疼痛，病邪由卫分进入气分。治以宣肺泻热为法，故用白虎汤清气分以宣肺泻热，连翘、薄荷以祛邪，桑白皮、葶苈子等泻肺化痰，一天服两剂药，使病邪退却迅速。热退改投瓜蒌、旋覆花、郁金、苏梗、桔梗等涤痰宣肺化浊，下气宽胸，加桃仁化瘀止痛，药证相符，故能奏效。

五、叶景华治疗肺炎案

导读:"风邪上受,首先犯肺","肺与大肠相表里",肺炎中医辨证属于风温之邪犯肺,肺热壅盛,热传于大肠,呈现发热、咳嗽、胸痛、大便秘结者,其治疗当以清解通腑为法。

案体:陆某,男,25岁,农民,因恶寒发热3天,咳嗽胸痛1天,于1979年9月25日住院。患者3天前开始出现恶寒发热、鼻塞、头痛,2天后咳嗽时左侧胸痛,发热增高,体检体温39℃,呈急性病容,神志清,血压128/70mmHg,胸廓对称,左下肺叩诊稍浊,语颤增强,呼吸音减低,心率较快,无明显杂音,血常规白细胞4.1×10^9/L,胸部X线透视显示左下肺肺炎。住院后中医诊治,患者恶寒发热4天,有汗不解,咳嗽时左侧胸痛,口渴喜冷饮,纳呆,大便秘结,4天未解,舌苔薄黄,脉滑数,辨证为风温之邪犯肺,肺热传于大肠,治以清解通腑为法。处方:金银花30g,鱼腥草30g,鸭跖草30g,野荞麦根60g,黄芩15g,细柴胡9g,广郁金9g,生大黄(后下)9g。1日2剂,水煎服,同时另用黄连5g,研粉装胶囊,分3次吞服,并用黄芩苷注射液30ml,加入5%葡萄糖注射液中静脉滴注。服药第二天大便解,热退至37.9℃,停用黄芩苷注射液静脉滴注,前方去生大黄,加连翘15g,甘草5g,继续服用。第三天热通至36.9℃,咳嗽、咯铁锈色痰,胸痛减轻,舌质红,苔薄黄,邪热未清,再以前方去细柴胡,改为每日1剂,水煎服。连服3天,咳嗽少,胸痛减轻,肺部阳性体征消失,纳食增加,胸部X线透视复查肺部炎症已基本消散。于10月5日病愈出院。

〔叶进. 叶景华医技精选. 上海:上海中医药大学出版社,1997.〕

评析:此案为风温犯肺,肺热壅盛型咳嗽案。本例患者系风温之邪犯肺,故见发热重恶寒轻;肺热壅盛,肺失宣肃,故见咳嗽，胸痛，口渴喜冷饮；因肺手太阴之脉起于中焦，下络大肠，还循胃口，上膈，属肺，肺胃有支脉相连，故见纳呆；肺与大肠相表里，肺热下移大肠，故见便秘，然大便秘结，肠中积热，又加重肺热壅盛。由上可以看出此乃风温之邪犯肺，肺热壅盛，热传于大肠，故治当清热兼以通腑。所用方中金银花、鱼腥草、鸭跖草、野荞麦根、黄连、黄芩清热；柴胡伍金银花可清热透邪；广郁金行气开郁，气行有助于热解；生大黄通腑泻热，又可解肺之郁热。药后腑气即通，热即下降，故去泻下之大黄，加连翘、甘草以加重清解之力。由于辨病辨证准确，治则合理，用药得当，并注意随证情变化灵活加减，所以疗效满意。

六、施今墨治疗肺炎案

导读：大叶性肺炎以发热、咳嗽、痰鸣、气急、胸痛为主要表现，辨证属风寒外束、内热炽盛者，其治应以表里双解，降气止咳，清热化痰，兼以扶正为法，并注意随证灵活变通。

案体：廖某，女，50岁。患者高热4天，咳嗽喘息，胸胁疼痛，痰不易出，痰色如铁锈，经西医诊断为大叶性肺炎，嘱住院治疗，患者不愿入院，要求服中药治疗。初诊时体温39.6℃，两颧赤，呼吸急促，痰鸣辘辘，咳嗽频频，舌苔黄垢腻，脉滑数，沉取弱。辨证立法为风邪外束，内热炽盛。气逆喘满，是属肺胀；热迫血渗，痰如铁锈；气滞横逆，胸胁疼痛。处方：鲜苇根30g，炙前胡5g，葶苈子3g，鲜白茅根30g，白前5g，半夏曲6g，炙麻黄1.5g，炒杏仁6g，生石膏（打碎先煎）15g，炙陈皮5g，冬瓜子（打）15g，旋覆花12g，代赭石12g，炙苏子5g，苦桔梗5g，鲜枇杷叶12g，地骨皮6g，西洋参（另炖服）10g，鲜桑白皮5g，大枣（去核）5枚，炙甘草3g。前方服用2剂再诊，患者痰色变淡，胸胁疼痛减轻，体温降为38.4℃，咳喘如旧。拟麻杏石甘汤、葶苈大枣泻肺汤、旋覆代赭汤、竹叶石膏汤、泻白散诸方化裁，另加局方至宝丹 1 丸。上方服用 2 剂三诊，体温降至 37.5℃，喘息大减，咳嗽畅快，痰易吐出，痰色正常，胁间仍痛，口渴思饮，继用下方。处方：鲜枇杷叶 10g，肥知母（米炒）10g，天花粉 12g，鲜桑白皮 5g，大枣（去核）3 枚，葶苈子 2.1g，鲜地骨皮 6g，旋覆花 6g，代赭石 10g，半夏曲 6g，炙紫菀 5g，生石膏（打碎先煎）12g，黛蛤散 10g，海浮石 10g，炙白前 5g，冬瓜子（打）15g，苦桔梗 10g，青橘叶 5g，炒杏仁 6g，淡竹叶 6g，焦远志 6g，粳米百粒同煎。上方服用 2 剂四诊，患者体温已恢复正常，咳轻喘定，痰已不多，胁痛亦减，但不思饮食，夜卧不安。此为病邪已退，胃气尚虚，胃不和则卧不安，调理脾胃，以作善后。处方：川贝母 10g，炒杏仁 6g，冬瓜子（打）12g，青橘叶 6g，酒黄芩 6g，桔梗 5g，旋覆花 6g，海浮石 10g，半夏曲 5g，生麦芽 10g，炙紫菀 5g，佩兰叶 10g，炙白前 5g，焦远志 6g。

〔祝谌予. 施今墨临床经验集. 北京：人民卫生出版社，2006.〕

评析：本案系风寒外束、内热炽盛之咳喘（大叶性肺炎）案。大叶性肺炎发病急，主要表现为寒战，高热，胸痛，咳嗽，咯铁锈色痰等，根据其临床表现，属中医学"风温"、"咳嗽"、"发热"、"喘证"、"肺痈"等的范畴。本例患者痰热内盛，故见痰声辘辘，舌苔中间黄垢腻，脉滑数；脉沉取弱，为邪气盛，正气已伤。施氏治以表里双解，降气止咳，清热化痰，兼以扶正之法治之，方用麻杏石甘汤以表里双解；用泻白散、葶苈大枣泻肺汤、旋覆代赭汤等加苏子、枇杷叶等泻肺降气，化痰止咳，祛除胀满；又因其有正虚之脉沉弱表现，故用西洋参以益气强心，防止心力衰竭。药后诸症大减，三诊时以其口渴思饮，此阴液渐伤之症，故去麻黄，加重滋阴清热之品。后期以调理肺胃之法善后。本例患者诊断明确，辨证准确，治法用药得当，并随证灵活变通，取得了满意疗效。

七、高忠英治疗肺炎案

导读：肺炎中医辨证属温毒犯肺，痰热壅盛者，当以清宣解毒、泄肺化痰法治之，同时应根据病情发展的不同阶段灵活掌握治法用药的进退，恰当选方用药，方能取得好的疗效。

案体：周某，女，40 岁，2005 年 2 月 26 日初诊。患者初起恶寒发热，咳嗽，次日寒热加重，测体温 39.2℃，阵咳气促，胸闷痰黄，检查血常规白细胞 12×10^9/L，胸部 X 线摄片示右下肺可见团状阴影，经某医院诊断为肺炎。经用西药抗生素治疗，恶寒稍退，发热亦轻，现体温 38.2℃，咳嗽喘息，胸闷且痛，呼吸气粗，声重短促，痰黄稠黏，量多有臭味，口干食少，倦怠乏力，大便干，舌质红，苔黄腻，脉滑数。西医诊断为肺炎，中医诊断为风温，辨证属温毒犯肺，痰热壅盛，治以清宣解毒、泄肺化痰。处方：金银花 20g，青连翘 15g，鱼腥草 20g，鲜芦根 10g，苏薄荷 6g，荆芥穗 10g，生石膏 25g，肥知母 10g，桑白皮 10g，苦桔梗 10g，浙贝母 10g，生甘草 10g。每日 1 剂，水煎取汁，分两次温服，同时嘱患者避风寒，慎食生冷辛辣油腻之品。上方服用 3 剂后二诊，患者身热退，咳喘、胸痛有所缓解，痰稠黄量多易咯出，余症同前，上方去薄荷、荆芥穗、浙贝母，加葶苈子 10g，马兜铃 6g，川贝母 10g，取 5 剂，继续服用。三诊时患者自述药后咳喘大减，仍感胸闷，痰白带黄，饮食增加，二便转调，查血常规白细胞 9.4×10^9/L，上方去葶苈子、金银花、连翘、石膏，加瓜蒌 12g，枳实 10g，黄芩 10g，麦冬 10g，再取 5 剂。四诊时患者诸症好转，偶有咳嗽，痰白量少，口干不甚，胸部 X 线摄片显示肺部阴影尚未消失，上方去马兜铃、黄芩，加赤芍 12g，红花 12g。10 剂后咳喘诸症状均止，胸部 X 线摄片示肺部阴影已消失而告病愈。

〔邹志东，金丽志，陆绮．高忠英验案精选．北京：学苑出版社，2006．〕

评析：治则用药应注意根据病情发展的不同阶段灵活变通。本例患者初诊见恶寒发热之卫表症状，但已汗出而病不解，显系温邪所致，故在大剂清解药中少佐薄荷、荆芥穗意在透邪，不可辛温再汗。二诊时患者寒热解而咳喘胸痛未消，是温热与痰火壅结于胸之象，故加葶苈子、马兜铃泻肺逐痰，宽胸开结，其后加川贝母、麦冬养阴润燥止咳，赤芍、红花化络中之瘀，使邪祛正复而愈。本例患者的治疗彰显了药随症变的重要性。

八、董建华治疗肺炎案

导读：逐邪应做到"随其性而宣泄之，就其近而引导之"。对于热在气分、温热之邪犯于少阳的发热（肺炎）患者，采取透表解郁，宣肺清热之法治之，可取得较为满意的疗效。

案体：韩某，男，30 岁，1978 年 2 月 1 日初诊。患者以高热 7 天，伴咳嗽、左侧胸痛为主诉入院，测体温 39.8℃，咽部充血，左侧扁桃体有化脓点，全身皮肤可见红色丘疹，两肺呼吸音粗，血常规检查白细胞 9.3×10^9/L，胸部 X 线透视左侧第二肋间可见大片阴影，西医诊断为大叶性肺炎，曾用青霉素、链霉素、红霉素、庆大霉素以及中药加味麻杏石甘汤等治疗，无明显效果。现患者发热，干咳少痰，胸闷胸痛，口干而苦，汗出不畅，舌苔薄腻，脉数。临床诊断为肺炎，属中医热在气分、温热邪犯少阳之发热的范畴，治以透表解郁，宣肺清热。处方：牛蒡子 10g，淡豆豉 10g，荆芥 5g，金银花 10g，连翘 10g，葛根 10g，僵蚕 10g，蝉蜕 10g，大青叶 10g，赤芍 10g，甘草 5g。服药 3 剂后体温降至 37℃，诸症状均减轻。原方出入又进 3 剂，脉静身凉，胸部 X 线透视复查，炎症吸收，病告痊愈。

〔陈光新．董建华老中医运用宣畅气机法治疗温热病经验．

江苏中医杂志，1998，19（2）：13.〕

评析：宣畅气机法治疗发热（肺炎）有良效。吴鞠通的
"治上焦如羽，非轻不举，治中焦如衡，非平不安，治下焦如权，
非重不沉"，是根据上、中、下三焦脏腑气机升降的特点，以
"轻、平、重"三法分治三焦。董氏强调逐邪必须"随其性而宣
泄之，就其近而引导之"。所谓"随其性"，即逐邪必须随脏腑
气机升降之性，"就其近"则是指逐邪必须依邪气所居之势，宣
畅气机，因势利导，给邪以出路。轻即宣通上焦，轻可去实，上
焦病证重在心肺，肺位至高，必予轻清，方能达肺，热陷心包，
亦当芳香开透，令邪从上解。所谓实，是指上焦气机为邪热壅闭
而周行窒滞，失其清虚灵动之机，为无形之气机壅实，当予轻苦
微辛流动之品，轻灵平淡之方，拨动气机，透泄无形之邪，切忌
重药杂投，使无病之地反先遭克伐。董氏拟定的辛凉1号（桑
叶、菊花、桔梗、连翘、杏仁、甘草、薄荷、芦根、金银花、荆
芥、牛蒡子）用于治疗大叶性肺炎证属卫分或卫气合病者，经
24 例临床观察，均获得了较好的疗效，平均降温时间为 2～4
天。本例患者病属热在气分、温热之邪犯于少阳的发热（肺
炎），以宣畅气机法治疗，取得了满意的疗效。

九、高辉远治疗肺炎案

导读：本例患者素有糖尿病、脑梗死，新感左下肺肺炎，中
医辨证属暑热郁肺，宣发清肃失合之咳嗽（肺炎），以祛暑清
热，宣肺透表为治法，方选黄连香薷饮加味，其疗效满意。

案体：宋某，男，70 岁，1988 年 6 月 14 日会诊。患者旧有
糖尿病、脑梗死病史，近因发热咳嗽 5 日入院胸部 X 线摄片提示
"左下肺肺炎"。住院后应用抗生素治疗 1 周，仍发热，体温在
38℃～39℃之间波动，遂请中医会诊。诊时症见发热恶寒，头面
部汗出，咳嗽，痰白黏难咯，口干渴，尿黄，大便二日未行，舌

质红少苔，脉浮大而数，查血常规白细胞$8.9 \times 10^9/L$，尿常规蛋白（＋＋），上皮细胞$0 \sim 3/HP$，白细胞$0 \sim 3/HP$，红细胞$0 \sim 3/HP$，尿糖（＋＋），血沉78mm/小时，空腹血糖9.63mmol/L。结合病史，四诊合参，辨证为暑热郁肺，宣发清肃失合，治宜祛暑清热，宣肺透表，方用黄连香薷饮加味。处方：香薷8g，扁豆衣10g，厚朴8g，黄连8g，杏仁10g，桑白皮10g，地骨皮10g，淡豆豉10g，竹叶10g。服药3剂后遍身微微汗出，热始退。续服3剂，热退净，咳嗽好转，咳痰较易，二便通畅，进食稀粥，查舌质红，苔薄白而少，脉大微弦，尿常规（—），空腹血糖5.4mmol/L。表邪已解，津伤未复，余热未尽，守上方去香薷、扁豆衣，加玉竹10g，薏苡仁10g，玄参10g，以增养阴生津之力。再服6剂，咳嗽已止，诸症状好转，血沉23mm/小时，尿糖（—），复查胸部X线摄片提示"左下肺肺炎吸收期"。

〔王发渭. 高辉远临证验案精选. 北京：学苑出版社，1995.〕

评析：素有痼疾，复感新病者，当以治其新病为重。本案为暑热郁肺型咳嗽，患者痼疾稳定，新病肺炎，而致尿蛋白、尿糖以及血糖随之升高，当务之急以治其新病为重。时值夏令，暑热正行，外感暑热之邪，暑热郁肺，肺之清肃失职，故见咳嗽，伴发热恶寒，汗出；暑热最易耗伤阴液，故见痰黏难咯，口干渴，尿黄，便结，舌质红，少苔，脉浮大而数。治当祛暑清热，宣肺透表，方用黄连香薷饮加味。由于药证相符，故而疗效满意，药后随肺炎之痊愈，尿糖、血糖亦降至正常，可见由于新病引发痼疾者，宜治其新病，而痼疾亦可随之好转。

十、李辅仁治疗肺炎案

导读：老年人肺炎病情复杂，多属本虚标实、虚实夹杂之证，治疗当顾及其体弱多病的特点，用药不可过于苦寒峻猛，以防出现邪未去而正已衰，可根据病情适当加用补益之品。

案体：顾某，男，87岁，2006年3月17日初诊。患者既往有高血压病、冠心病、腔隙性脑梗死、老年痴呆，因咳嗽，气短，发热（低热）2天就诊。诊时患者精神差，面部表情僵硬，下肢浮肿，纳差，睡眠一般，3月16日胸部X线摄片显示右肺纹理增多，右下肺较明显，考虑为支气管周围炎，左肺未见片状和结节状影，双侧肋膈角锐利，主动脉迂曲增宽明显，血常规检查白细胞4.1×10^9/L，中性粒细胞0.65。内科已给予可乐必妥0.3静脉滴注，沐舒坦30mg口服，每日3次。查其舌质红，苔薄白，脉弦滑，临床诊断为咳嗽（上呼吸道感染、右下肺可疑肺炎），辨证属外邪侵袭，肺卫失宣证。此因老人正气亏虚，适逢外邪侵袭，致使肺卫失宣，内热偏盛，内热外寒，郁而发病，加之年老体衰，五脏俱虚，形成本虚标实、虚实夹杂之证。治以疏风清热，宣肺止咳，补益气阴，自拟方药如下。处方：柴胡10g，防风10g，南沙参15g，炙前胡15g，桑白皮15g，杏仁10g，党参20g，鱼腥草15g，丹参20g，薄荷（后下）5g，茯苓30g，甘草3g。取7剂，每日1剂，水煎服。复诊时患者咳嗽咳痰明显改善，体温正常，纳食增加，稍感口干气短，查舌质红，苔薄，脉弦滑，效不更法，在基本方药不变的基础上，加入健脾补肾药物。再服7剂，诸症俱失。

〔贺兴东，翁维良，姚乃礼. 当代名老中医典型医案集·内科分册. 北京：人民卫生出版社，2009.〕

评析：治疗老年人肺炎不可过于苦寒峻猛。肺炎在中医学中相当于咳嗽或喘证的范畴，临床通常根据咳嗽或喘证的证型给予相应治疗。与一般肺炎相比，老年肺炎症状不典型，传变快，病程长，变证丛生，预后凶险。由于年老体弱，脏腑亏虚，老年肺炎多呈本虚标实、虚实夹杂之证，治疗时当顾及以上特点，用药不可过于苦寒峻猛，防止出现邪未去正已衰、病未去人已去之后果。根据舌、脉，可在治疗时适当加用补益之品，如党参、黄芪、枸杞子、白术、大枣等，标本兼治，扶正以祛邪。疾病后期更应注重调补正气，切勿因疾病表现出发热症状而一味使用寒凉之品。本例患者的治疗药证相符，在祛邪的同时注意顾护正气，取得了满意的疗效，这提示我们治疗老年人肺炎应做到扶正与祛邪兼顾，不可过于苦寒峻猛。

十一、田玉美治疗肺炎案

导读：病毒性肺炎通常是外邪乘虚而入使肺卫受病，但一般在卫分短暂即转气分，气分热盛是本病的病机关键，对于热在气分、湿热邪犯少阳的患者，当以清气解毒祛湿之法治之。

案体：董某，男，35 岁，1997 年 2 月初诊。患者因突然起病，发热、咽痛、咳嗽、胸闷 1 个月入院，入院时体温波动在 37℃ ~39.5℃。每晚开始发热，夜间汗出，凌晨热退，伴咽痛，咳嗽少痰，胸闷，头痛，便溏，检查血常规正常，胸部 X 线摄片显示右下肺纹理增粗，右下肺小片点状阴影，胸部 CT 检查与胸部 X 线摄片结果大致相同，纤维支气管镜检查未见明显异常，连续 5 次痰培养未见细菌生长，连续 5 次未找到抗酸杆菌，经院内外会诊多次，以抗感染、抗结核治疗 1 个月无效。拟诊为病毒性肺炎，停用西药，请田氏诊治。查其舌质红，苔黄厚，脉弦数，临床诊断为肺炎，中医辨证属热在气分，湿热邪犯少阳之发热，以清气解毒祛湿法治之，因兼有湿邪，故用清化透邪的蒿芩清胆汤化裁。处方：青蒿 15g，黄芩 15g，枳实 15g，茯苓 15g，全瓜蒌 15g，杏仁 15g，法半夏 10g，陈皮 10g，竹茹 10g，川贝母 10g，金银花 30g，连翘 20g。每日 2 剂，水煎取汁，分 4 次温服。两天后体温开始下降，守上方加藿香 10g，赤芍 15g，每日 1 剂，继续服用，再服 4 剂，热退病减。继用上方加减，6 剂后病人痊愈出院。

〔刘青，熊家平. 田玉美辨治病毒性肺炎经验. 湖北中医学院学报，1999，1（3）：49.〕

评析：治疗病毒性肺炎应抓住气分热盛这一关键病机。田氏认为病毒性肺炎的病机虽有由表入里，由实转虚，或卫气营血传变的一般规律，但关键在气分热盛。病毒性肺炎因风热毒邪、风热暑邪、风寒湿邪乘虚而入，使肺卫受病，一般在卫分短暂，即转入气分。临床中不少病人病邪直入气分或新感引动肺经伏热，初起即见气分症状，表现出高热，少汗，烦渴，面赤，咳吐黄痰，喘促气粗等。气分热盛既可是痰热壅肺证，亦可见热郁少阳证、阳明腑实证，还可见痰热结胸证、痰热血瘀证等。田氏认为多数病例能在气分治愈，不传营分血分，病重者可出现气营两燔、热入心营，病危者可见热入心包、热极生风等。因此，田氏视气分热盛为本病的病机关键，既是几十年的临床经验总结，也是防止传变、阻断病情发展的关键。

十二、唐志钦治疗肺炎案

导读：间质性肺炎病程较长，多由外感咳嗽治之不当而成，应视之为内伤咳嗽，病机主要在于肺病及脾，治疗宜温肺化痰，健脾绝饮，双管齐下，使清肃之机复常，则久嗽自止。

案体：王某，女，42岁，1991年10月22日初诊。患者1年来咳嗽不愈，时轻时重，经胸部X线摄片等检查诊断为间质性肺炎，按清热化痰止咳，佐以西药抗生素治疗，病势未得到控制，经人介绍特找唐氏诊断。诊其脉虚中有滑，舌质淡苔微腻，细询之得知患者常吐白痰，鼻涕尤多，平时纳差，便溏，背部常冷。辨证为肺寒停饮，痹阻脾阳，拟温肺散寒，健脾绝饮法治之，方选苓甘五味姜辛汤加味。处方：茯苓30g，五味子10g，川细辛10g，干姜10g，法半夏10g，炙枇杷叶10g，甘草10g。服2剂后咳嗽大减，便溏好转，食欲有增，脘胀、背寒亦随之若失。继拟原方加陈皮 10g，继续服用，3 剂后咳嗽止，余症亦失，一周后经复查胸部 X 线摄片痊愈，迄今年余，病无复发。

〔庞东升. 唐志钦运用经方治疗肺素疾病经验. 四川中医，1994，12（11）：29.〕

评析：间质性肺炎应肺脾同治。间质性肺炎患者常因久嗽不愈所苦，多由外感咳嗽治之不当而成，当视之为内伤咳嗽，况其病程较长，久嗽无不耗伤肺气，损其清肃之机而致肺病及脾，脾功能一旦受损，肺则失其布精之濡养，久嗽之疾更难痊愈。因此唐氏主张此时尤宜温肺化痰，健脾绝饮，双管齐下，使清肃之机复常，则久嗽自止。本例患者病属肺寒停饮，以温肺散寒，健脾化饮获效。肺为娇脏，不耐寒热，之前的治疗屡用清解肺热之药，然徒劳无功，且迁延日久，累及中焦，痰饮聚而难化，困及脾阳，治用苓甘五味姜辛汤合二陈汤双管齐下，使久聚之痰饮顺势得化，脾阳亦得振奋，痰饮由此而绝，非汲汲从肺治之者可比。

第十章　肺脓肿

　　肺脓肿亦称肺脓疡，是由多种病原菌引起的肺部化脓性感染。开始时可能是肺组织的感染性炎症，随后发展至中央坏死，当坏死液化组织破溃进入支气管，即形成空腔，其外周常为肉芽组织所包围。病原菌的侵入是肺脓肿发病的根源，根据感染途径的不同，可分为吸入性肺脓肿、血源性肺脓肿以及继发性肺脓肿3种类型。肺脓肿多发于壮年，男性多于女性，自抗生素广泛应用于临床以来，本病的发病率已有明显降低。肺脓肿的临床特征典型，容易明确诊断，经积极恰当的治疗，一般预后良好，但若失治误治，则病情发展较快，易引起大咯血、气管阻塞等并发症，可危及生命。

　　肺脓肿以高热、咳嗽、咳大量脓臭痰为特征，属中医学"肺痈"的范畴。医圣张仲景在《伤寒杂病论》中对本病已作为较详细的论述，他说："咳而胸满振寒，脉数，咽干不渴，时出浊唾腥臭，久久吐脓如米粥者，为肺痈，桔梗汤主之"，其中的桔梗汤至今仍为临床所采用。中医认为肺脓肿的形成主要是外感风热之邪，自口鼻侵犯于肺，或外感风寒，未及时表散，郁而化热，肺脏受邪热熏灼所致。也有平素嗜酒以及肥甘辛辣之品，湿热蕴结，上熏于肺，导致肺部痰热素盛，痰浊瘀热蕴结日久，热壅于肺而成痈。痰热素盛之体，如复感风热，内外合邪，肺热更盛，则更易引发本病。肺脓肿的病变部位在肺，病理性质主要为邪盛的实热证，发病初期以风热郁于肺卫为主，继而热毒壅盛而成痈成脓，终则痈肿破溃而咳吐脓血，若迁延日久，热毒留恋，可成本虚标实之证。肺脓肿的辨证，要注意掌握病性，辨别病期，根据其病程的先后不同阶段和临床表现，辨证可分为初期、成痈期、溃脓期和恢复期。

肺脓肿的病理性质主要为邪盛的实热证，清热散结、解毒排脓以祛邪，是中医治疗肺脓肿的基本原则。针对不同的病期，宜分别采用相应的治疗方法，如初期清肺散邪，成痈期清热解毒、化瘀消痈，溃脓期排脓解毒，恢复期扶正祛邪，同时清热法要贯穿于治疗的全过程，务求邪祛正复为要。

第一节 中医名家辨治经验

一、叶景华辨治肺脓肿经验

叶景华认为肺脓肿属中医肺痈，为内痈重证，临床主要见症为咳嗽胸痛，咯吐脓血，振寒发热。肺痈多由于肺受邪侵，邪瘀阻滞，郁久不解，蓄结蕴蒸，酿成痈脓。叶氏将肺脓肿分为肺痈成脓破溃期和肺痈溃久正虚期两个阶段进行辨证治疗，疗效满意。

（一）肺痈成脓破溃期

临床主要表现为壮热，咳嗽，胸痛，咯大量脓痰。治疗应一方面清解蕴结热毒，使肺叶不再受邪毒燔灼而腐败，一方面须祛痰排脓，使已酿成的脓痰尽快促其排出，腐不去，新不生，且壅滞在肺叶易助长邪热的鸱张。叶氏采用单方鱼桔汤并参照《景岳全书》上的如金解毒散和千金苇茎汤加减组成复方鱼桔汤。其药物组成为：鱼腥草 30g，桔梗 15g，黄连 6g，黄芩 15g，金银花 30g，甘草 4g，桃仁 10g，生薏苡仁 30g，冬瓜仁 30g，象贝母 10g。热毒盛而高热持续不退者，重用清热解毒之剂，黄连可每日用至 15g，研末装胶囊吞服。肺与大肠相表里，邪热盛者，往往大便秘结，可加用大黄 10g，以通腑泄热；胸痛甚者加丝瓜络、郁金；咳血者加黛蛤散、侧柏叶；如有汗多、气促、脉细、神疲等正虚现象者，加黄芪、党参。服药后部分病例咳嗽反增剧，咳吐大量脓痰后，咳嗽渐减少，在这阶段服药须坚持每日2剂，待病势必基本控制，肺部炎性病变明显消散，空洞内液平消失，才可减轻药量，否则病情易反复。

（二）肺痈溃久正虚期

一部分病例经治疗后邪势衰退，病情已基本控制，发热退，咳嗽减，脓痰已无，肺部炎性病变已明显消散，空洞内无液平，以正虚为主，则宜清养补肺。药用黄芪30g，孩儿参15g，北沙参15g，甘草4g，合欢皮30g，白及10g，生薏苡仁30g，桔梗6g。一部分病例低热不退，咳嗽尚有少量脓痰，肺部炎性病变尚较明显，并有正气虚弱情况，则宜扶正祛邪兼顾，上方中减去白及，加鱼腥草、黄连、黄芩、冬瓜仁、桃仁、象贝母。连续服药至症状消除，肺部炎性病变完全消散，空洞闭合仅残留纤维阴影，痊愈为止。

〔朱良春，魏长春，叶景华．肺脓疡证治．中医杂志，1987，28（7）：11.〕

二、李振华辨治肺脓肿经验

李振华认为肺脓肿总属实热证，故治疗原则以祛邪为主。辨证治疗按其病理演化一般可分为四期。即感受外邪，肺卫同病的初期；热壅血瘀，蕴结不散的成痈期；血败肉腐，痈脓溃破的溃脓期；气阴损伤，邪热恋肺的恢复期。

（一）初期

主要症状为恶寒发热，咳嗽胸痛，咳时痛甚，呼吸不利，口干咽燥，痰量逐增，多为白色黏沫痰，舌质红，苔薄黄，脉浮数或滑数。治宜疏风解表，清肺化痰，方选加减银翘散。处方：金银花15g，连翘12g，蒲公英30g，前胡9g，桔梗9g，荆芥9g，葛根12g，枳壳9g，杏仁9g，贝母9g，甘草6g，薄荷9g。

本证系风热侵犯卫表，内郁于肺，或肺素有热，外感风寒，形成风邪束表，热壅于肺的病理，故治宜疏风解表，清肺化痰。方中荆芥、薄荷、葛根疏风解表；金银花、连翘、蒲公英清热解毒；前胡、杏仁、桔梗、贝母宣肺清热，止咳化痰；枳壳宽胸理气，气行则热散。诸药配合，切中外邪束表，热壅于肺，肺卫同病的发病机制。

如恶寒重，口不干渴，风寒之邪较盛者，上方可加紫苏、生姜各9g。如不恶寒或微恶寒，高热发渴，有时咯吐黄痰，风热较盛者，上方可加生石膏30g，知母12g。

（二）成痈期

主要症状为咳嗽气促，胸部痛甚，转侧不利，吐痰有脓腥臭味，口渴烦躁，高热不恶寒，时自汗出，舌质红，苔黄腻，脉滑数或洪数有力。治宜清热解毒，散瘀排脓，方选加味苇茎汤。处方：苇茎30g，生薏苡仁30g，冬瓜仁30g，桃仁9g，连翘12g，金银花24g，蒲公英30g，桔梗9g，鱼腥草30g，葛根12g，贝母9g，枳壳9g，甘草6g。

本证系热毒壅盛，热伤血脉，热壅血瘀，蕴结成痈。苇茎汤是治疗肺脓肿（肺痈）的有效传统方剂，具有消痈排脓的作用，临床观察，在基本方的基础上加入清热解毒、化瘀排脓等药物，效果更好。方中苇茎清气调肺；桃仁活血化瘀润燥，苇茎与桃仁合用，有通畅肺部气血的作用；冬瓜仁清肺润肠，导热下行；生薏苡仁利湿清热排脓；鱼腥草善治肺痈胸痛、咯吐脓血，有清热解毒，消痈散肿之功；连翘、金银花、蒲公英、葛根清热解毒，生津止渴；桔梗、贝母排脓祛痰；枳壳宽胸理气，散瘀止痛；甘草解毒，调和诸药。上述各药相互为用，共奏清热解毒，散瘀排脓，以达消痈之效。

如高热持续者可加生石膏30g；热盛烦躁、吐痰色黄者，可加黄连 6g，栀子 9g；胸痛较甚者，可加赤芍 15g，乳香 6g。

（三）溃脓期

主要症状为咳嗽吐脓血，腥臭异常，或如米粥，有时咯血，胸中烦满而痛，短息气促，甚则喘不能卧，发热，面赤，烦渴喜饮，时自汗出，舌质绛红，舌苔黄腻，脉滑数。治宜清热解毒，凉血排脓，方选消痈排脓汤。处方：鱼腥草 30g，生薏苡仁 30g，桔梗 12g，冬瓜仁 30g，金银花 24g，败酱草 24g，白茅根 30g，生地炭 10g，全瓜蒌 21g，枳壳 9g，白及 9g，贝母 9g，甘草 6g。

本证系热壅血瘀，蕴结不散，以致血败肉腐，痈脓溃破成疮，故治宜清热解毒，凉血排脓，以便去腐生新。方中生薏苡仁、桔梗、败酱草排脓消痈散肿；金银花、鱼腥草、冬瓜仁清热解毒，清肺润肠；白茅根、生地炭、白及清热凉血止血；全瓜蒌、枳壳、贝母宽胸止痛，理气化痰；甘草解毒，调和诸药。上药配合，切中血败肉腐、痈脓溃破的溃脓期的发病机制。

如口干渴较甚者，可加天花粉、辽沙参各 15g；如气短乏力甚者，可加黄芪 24g，以补气托里排脓。

（四）恢复期

主要症状为身热渐退，或午后潮热，咳嗽减轻，咳吐脓血减少，痰液转为清稀，臭味亦淡，语言气短，形体消瘦，面色不华，口燥咽干，盗汗自汗，或见胸胁隐痛，精神疲惫，舌质红或淡，苔黄乏津，脉细数无力。治宜益气养阴，托里排脓，方选黄芪沙参汤。处方：黄芪 24g，辽沙参 30g，麦冬 15g，生百合 15g，生薏苡仁 30g，桔梗 9g，鱼腥草 21g，丹皮 9g，地骨皮 15g，贝母 9g，甘草 6g。

本证系病程迁延较久，溃后余毒未净，正虚邪恋，气伤阴耗。方中黄芪、辽沙参、麦冬、生百合益气养阴，生津润肺；生薏苡仁、桔梗祛湿排脓；鱼腥草清热解毒而消痈肿；丹皮、地骨皮可清血分气分之余热而退潮热；贝母止咳化痰，清热散结。

诸药配合，共奏益气养阴，托里排脓以达扶正祛邪的作用。

如低热不退，可加青蒿 12g，银柴胡 9g；如食欲不振，可加山楂 15g，鸡内金 9g；如咳吐脓血较多，可加白及 9g。

〔李振华. 常见病辨证治疗. 郑州：河南人民出版社，1979.〕

三、贝叔英辨治肺脓肿经验

贝叔英认为肺脓肿（肺痈）的施治，应以清热解毒和消痈排脓为法，同时还要掌握初期、中期和后期三个不同阶段的特点，才能使辨证正确，取得较好的疗效。

（一）初期

病初，常见发热微恶寒，咳嗽胸痛，咳时痛剧，痰较黏稠，甚则呼吸急促，舌苔薄黄，脉浮数。此时肺卫俱热，当用银翘散加减以辛凉宣泄，清热解毒。其中芦根清热生津，用量宜大；淡竹叶清心除烦，必不可少；酌加浙贝母宣肺化痰，选用蒲公英、鱼腥草或败酱草，以增强清热解毒之效，起轻宣消痈之功。

（二）中期

中期，脓肿已成，症见高热寒战，烦躁自汗，咳嗽剧烈，胸痛难忍，辗转不安，吐大量脓痰，且有明显的腥臭味，口干咽燥，舌质红，苔黄，脉滑数。表示病势为肺热炽盛，应及时重用千金苇茎汤以清肺泄热，除痰排脓。贝氏曾治疗 16 例肺脓肿患者，均以千金苇茎汤为主，再加鱼腥草、金荞麦、桔梗、连翘、浙贝母作为基本方，鱼腥草常用 30 ~ 60g，金荞麦亦用 30g。此外，咳嗽甚者加桑白皮、杏仁；咳痰腥臭者加败酱草、金银花；胸痛明显者加郁金、丝瓜络，有时加用忍冬藤或络石藤，络通则痛自减；若呼吸急促，喘不得卧者则加葶苈子、大枣以泻肺；脓痰带血者则加侧柏叶、白茅根、藕节炭；在血量较多时则常加三七与浙及研末冲服，其效果较为满意。

（三）后期

肺脓肿后期，身热渐退，但常心烦气短，口渴咽干，胸痛胀满，隐隐作痛，可咳吐脓痰如米粥状，舌质红，脉细数。显示痈溃而正虚，因肺脓肿在发展过程中最易耗气伤阴，尤其在大量脓痰排出之后，更需选用益气养阴之剂，为此贝氏采用养阴清肺汤，以扶正气，清余热，但补肺气不宜过用甘温，以防助热伤阴，养肺阴不宜过用滋腻，以防碍胃气。益气生津以太子参为宜，养阴则以沙参、百合、麦冬为妥。必须指出的是，本病不宜补之过早，必须在热退、咳减、痰少的情况下，且有虚象之时，才可适当用补，以防余热留恋，延长病期，不可不慎。

〔朱良春，魏长春，叶景华. 肺脓疡证治. 中医杂志，1987，28（7）：11.〕

四、洪广祥辨治肺脓肿经验

洪广祥认为肺脓肿（肺痈）的病位在肺，病机主要为邪热郁肺，热郁是形成痰热瘀阻，化腐成脓的病理基础。临床表现以邪热盛实的症候为主，但脓肿溃后，或病势迁延，又可出现气阴耗伤，或正虚邪恋之象，因此肺脓肿的治疗，要突出清热、排脓，其中清热法尤为重要，贯穿治疗的全过程，治疗中再辅以化瘀、扶正，常起事半功倍之效。

（一）清热

清热是肺痈的基本治法，可分为清宣与清泄两个方面。清宣，即清热宣肺，主要用于肺痈初期。临床症见咳嗽，咯白色黏沫痰，痰量由少渐多，胸痛，咳时尤甚，口干鼻燥，舌苔薄黄，脉浮数而滑。方用自拟清宣汤，其药物组成为：生麻黄10g，桔梗10g，鱼腥草（后下）50g，金银花30g，连翘15g，生甘草10g。如寒热交作，加北柴胡10g，黄芩10g，以调和寒热；胸痛明显，加郁金15g，瓜蒌皮10g，以宽胸止痛；内热渐甚，加生石膏（先煎）20g，炒黄芩10g，以清泄里热；咯痰不畅，加浙贝母10g，远志10g，以豁痰。方中麻黄是关键药之一，一取其宣肺而泄邪热，是"火郁发之"之意；其与清热药配伍，还可起到防止寒凉药物郁遏肺气之弊，有利邪热消散。

清泄，即清泄肺热，主要用于肺痈成脓期及溃脓期的热毒壅盛阶段。临床症见身热甚，咳嗽气急，咳吐脓痰，胸闷作痛，转侧不利，舌苔黄腻，脉滑数。此期洪氏抉药常选用效大力专泄热之品，方用自拟泄热解毒汤，其药物组成为鱼腥草（后下）50g，野菊花15g，败酱草15g，生大黄（后下）10g，虎杖15g，蒲公英30g，黄芩10g。寒热交作者加北柴胡20g，以解热；胸闷气急甚者加葶苈子10g，桑白皮15g，以泄肺除壅。本组方药寒凉，易伤脾胃，必要时可酌加健脾和胃之品，如陈皮、白术等。

（二）排脓

排脓法主要用于成痈化脓期。洪氏认为影响肺脓肿疗效的主要原因是排脓不畅，所以有脓必排是治疗本病的重要原则。排脓方法有三，一为透脓，用于脓毒壅盛而排脓不畅者，洪氏在辨证用药的前提下，常重用穿山甲15～20g，皂角刺15g，金荞麦根30～50g，桔梗15～30g，以加大穿透排脓的力度。二为清脓，即清除脓液之意，是本病排脓常规治法，目的是加速脓液的清除，以缩短疗程，促进愈合，常用清脓药如薏苡仁30g，冬瓜仁30g，桔梗30g，浙贝母15g，瓜蒌皮15g，桃仁10g等，以清除脓液。三为托脓，主要用于溃脓期，如气虚而无力排脓者可配合托脓法，常用托脓药如生黄芪30g，党参（或太子参）30g，棉花根30g，以益气托脓，但在毒盛正不虚的情况下，不可施用托脓法，否则不但无益反使病势必加剧，而犯"实实之戒"。

（三）化瘀

肺脓肿的病机主要为热郁血瘀，在其成脓或溃脓期，清热及排脓法中辅以化瘀之品，常可明显提高疗效。洪氏认为化瘀可改善肺部缺氧，促进血流通畅和脓液的排出，从而有利于炎症的吸收和痈脓的消散。常选用丹皮10g，赤芍15～30g，鬼箭羽15g，红藤30g，桃仁10g，郁金10～15g，三七3～6g等化瘀之品。但对出血量多者，又不宜使用，可改投生蒲黄、花蕊石、三七、茜草、藕节等既能活血又能止血之品。

（四）扶正

本法主要适用于肺痈恢复期，或病情迁延，邪恋正虚者。洪氏认为肺脓肿见虚证，多以气阴两虚为主，重在清养补肺，但不可忽视补脾，因脾为肺之母，补脾能助肺益气，有利于补肺生肌，促进痈疡愈合。方选养阴清肺合沙参麦冬汤化裁，其药物组成为北沙参20g，麦冬10g，生黄芪30g，百合30g，山药20g，薏苡仁20g，冬瓜仁20g，白及30g，桔梗15g，生甘草10g。如低热者加十大功劳叶、地骨皮；咳嗽重者加紫金牛、百部；纳差者加鸡内金、白蔻仁；胸闷痛者加郁金、瓜蒌皮。对于溃疡后脓液一度清稀而复转臭浊，或腥臭脓血迁延日久，反复不尽，时轻时重，此为邪恋正虚，脓毒未尽，虚实错杂，仍必须配合清热、排脓药，切忌单纯补益，以致邪留不去，而使病情缠绵难愈。

〔陈建建，熊卫标. 洪广祥教授治疗肺痈经验. 广西中医药，2000，23（6）：28.〕

五、黄志强辨治肺脓肿经验

黄志强认为肺脓肿初期状似感冒，往往易被忽视而延误病机。就临床所见，来诊时大多已趋酿脓或成脓期，故如何在此时掌握病机，稳准狠地直折病势，截断疾病的进展，实为本病的关键所在。

本病一俟成痈，临床表现突出，常见寒战发热，咳嗽，胸痛，吐痰腥臭，甚则咳吐脓血，所以诊断已属不难，若能借助胸部X线诊断则更为准确。在这热毒炽盛，热壅血瘀，壅酿成脓之时，治疗必须清热解毒，化瘀排脓双管齐下。黄芪多年来用自拟消痈汤屡试不爽，药物组成为鲜芦根120g，蒲公英30g，土茯苓30g，薏苡仁30g，鱼腥草30g，冬瓜仁30g，象贝母12g，黄芩10g，桃仁19g，桔梗15g。从黄氏运用经验来看，鲜芦根对本病治疗有特殊之效，用量宜重，以新鲜多汁为佳，干者则少效；土茯苓善于搜剔痰瘀之蕴毒，治疗本病亦有良效，值得重视。如热毒较甚者，加三叶青、黄连、生石膏，其中三叶青对肺中热毒的清解乃在诸药之上，宜首选；气喘者加桑白皮；口渴甚者加南沙参、北沙参、天花粉；大便燥结者加生大黄；咳血多者加鹿衔草。

本病待热退脓排，病趋恢复，往往气阴亏损，余邪未清，表现为咳少，神疲，纳呆，口干，舌红，苔薄，脉细数。宜益气养阴以复其元，清热化痰以理余邪，但不可纯用补剂，以免助邪资寇，死灰复燃，黄氏根据临床分为两类予以调理，以阴虚为主者，用自拟五参清肺饮善其后，方由南沙参、北沙参、党参、丹参、玄参、芦根、百合、象贝母、玉竹、桑白皮、冬瓜仁组成，功在养阴清热，润肺化痰；若以气虚为主，肺脾兼伤者，用自拟生金九味，即六君子汤加北沙参、黄芪、川贝母。

〔朱良春，魏长春，叶景华. 肺脓疡证治. 中医杂志，1987，28（7）：11.〕

六、郗霈龄辨治肺脓肿经验

郗霈龄认为肺脓肿临床表现为发病急剧，突然恶寒高热，体温可达39℃~40℃，伴有咳吐大量脓痰或脓血样痰或咯血，查血常规白细胞计数升高，葡萄球菌、链球菌、肺炎球菌常为本病的致病菌。本病相当于中医学的肺痈，历代医家早有关于肺痈的详尽描述。如张仲景在《金匮要略》中说："蕴结痈脓，吐如米粥"，"时出浊唾腥臭"。明代陈实功在《外科正宗》中也说：

"肺痈者，金受火刑之症也"，"咳吐脓痰，黄色腥秽……"。张锡纯在《医学衷中参西录》中亦说："治肺中腐烂，浸成肺痈，时吐脓血，胸中隐隐作痛"。归纳起来，以恶寒发热、咳吐黄痰或腥臭脓血为主要症状。郗氏认为肺脓肿（肺痈）是由于温热之邪阻遏于肺经不得宣化，肺经壅滞不畅，蕴毒成痈，或为外感风寒，郁久化热，蕴毒成痈。一般来说，肺脓肿（肺痈）病之初起有一个表证阶段，即发热、恶寒、咳嗽、头痛、苔薄白、脉浮等，容易误诊为"上呼吸道感染"，经治疗症证不减。也有病之初起，表证并不明显，而表现一派里热实证，如高热寒战、吐黄痰、口干嗜饮、大便秘结、小便短少等，这便是温热病中伏邪温病的表现，感受外邪，过时而发，热郁成毒，又兼新感，引动伏邪，因此病势必较重。

肺脓肿（肺痈）当根据发病的不同阶段、不同证候辨证论治。如高热选用银翘散、白虎汤或清营汤，重则使用紫雪散。如咳吐黄痰，常选用清热化痰药，如瓜蒌、枳壳、射干、马兜铃、法半夏（或清半夏）、橘红、冬瓜仁等。咳血可加黄芩炭、藕节、生地炭等。从病的初起至善后调理，郗氏十分强调滋阴清热的原则，不论是苦寒清热或甘寒滋阴，目的都是护阴。温热病由于发热、汗出，耗损阴液，尤其发展到后期，伤阴更重，护阴就更为重要。滋养阴液，益水制火，体温即可下降。阴虚便秘，使用增水行舟法可以润下。用滋阴制阳，益水制火而不是过用苦寒之品，损伤脾阳。常用滋阴药有石斛、天花粉、生地、玄参、麦冬、白芍等。在服法方面，病势较重者，一般采用每日 2 剂，4 小时 1 次给药。药物剂量比常规用量要大。体温在 39℃ 以上者，生石膏用量 30～60g，金银花用量 25～30g，鲜芦根用量 30～60g。

〔北京市老中医经验选编编委会. 北京市老中医经验选编. 北京：北京出版社，1980.〕

第二节　经典验案点评分析

一、何任治疗肺脓肿案

导读：历代医家总结有诸如桔梗汤、千金苇茎汤等众多治疗肺脓肿（肺痈）的方剂，由于肺痈有初期、成痈期、溃脓期、恢复期等不同发病阶段，应根据病情随证施方，加减应用。

案体：陈某，女，25 岁，1989 年 12 月 24 日初诊。患者身热咳嗽已久，咯痰大量如米粥状，黏稠，夹血色暗，胸闷而隐痛，旬前于某医院 X 线检查见肺部有炎症阴影，其中有圆形透亮区及液平面，舌苔白，脉数实。此为肺痈，给予清热除痰，解血结，排邪毒之剂。处方：炙百部 15g，桔梗 6g，玄参 9g，麦门冬 12g，蒲公英 20g，鲜芦根 20g，薏苡仁 12g，北沙参 9g，金银花 12g，冬瓜子 20g，生甘草 6g，浙贝母 9g。取 5 剂，每日 1 剂，水煎服。复诊时患者身热除，咯痰大有减少，咳嗽亦减轻，续予上方基础上略予加减，以清其余邪，泄化痰浊，复其肺津而治愈。

〔何任. 何任临床经验辑要. 北京：中国医药科技出版社，1998.〕

评析：中医治疗肺脓肿（肺痈），随证施方，灵活加减。历来治肺痈之常用方剂，除有桔梗汤之开提、葶苈大枣汤之泻肺、千金苇茎汤之疏利气血、麦门冬汤之清养外，由于肺痈初始到日久，可因种种症状之不同，而随证施方。何氏常以千金苇茎汤为基础方自制银花化痈汤（冬瓜子、生甘草、沙参、薏苡仁、桃仁、干芦根、麦门冬、玄参、浙贝母、金银花、桔梗、百部、连翘、蒲公英），随证加减，常有明显的治疗效果，其清热解毒，治吐脓血，解胸痛等作用均不比抗生素差。

二、朱良春治疗肺脓肿案

导读：风热蕴肺，肺络瘀阻，肺失宣肃，瘀热成脓之肺脓肿（肺痈），治宜清热泻瘀，宣肺排脓。在应用中药汤剂的同时可配合具有排脓消痈、清热解毒作用的金荞麦，疗效满意。

案体：宗某，男，49 岁，1999 年 12 月 13 日初诊。患者畏寒发热 1 月，用大量抗生素治疗热未退，不咳，无痰，胸闷胸痛，胸部 X 线摄片检查显示右上肺脓肿，血常规检查白细胞（13～18）×10^9/L，舌苔白腻，脉细弦。此风热蕴肺，肺络瘀阻，肺失宣肃，瘀热成脓之肺痈，治宜清热泄瘀，宣肺排脓。治疗：①金荞麦 30g，鱼腥草 30g，冬瓜子 30g，生薏苡仁 30g，败酱草 30g，萆草 30g，甜葶苈子 15g，青蒿 15g，地骨皮 15g，桑白皮 15g，甘草 4g，取 7 剂。②金荞麦片 2 瓶，每次 4 粒，每日 3 次，饭后服。12 月 20 日二诊，患者胸闷稍减，发热减而未退，此药力未及，蕴脓未排之咎，前法继进。①上方加杏仁、桃仁各 10g，取 10 剂。②金荞麦片 2 瓶，每次 4 粒，每日 3 次，饭后服。12 月 30 日三诊，患者药后咳大量腥臭脓痰，痰中夹血，热势顿挫，此脓腔破溃之佳兆也，但需防络损而致咯血。①上方加煅花蕊石 20g，浮海石 15g，取 10 剂。②金荞麦片 2 瓶，每次 4 粒，每日 3 次，饭后服。2000 年元月 15 日四诊，患者咳嗽咳痰带血丝未尽，发热已不再作，纳呆，泛酸，此余毒未清也，宗前法加减。①金荞麦 30g，鱼腥草 30g，冬瓜子 30g，生薏苡仁 30g，败酱草 30g，萆草 30g，煅花蕊石 20g，煅瓦楞子 20g，甜葶苈子 15g，地骨皮 15g，桑白皮 15g，甜杏仁 10g，桔梗 10g，甘草 4g，取 10 剂。②金荞麦片 2 瓶，每次 4 粒，每日 3 次，饭后服。药后随访已愈。

〔朱良春. 中国百年百名中医临床家丛书·朱良春. 北京：中国中医药出版社，2001.〕

评析：辨证治疗肺脓肿（肺痈），配金荞麦，疗效较佳。此案体现了治疗肺痈辨证论治与专方专药相结合的思路与方法。病为肺痈，初诊、二诊用千金苇茎汤加减，更用金荞麦、鱼腥草、葎草、败酱草等，增强清热解毒、泄瘀消痈之力，三诊后见大量腥臭脓痰排出，为脓溃之象，甫见痰中夹血，即时加用花蕊石、浮海石止血消瘀，以防络损动血，都是重要环节。金荞麦一药，又名开金锁，为蓼科植物野荞麦的根茎，初见于吴仪络《本草从新》，治手足不遂，筋骨疼痛，南通市中医院采用民间验方，用以治疗肺痈，20 世纪 70 年代曾观察总结 506 例，效果奇佳，其排脓消痈、清热解毒的作用，似非它药所可替代，后来广泛用于痰热咳嗽、肺炎、咽喉肿痛等病证，效果也不错，常与鱼腥草、葎草配伍使用。

三、何顺华治疗肺脓肿案

导读：肺脓肿（肺痈）多因痰热蕴肺化脓所致，法宗清热解毒，活血化瘀，祛痰排脓为主，然对气虚痰瘀，热毒蕴肺者，当以益气化瘀，清热解毒，祛痰排脓为法，可重用黄芪。

案体：杨某，男，49 岁，1994 年 7 月 11 日初诊。缘于端午节前发热恶寒，后饮食不慎病情加剧，咳嗽，咯脓血腥臭痰，伴呕吐，经胸部 X 线及 CT 检查诊断为"右上肺中、后段肺脓肿，大约 6cm×4.9cm"。经住院用抗生素治疗，效果不佳，而找中医诊治。诊时症见恶寒发热，测体温 38℃，咳嗽，咯脓痰，腥臭色黄，身疲乏力，纳差乏味，舌质淡紫，苔黄厚腻，脉细弱。诊断为肺痈（气虚痰瘀，热毒蕴肺型），治以益气化瘀，清热解毒，祛痰排脓，方选补阳还五汤加减。处方：黄芪 50g，丹参 15g，赤芍 15g，地龙 15g，红花 8g，桃仁 10g，川贝母 10g，冬瓜子 20g，蒲公英 20g，鱼腥草 30g，芦根 30g，薏苡仁 30g，桔梗 10g，生甘草 6g。其中川贝母另包研末冲服，每日服 1 剂。5

剂后，患者自觉症状大减，纳食增，苔薄黄，胸部 X 线复查显示"右上肺脓疡急性炎症吸收减少"，药已中的，原方加白参 10g，增强益气养阴之功。连进 20 余剂后，诸症状皆消失，胸部 X 线复查显示空洞关闭，仅有少量纤维影。

〔陈春强. 何顺华运用黄芪一得. 江西中医学院学报，1996，8（1）：10.〕

评析：肺脓肿（肺痈）虚实夹杂，重用黄芪，扶正祛邪。现代医学之肺脓肿属中医学肺痈之范畴，其发病机制多因外感风热或风寒化热蕴肺，肺失宣肃，痰热阻滞肺络，日久致瘀，痰瘀为阳热熏蒸日久化脓致痈，其治疗多以祛邪为主，法宗清热解毒，活血化瘀，祛痰排脓为主。然细察本例患者，虽有恶寒发热的正邪相争之象，但热不甚，仅 38℃，且伴有神疲乏力，纳差乏味，舌质淡，脉细弱等一派正气虚弱，不能抗邪之象。盖因患者罹病日久，正虚邪恋，故治当益气扶正，伍以祛邪。方中重用黄芪达 50g，一可补益肺脾之气，二可托毒排脓，三可鼓舞气机，助红花、桃仁、丹参、赤芍活血化瘀，使气血运行通畅，载祛邪之药直达病所，直攻邪气；地龙、川贝母清化热痰；蒲公英、鱼腥草、生甘草清热解毒泻火；冬瓜子、薏苡仁、桔梗、芦根清热排脓。全方配伍精当，药证合拍，故效如桴鼓。

四、王德元治疗肺脓肿案

导读：肺脓肿（肺痈）一般治用桔梗汤、千金苇茎汤加减，即可获效，但重症患者的治疗却有不同，临证应详审病情，仔细辨证，巧定治则，恰当选方用药，并注意灵活加减用药。

案体：朱某，女，28 岁。患者 1 月前出现寒热（体温 38.6℃~39.5℃），咳嗽，右胸作痛，呼吸不利，在当地卫生院治疗 3 天，病情日见加重，遂转至某医院住院治疗。诊断为肺脓肿，经用西药抗生素静脉滴注及中药宣肺排脓、消炎解毒等治疗，症势有增无减，高热不退，咳嗽胸痛，吐大量秽臭脓痰，复查胸部 X 线透视提示为脓胸，进行外科手术引流，但病情日趋危重，乃请王氏会诊。诊时症见高热（体温 39.5℃），有汗热不退，面赤唇干，头昏神疲，形色枯瘦，咳嗽脓痰，秽臭带血，喉中吼吼有声，鼻翼煽动，日夜端坐倚息，不能平卧，呻吟不已，右胁外侧手术创口时而流出清稀脓液，隐隐作痛，心烦不寐，夜间喃喃谵语，口干不欲饮，纳谷极少，舌绛嫩无津，苔黄略腻，脉继数而弱。此乃温邪搏肺，灼炼肺津，热结肉腐成脓。今热势鸱张，有阴竭营枯、化源欲绝之变，险象毕露，速予扶阴救营，解毒清热，排脓保肺之剂。处方：犀角（磨冲，现已禁用，常用水牛角代替）6g，鲜生地 30g，玄参 20g，赤芍 15g，丹皮 15g，桔梗 10g，生甘草 10g，冬瓜仁 30g，生薏苡仁 30g，鲜芦根 30g。服药 2 剂，热势已降，测体温 37.6℃，咳喘明显好转，脓臭痰少，血止，已能平卧，纳谷略香，查舌绛稍淡有津，脉数转缓，此乃津回阴复，营热渐化，痰热渐蠲，肺气渐肃之佳象。前方去犀角、生甘草，玄参减为 15g，加北沙参 15g，麦冬 15g，瓜蒌皮 15g，续服 3 剂，热清，咳喘渐平，脓痰少，唯纳谷不多。乃以原方加山药、炙鸡内金、炒扁豆、炒麦芽等健脾醒胃之品，调理月余，痊愈出院。

〔王红华．王德元治疗危重症经验．江苏中医，1989，10（3）：5.〕

评析：阴竭荣枯、化源将绝之危候，扶阴救营、凉血解毒、散瘀排脓、保肺化源方能奏效。本例患者由于温燥之邪袭肺，病情重，来势猛，虽然输液、抗生素加中药，甚至手术引流等治疗，未能控制病情，反而病情日趋恶化，以致发展到高热不退，咳喘气急，鼻翼煽动，端坐倚息，心烦谵语，舌嫩绛，苔黄腻，脉细数而弱等阴竭荣枯、化源将绝之危候，非以大剂犀角（现已禁用，多用水牛角代替）凉血解毒，生地、玄参、丹皮、赤芍凉血散瘀，直清营血之热，佐桔梗、甘草、冬瓜仁、薏苡仁、芦根等安肺排脓之品，保肺金之化源而能奏效。据此，辨病辨证准确，治则选方得当，用药合理灵活，顽固高热顿挫，危笃重症转入坦途，续经调治而愈。

五、邹德深治疗肺脓肿案

导读：肺脓肿（肺痈）辨证属痰热瘀蕴，壅阻于肺者，其治疗当以清热解毒、化痰散瘀为法，金银花、连翘、鱼腥草、桔梗、浙贝母、葶苈子、薏苡仁、白及是临床常用的药物。

案体：严某，男，62岁，1991年12月3日初诊。患者自诉于1991年3月感冒，发热咳嗽，口服消炎药1月余，体温稍降但咳嗽未止，且伴有胸痛，1991年5月因咯大量腥臭黄痰，痰中带血，住院治疗。经CT和支气管镜检查，确诊为右肺上叶肺脓肿，曾用抗生素治疗2月，病情好转出院，1991年12月3日来专家门诊治疗。诊时患者胸闷，右胸痛，短气，咳吐白色泡沫痰，偶有腥臭味，舌淡嫩，苔白腻，脉弦缓，胸部X线摄片显示右肺上段外带有一处6cm×6cm圆形透亮区，且有液平面，部分边缘模糊。临床诊断为肺脓肿合并周围炎症，属中医肺痈之范畴，证系痰热瘀蕴，壅阻于肺，治拟清热解毒，化痰散瘀。处方：金银花20g，连翘15g，鱼腥草15g，桔梗15g，浙贝母15g，葶苈子10g，薏苡仁20g，白及10g，郁金15g，天花粉15g，甘草10g，大枣5枚。服药10剂后于12月13日复诊，患者自述服药期间大量咯痰，胸闷渐轻，胸部X线摄片显示右上肺光亮区缩小，液平面消失，阴影密度变淡，上方加瓜蒌20g，玄参15g，牡蛎20g，继续服用。12月27日三诊，服上方14剂，患者咯痰明显减少，唯时感胸闷，继守原方加瓜蒌20g，三棱10g。又服药两周，诸症悉除，无其他不适，胸部X线复查显示右胸脓腔消失，形成索条阴影。

〔王非，杨旭，赵文静. 邹德深教授肺痈治验一则. 中医药学报，1995，（2）：47.〕

评析：本例患者系感受时邪，郁而化热，壅滞于肺，热壅血瘀，蕴毒化脓而成痈。方中用金银花、连翘、鱼腥草清热解毒；桔梗、葶苈子、薏苡仁、浙贝母、瓜蒌祛痰排脓利气；更用三棱、郁金行气破瘀，使瘀结得以速散；白及消痈生肌；玄参、天花粉散结润燥；甘草、大枣健脾益气，以防肺痿发生。此外，从现代中药药理研究角度分析本方，也可佐证邹氏用药之精妙。方中金银花、连翘、鱼腥草具有广谱抗菌作用，特别是对金黄色葡萄球菌、肺炎双球菌、链球菌的药理作用尤为突出，既能明显抑制炎性渗出，又能抑制炎性增生，体现了针对病因的治疗原则；桔梗、甘草等化痰、祛痰药能反射性引起支气管黏膜分泌增加，稀释痰液而祛痰；白及不仅有抑制革兰氏阳性菌的作用，而且能促进创面肉芽生长，加速创面愈合。总之，本方突出了病因治疗，病理产物的清除，病灶的修复，选药精良，因而取得了快捷、满意的治疗效果。

六、翟伟黎治疗肺脓肿案

导读：肺脓肿（肺痈）辨证属痰热互阻，郁蕴成痈，气阴耗伤者，其治疗当以扶正达邪，益气育阴，清肺化痰为法，采用著名中医叶景华的经验方复方鱼桔汤加味治疗，可获良效。

案体：朱某，男，67岁，住院号232756。患者发热1月，胸闷胸痛，干咳无痰，消瘦乏力，住内科病房经多种抗生素及抗药治疗近1月，症状依然，查胸部X线片显示右下肺大片密度增高的阴影，阴影中间有二个圆形透亮区，并有液平存在，测血沉130mm/小时。诊时症见其身热，日晡为甚，稍畏寒，无汗，干咳无痰，胸痛，形瘦干瘪，精神萎靡，时发呻吟，颧红，口干不思饮，纳呆，便干溲赤，舌苔光剥，舌形小，脉虚数。证属痰热互阻，郁蕴成痈，气阴耗伤，治当扶正达邪，益气育阴，清肺化痰，采用著名中医叶景华经验方复方鱼桔汤加味治疗。处方：鱼腥草30g，生薏苡仁30g，北沙参30g，太子参30g，黄芪30g，金银花30g，桔梗15g，黄芩20g，桃仁10g，冬瓜仁10g，黄连5g，甘草5g。每日2剂，频服。同时服黄连粉1g，每日3次；西洋参每日4g，蒸服。1周后身热稍低，咳嗽渐有痰，量少，守方服用3周后，身热平，咯痰甚多、畅利，痰黄白相兼、秽臭，纳食增加，精神好转。此乃正气得复，肺痈穿溃，痰毒外排，胃气得复，复查胸部X线摄片显示脓腔液平有所吸收，测血沉90mm/小时。宗原方治疗至6周，已不咳痰，体温正常，体重增加，舌根长薄苔，测血沉降至30mm/小时，再查胸部X线摄片脓腔完全吸收。随访5个月，未见反复。

〔翟伟黎. 肺痈治验. 四川中医，1992，10（5）：25.〕

评析：肺脓肿（肺痈）病久不愈，气阴两亏者，治疗当益气养阴，清肺化痰，扶正达邪。肺痈主要是由于热邪犯肺，内蕴不解，瘀滞肺络，以致血败肉腐成痈，本例患者以发热、干咳无痰，舌光剥，形瘦干瘪，气阴两亏为特征。此乃病久失治，气耗阴亏，脓毒蓄肺，正虚而无力达邪外出，故重用育阴益气之品北沙参、黄芪，太子参等，以及清肺化痰之鱼腥草、桔梗、黄芩等药，使正气渐复，咳嗽有痰，随着肺中蓄脓得以外排而发热、咳嗽相应减轻至消失，收到满意的疗效。

七、丁建新治疗肺脓肿案

导读：肺脓肿（肺痈）之发病，正虚是重要的内因，热毒壅盛、气血瘀滞是酿成痈脓的主要病理机制，其治疗当以清肺排脓、托毒外出为法，选用济生桔梗汤治疗可取得满意疗效。

案体：某患者，男，26岁，因咳嗽、胸闷、胸痛、发热10余天，加剧伴咳吐腥臭脓血痰6天，院外抗生素治疗无效而入院。诊时患者体温39.2℃，面色潮红，形体消瘦，双肺叩诊略显浊音，语颤增强，双肺野中部少许散在湿性啰音，血常规检查白细胞19.0×10⁹/L，中性粒细胞0.89，胸部X线摄片显示双肺中部可见6cm×6cm大小的阴影，边缘清晰，呈包裹状，内有鸽蛋大空洞及液平线存在，报告为"双侧肺脓肿（包裹形成）"。临床诊断为肺脓肿（肺痈），考虑患者已于院外使用抗生素治疗10余天，效果不明显，药物敏感试验需数日才有结果，决定采用中药济生桔梗汤（桔梗30g，贝母30g，当归30g，瓜蒌子30g，枳壳30g，薏苡仁30g，桑白皮30g，防己30g，甘草15g，杏仁15g，百合15g，黄芪45g）加黄芩、蒲公英治疗。服药第二天，患者诉夜间及晨起咳吐大量脓浊痰，量约200ml，痰出神清气爽，呼吸顺畅，胸痛明显减轻，体温降至38℃。原方继续服用2剂，患者体温正常，诸症状基本消失。复查胸部X线透视示双肺阴影3cm×3cm，无明显空洞，有少许液平线，血常规白细胞9.0×10⁹/L，中性粒细胞0.70。守方继续治疗4天，患者已无不适，复查胸部X线透视示阴影消失，出院。

〔丁建新. 济生桔梗汤治疗肺痈2例. 中国乡村医药杂志，2011，18（2）：48.〕

评析：治疗肺脓肿（肺痈）不能忽视正虚的存在。济生桔梗汤方出自《济生方》，由桔梗30g，贝母30g，当归30g，瓜蒌子30g，枳壳30g，薏苡仁30g，桑白皮30g，防己30g，甘草15g，杏仁15g，百合15g，黄芪45g组成。全方药味平淡，功专扶正清肺排脓，脓去则痰瘀热毒随去，肺痈自愈。传统习惯将肺痈分为初期、成痈期、溃脓期、恢复期，初期与风温、风热外感常很难鉴别，一旦确诊肺脓肿（肺痈）则已属成痈期或溃脓期，传统辨证大多强调热壅、血酿脓，忽略了整个病程中正虚是病理变化的基础，对此其实先贤早有论述。如《诸病源候论》中说："肺痈者，由风寒伤于肺，其气结聚所成也。肺主气，候皮毛，劳伤血气，腠理则开而受风寒，其气虚者，寒乘虚伤肺，寒搏于血，蕴结成痈，热又加之，积热不散，血败为脓。"强调正虚是发病的重要内因。《寿世保元·肺痈》中则有"盖因调理失宜，劳伤血气，风寒得以乘之，寒生热风亦生热，壅积不散，遂成肺痈"的论述。正所谓"邪之所凑，其气必虚"，邪之深入作祟，必缘正不胜邪，因此，肺痈的辨治必须重视排脓和扶正。济生桔梗汤方中，取桔梗、甘草排脓祛痰；瓜蒌子、枳壳、杏仁、贝母、桑白皮利气化痰平喘，清泄肺热；加当归、薏苡仁、防己和血除湿，排脓止痛；黄芪、百合益肺养阴，黄芪配桔梗更有扶正托里排脓之意（黄芪量适当大些）。全方共奏扶正托毒，排脓祛痰，利气清肺之功。本方治疗肺痈之所以疗效显著，正是由于抓住了病机中"正虚"这个要点，治疗紧扣清肺排脓、托毒外出，自然水到渠成，脓去正安。

八、石学波治疗肺脓肿案

导读：调畅血运、祛除恶血是治疗慢性肺脓肿十分重要的一环，在清热解毒、化痰排脓的基础上，注意重用具有活血祛瘀功效的桃仁、丹皮、白茅根等药，有助于提高临床疗效。

案体：黄某，男，48 岁，1992 年 2 月 25 日初诊。患者咳嗽，吐脓痰，胸闷憋气反复发作 3 年，加重 4 个月。西医曾以肺脓肿收入院，经抗生素治疗月余，效果欠佳，出后求治于中医。诊时患者胸闷气短，咳嗽，吐脓痰腥臭，纳呆，形体消瘦，神疲乏力，二便尚调，舌质淡红，苔薄黄，脉沉细，胸部 X 线摄片显示右肺下野有 7cm×4cm 大小的模糊阴影。临床诊断为肺脓肿（肺痈），治以破瘀散结，益气排脓，给予三仁化瘀汤（桃仁 15g，杏仁 10g，薏苡仁 30g，鱼腥草 30g，桔梗 12g，丹皮 12g，白茅根 30g，金银花 15g，连翘 15g，黄芩 10g，川贝母 10g，甘草 10g）加黄芪 15g，党参 15g，每日 1 剂，水煎服。4 剂后脓痰明显减少，胸闷憋气减轻，守方继服 4 剂。三诊时患者脓痰除，时有咳嗽，自汗，恶心，纳差，上方去桃仁、鱼腥草、白茅根，加陈皮 15g，姜半夏 15g，焦三仙各 15g，继续服用。6 剂服毕，精神调畅，诸症悉除，3 月 19 日复查胸部 X 线摄片显示"右肺阴影消失"，病告痊愈。

〔石学波. 三仁化瘀汤治疗慢性肺脓肿 8 例. 山东中医杂志，1993，12（4）：27.〕

评析：治疗慢性肺脓肿应注意调畅血运、祛除恶血。慢性肺脓肿属中医学"肺痈"之范畴，其主要病机为正虚感邪，失治误治，积热不散，血败为脓，其临床特征为咳嗽、吐脓痰，反复发作，缠绵难愈。《灵枢·痈疽》中说："营卫稽留于经脉之中，则血泣而不行，不行则卫气从之而不通，壅遏不得行，故热，大热不止，热胜则肉腐，肉腐则为脓。"故治疗慢性肺脓肿调畅血运、祛除恶血是十分重要的一环。基于此，石氏自拟三仁化瘀汤，在清热解毒、化痰排脓的基础上，重用活血祛瘀的桃仁、丹皮、白茅根。桃仁苦甘性平，功专破瘀行血，为本方主药；丹皮气香味辛，为血中之气药，擅长凉血活血；白茅根味甘性寒，长于"除瘀血，血闭寒热，利小便"。诸药合用，使清热解毒而不伤阴，化痰排脓而不耗气，破瘀散结，养血活血，由于药证合拍，故收效颇佳。

九、戴裕光治疗肺脓肿案

导读：肺脓肿（肺痈）证属肺肾阴虚、气血大伤者，治疗当以清除虚热、养阴益气、清化痰热为法，方选生脉散、千金苇茎汤佐以解毒化痰之品，并注意随病情变化灵活加减用药。

案体：李某，男，60 岁，2004 年 8 月 2 日初诊。患者 2000 年 7 月因胸痛、咳嗽、咯血在某医院诊断为"右肺癌"，行手术切除治疗，其后身体恢复良好。2002 年 2 月因受凉后出现咯血、咳嗽、咳腥臭脓痰，形体消瘦，体重从 79 千克下降至 44.5 千克，被某医院诊断为"肺炎"，经抗感染等治疗，病情缓解不理想，随后又多方就医，中、西医治疗，疗效欠佳，2004 年 3 月经某医院 CT 检查诊断为"肺脓肿"，现来我院就诊。现患者面色萎黄，形体消瘦，阵发性胸中潮热，自述服"虫草"都觉燥热，胸痛，咽痒即咳嗽不已，咳出大量腥臭、黄绿暗红黏痰，口中无味，思冷饮，牙痛，乏力，气怯，纳可，腰痛胀，口渴，大便日行 2 次，质溏，舌质淡，苔腻灰黑，脉细弦数。西医诊断为右肺肺脓肿，中医诊断为肺痈，辨证属肺肾气阴两虚，灼肺成痰。患者于 4 年前行右肺肺叶切除术，已经致元气大伤，古人云："人年四十阴气乃半"，患者年已花甲，又嗜煎炒食物，加之久咳不止，耗伤肺肾之气阴，肺主气，司呼吸，肺主吸气，肾主纳气，肺肾气阴不足，虚火内生，炼津为痰，气虚咳痰无力，痰浊内蕴，痰阻气闭，气血不畅，终致血败肉腐化成脓液，呈现稠痰色黄绿暗红、腥臭。患者年老久病，正气大伤，肺肾俱虚，自述服"虫草"都觉燥热，可见阴虚极而肺热盛。肺肾阴虚，气血大伤，当先以清除虚热，养阴益气，消化痰热，拟生脉散、千金苇茎汤佐以解毒化痰之品。处方：南沙参 15g，北沙参 15g，麦冬 15g，代赭石 15g，旋覆花 12g，山药 24g，薏苡仁 30g，芦根 24g，知母 9g，白茅根 30g，胆南星 12g，川贝母 6g，天花粉 15g，鱼腥草 30g，百部 12g，竹茹 12g，玉竹 12g，桔梗 10g，紫苏梗 10g，地骨皮 12g，冬瓜子 12g。取 7 剂，每日 1 剂，水煎服。同时配合麦味地黄丸，每次 1 丸，每日 3 次口服；鲜竹沥水每次 30ml，每日 3 次口服。2004 年 8 月 9 日二诊，患者自述服药后咳嗽剧烈程度有所减轻，持续时间均有所缩短，咳嗽、痰多，色黄，质稀，口腥臭，口干多饮，纳食稍并有，大便日行 2 次，质溏，胸闷，四肢无力，咽痒即咳，面色晦暗，舌质淡，苔薄，脉沉，患者年已花甲，久病耗伤正气，肺脾气虚，"脾为生痰之源，肺为贮痰之器"，邪毒久羁，血败肉腐而成脓矣，病人正气大伤，气阴两虚，治疗当继以益气养阴，清化热痰。处方：南沙参15g，北沙参15g，麦冬15g，五味子6g，败酱草30g，川贝母9g，百部12g，玉竹15g，黄芩9g，茯苓15g，山药24g，薏苡仁30g，芦根24g，胆南星12g，鱼腥草30g，紫苏子12g，紫苏梗12g，地骨皮12g。再取7剂，每日1剂，水煎服。

〔戴裕光. 戴裕光医案医话集. 北京：学苑出版社，2006.〕

评析：肺脓肿（肺痈）病程较长者，应重视肺肾阴虚的存在，注意清除虚热、养阴益气。肺脓肿是由于多种病原菌引起的肺部化脓性感染，早期为肺组织的感染性炎症，继而坏死、液化，外周有肉芽组织包围形成脓肿，临床特征为高热、咳嗽、胸痛，脓肿破溃进入支气管后咳出大量脓臭痰，胸部X线检查显示有含气液平的空腔，多发生于壮年，男多于女，厌氧菌感染者达85%~94%。本例患者是支气管肺癌阻塞支气管引起远端肺化脓性感染，此即为中医的肺痈，是肺叶生疮形成脓疡的病症，属于内痈之一。《金匮要略·肺痿肺痈咳嗽上气篇》中说："咳而胸满振寒，脉数，咽干不渴，吐出浊唾腥臭，久久吐脓如米粥者，为肺痈"。此患者右肺癌行右肺上叶切除术，随后又发肺痈，正气大伤，肺肾阴虚，气血耗竭，显现形体消瘦，颧红，阵发潮热，咳出大量腥臭黄绿暗红脓痰，乃肺叶腐败之恶候。患者年老久病，正气大伤，肺肾俱虚，自述服"虫草"都觉燥热，阴虚极而肺热盛，肺肾阴虚，气血大伤，当先以生脉散合千金苇茎汤清虚热，养阴益气，清化痰热。必待气血稍复，痰热已去，方可补气血，扶正气，此等危证，气阴已伤，慎用温燥之品，防止助热生火，又不可用滋补之品，以免妨碍祛邪。之后的治疗方中南沙参、北沙参、麦冬益气养阴；五味子敛肺；败酱草、鱼腥草清热解毒；川贝母、胆南星清化痰热；山药以养脾阴；玉竹清养心阴；百部、紫苏子、紫苏梗降气化痰；芦根清肺生津；黄芩清肺热；茯苓、薏苡仁健脾祛湿；地骨皮滋阴清热。诸药配合，益气养阴，清化热痰，扶正与祛邪兼顾，取得了满意的疗效。

十、张伯臾治疗肺脓肿案

导读：肺脓肿（肺痈）初起，风温外受，湿热内蕴，熏蒸太阴，热毒伤肺，清肃无权，热壅血瘀，蕴酿成痈者，其治宜清热解毒，化痰祛瘀，方用麻杏石甘汤合千金苇茎汤加减。

案体：项某，男，21 岁，1975 年 3 月 4 日初诊。患者昨天起发热，测体温 39.3℃，咳嗽痰黏，不易咳出，今身热灼手，汗出浸衣，咳引右胸疼痛，咳黄脓腥臭痰，胸部 X 线摄片显示右上叶后段肺脓肿，空洞液平形成，血常规检查白细胞 $19 \times 10^9/L$，中性粒细胞 0.83，查其舌苔薄黄，脉细数。此乃风温外受，湿热内蕴，熏蒸太阴，热毒伤肺，清肃无权，热壅血瘀，蕴酿成痈，治以清热解毒，化痰祛瘀，方用麻杏石甘汤合千金苇茎汤加减。处方：炙麻黄 6g，杏仁 9g，生石膏 30g，薏苡仁 30g，桔梗 6g，甘草 6g，红藤 30g，鱼腥草 18g，芦根 1 支，桃仁 12g，冬瓜子 12g，金荞麦 30g。上方加减服 6 剂二诊，患者身热尽退（体温 37℃），咳嗽痰多，呈脓血状，但腥臭味已减，颇易咯出，胸闷不痛，口干，舌边红，苔薄黄，脉小滑，胸部 X 线摄片显示右上肺脓肿较前已见吸收，左下支气管扩张，血常规检查白细胞 $14.7 \times 10^9/L$，中性粒细胞 0.75，此乃热毒壅蒸肺脏，血败肉腐疡溃，幸热毒鸱张之势渐平，脓毒亦有出路之机，拟清热解毒排脓，投以千金苇茎汤合牛黄醒消丸等复方图治。处方：金银花 18g，连翘 18g，芦根 1 支，桃仁 6g，冬瓜子 18g，薏苡仁 30g，鱼腥草 30g，红藤 30g，败酱草 30g，金荞麦 30g，牛黄醒消丸（分吞）4.5g。上方略行加减服用 23 剂三诊，患者咳嗽减少，痰黏带血丝、胸闷等症状亦除，精神转佳，胸部 X 线摄片显示右上肺脓肿已吸收，左下支气管扩张，血常规检查白细胞 7.5×10⁹/

L，中性粒细胞 0.60，舌质红，苔薄黄，脉小弦，此为余热恋肺日轻，肺络损伤渐复，宜制小剂而清化痰热。处方：金银花 9g，连翘 9g，芦根 1 支，薏苡仁 15g，冬瓜子 12g，红藤 30g，败酱草 30g，鱼腥草 30g，金荞麦 30g，黛蛤散（包）12g。取 5 剂，每日 1 剂，水煎服。四诊时患者咳嗽渐好，痰少有时呈淡红色，纳食及二便均佳，查舌边红，苔薄，脉细，热毒已清，肺阴未复，再拟养阴化痰之剂，以善其后。处方：北沙参 12g，麦冬 9g，甜杏仁 9g，桑叶 9g，桑白皮 9g，茯苓 9g，蛤粉炒阿胶 9g，山药 12g，白及 9g，川贝粉 4.5g，枇杷叶 12g，败酱草根 12g。取 7 剂，每日 1 剂，水煎服。

〔严世芸，郑平东，何立人. 张伯臾医案. 上海：上海科学技术出版社，1979.〕

评析：肺脓肿（肺痈）初起，治当清热解毒，化痰祛瘀。本例患者发病急，病程短，证属肺痈初起，因其毒热壅盛，故用清热解毒，化痰祛瘀法治之。方中红藤、败酱草为治内痈之要药，另加鱼腥草、金荞麦等均有清热解毒消内痈之良效。张氏体会："肺痈是热毒，演变常迅速，关键在排脓，痊愈亦较速"堪称经验之谈。

十一、石峻治疗肺脓肿案

导读：肺脓肿（肺痈）西医抗感染治之不效，中医辨证属瘀毒内结者，当以清肺解毒、化瘀消痈为治法，方选五味消毒饮合千金苇茎汤加减，并随证情灵活加减，可取得较好疗效。

案体：刘某，男，35 岁，工人，因间断性左侧胸痛 3 月余，伴发热、气促、乏力 13 天，于 2007 年 11 月 20 日来我院就诊。患者 3 月前不明显原因出现左侧胸痛，呈阵发性胀痛、隐痛不适，无胸闷，无咳嗽、咯痰、气促，无畏寒、发热，精神较差，食欲可，无明显潮热、盗汗，患者未引起重视，当地诊所多次以

"感冒"治疗，但症状一直未见明显缓解，并于本次入院前13天开始出现间断性发热（具体体温不详），伴乏力，稍活动后气促，仍有左侧胸痛，2007年11月10日在温州市某区中心医院就诊并住院，经胸部X线摄片、CT检查诊断为肺脓肿。给予抗感染、化痰及对症治疗后，患者体温有所下降，但上述胸痛、发热、气促等症状一直未见明显缓解，并开始出现频繁咳嗽，初起为白色黏痰，后为黄色脓痰，医生认为无手术指征，考虑经济原因，患者遂要求，回本地继续治疗。入院症见发热多汗，但热而不寒，咳嗽气促，胸闷时痛，咽干烦躁，痰多稠黄，舌红苔黄，脉浮数，测体温38.8℃，脉搏87次/分，呼吸23次/分，血压110/60mmHg，左侧中下肺部叩诊呈浊音，右肺呼吸音清晰，左侧呼吸音减弱，左肺可闻及显著湿性啰音。2007年11月13日胸部X线显示左侧有腔积液，左侧肺门处炎症性病变，请结合临床必要时进一步检查；B超显示左侧胸腔积液（极度粘连），左膈下液性为主的混合感染累及脾脏，请结合临床考虑脓肿形成前期；血常规检查白细胞21.1×10^9/L，中性粒细胞0.76，淋巴细胞0.24，血红蛋白121g/L；胸部CT考虑为肺及胸壁的脓肿形成。根据其病史及临床表现，西医诊断为肺脓肿，中医诊断为肺痈，证属瘀毒内结，治以清肺解毒，化瘀消痈，方用五味消毒饮合千金苇茎汤加减。处方：金银花15g，野菊花15g，蒲公英20g，紫花地丁20g，紫背天葵10g，薏苡仁40g，芦根20g，赤芍30g，桃仁15g，冬瓜仁30g，瓜蒌30g，大黄10g，枳实12g。上方连服3日后，体温仍然稽留在38.5℃～39.8℃之间，咳嗽增剧，痰如脓，且有腥臭味，根据脉证，认为系热毒邪盛，痈脓内溃外泄，遂除加强清热解毒外，酌加桔梗、葶苈子等排脓之品。上述药物再服4天后，体温渐降至37.5℃左右，5天后热退，咳嗽、咯脓痰减少，痰液转为清稀，并伴气短、自汗、盗汗、口燥咽干，面色不华，精神萎靡，舌质红苔薄，脉细数。考虑脓已外泄，邪毒已去，但肺络损伤，溃处未愈，故治以养阴益气清肺，方用沙参清肺汤加减。处方：沙参 15g，合欢皮 20g，白及 15g，黄芪 50g，太子参 20g，麦冬 20g，百合 15g，桔梗 12g，冬瓜仁 30g，薏苡仁 40g，甘草 6g。上述清补并用之剂又服 10 天后，胸部 X 线片显示左下肺积液已吸收，唯空洞尚未完全闭合，患者一般情况良好，2007 年 12 月 8 日出院。2 个月后复查胸部 X 线生，左肺空洞已消失，仅遗留纤维素状阴影。

〔石峻. 中医辨证治疗肺脓肿 1 例. 中国医疗前沿，2009，4（4）：109.〕

评析：五味消毒饮、千金苇茎汤至今仍是治疗肺痈行之有效的方剂。外邪犯肺，蕴结化热，郁久不解，瘀热生毒，致使肺脏腐败是肺脓肿（肺痈）的主要发病机制，自抗生素广泛应用以来，肺脓肿的发生率已大为减少，但随着抗生素的滥用，耐药菌株不断出现，致使肺脓肿的治疗又面临新的挑战。历代医家在治疗肺痈的过程中不断创新治疗方法，积累了丰富的临床经验，给我们留下了许多确有疗效的经典方剂，五味消毒饮、千金苇茎汤等均是历代医家智慧与经验的总结，我们应当加以继承发扬。目前多数医家倾向于将肺痈分成初期、成痈期、溃脓期和恢复期，并根据各期的特点进行辨证论治，早期以清热解毒、消痈排脓为主，晚期以养阴清肺为主，因肺痈多属实热证，治以祛邪为总则，而清热解毒、化瘀排脓则是治疗肺痈的基本原则。本例患者证属瘀毒内结，以清肺解毒、化瘀消痈为治法，方选五味消毒饮合千金苇茎汤加减，药证相符，故而取得了满意的疗效。

十二、林朴治疗肺脓肿案

导读：肺脓肿（肺痈）中医辨证属热毒壅肺，痰热内蕴，血败肉腐成脓者，其治疗当以清热解毒，散瘀止血，化痰排脓为基本方法，方选桔梗汤合二陈汤加味，可取得满意的疗效。

案体：某患者，男，55 岁，2004 年 3 月 19 日初诊。患者因双侧肺脓肿、左侧脓胸并发感染性休克，于 2004 年 2 月 28 日至 3 月 18 日在本市某医院住院治疗，经抗感染、抗休克以及左侧胸腔穿刺、胸腔引流管留置、支持疗法等，病情趋于稳定，因经济原因而自动出院，今来我处要求服中药继续治疗。现患者咳吐脓痰，其味腥臭，痰中带血，胸闷烦痛，喘促不宁，动则加剧，彻夜难寐，查舌质红，苔黄腻，脉细滑数，体温 38.7℃，脉搏 180 次/分，血压 90/60mmHg，两肺叩诊呈浊音，听诊有湿性啰音，出院时胸腔引流管继续留置，流出泡沫痰和黄色脓痰、量多，呼吸时有强气流通过音。临床诊断为双侧肺脓肿、左侧脓胸，病属中医之肺痈溃疡期，辨证为热毒壅肺，痰热内蕴，血败肉腐成脓，治拟清热解毒，散瘀止血，化痰排脓，方选桔梗汤合二陈汤加味。处方：桔梗 15g，京菖蒲 15g，生甘草 5g，葶苈子 30g，金荞麦 30g，鱼腥草 30g，虎杖 20g，法半夏 10g，陈皮 10g，茯苓 10g，炒枳壳 10g，姜竹茹 10g，浙贝母 10g，炙紫菀 10g，炙款冬花 10g，三七粉（分冲）10g。取 3 剂，水煎服。3 月 23 日二诊，患者体温 38℃，咳吐脓痰，痰中带血，胸痛烦满，仍见喘促，动则尤甚，舌质暗红，苔黄腻，脉细滑数，拟上方去京菖蒲，加石菖蒲 15g，生薏苡仁 30g，再取 6 剂，继续服用。3 月 29 日三诊，患者精神转佳，喘促偶作，痰黄腥臭、量少，呼吸时引流管均已无气流通过音，有少量黄脓痰排出，查舌质暗红，根部黄腻，脉细滑，治拟清热解毒，化痰排脓，佐以益气扶正，前方去炙紫菀、炙款冬花，加生黄芪 30g，取 10 剂，水煎服。4 月 3 日患者在市级医院复查胸部 X 线摄片显示两膈光整，两肋膈角锐利，两肺见斑片状高密阴影，密度不均，边缘欠清，测体温 37.8℃，咳嗽痰少而黏，夹有脓血，呼吸功能明显改善，走平路时无喘促，上楼时喘甚，引流管内分泌物极少。4 月 9 日四诊时，患者咳痰黄稠，量少难咯，痰中夹紫暗色血液，胸闷而痛，舌脉同前，证属痰热蕴肺，脓毒未清，痰阻肺络，治拟清肺化痰，托毒排脓，活血通络，前方加郁金10g，丹参30g，取10剂，水煎服。4月20日五诊，患者体温正常，于4月14日已拔除引流管，创面愈合，仍有咳痰色黄，两侧胸痛，舌质紫暗，苔左侧根部黄腻，脉沉细滑，证属脓痰余毒未清，瘀阻肺络，治拟清热化痰，解毒散瘀，利湿排脓。处方：法半夏10g，陈皮10g，浙贝母10g，茯苓10g，竹茹10g，三七粉（分冲）10g，炒枳壳10g，桔梗15g，石菖蒲15g，金荞麦30g，鱼腥草30g，葶苈子30g，生薏苡仁30g，丹参30g，生黄芪30g，生甘草5g。取10剂，水煎服。5月6日六诊，患者咳嗽减轻，脓痰消失，胸胁隐痛，气短乏力，口干咽燥，舌质暗红，苔少黄，脉细数，证属肺痈恢复期，正虚邪恋，阴伤气耗，治拟益气养阴，扶正祛邪。处方：太子参30g，生黄芪30g，金荞麦30g，鱼腥草30g，生薏苡仁30g，麦冬10g，玉竹10g，三七粉（分冲）10g，五倍子10g，法半夏6g，生甘草5g，茜草20g，桔梗15g，取5剂，以巩固疗效。

〔林朴. 解毒散瘀化痰排脓治疗肺痈例验. 中国医药导报，2006，3（32）：96.〕

评析：清热解毒，散瘀止血，化痰排脓为治疗肺脓肿（肺痈）的基本方法。肺痈（肺脓肿）之病名首见于《金匮要略·肺痿肺痈咳嗽上气病脉证并治》，以葶苈大枣泻肺汤用于脓尚未成，肺气壅塞，咳嗽喘逆者；以桔梗汤用于脓成，浊唾腥臭，吐脓如米粥者，以祛痰排脓为主要治法。《千金要方》中除引用《金匮要略》治肺痈之桔梗汤、葶苈大枣泻肺汤外，还提出了著名的苇茎汤、黄芪汤等方剂治疗该病。本例患者系肺痈溃脓期，热壅血瘀，血败肉腐，故见咳吐脓痰，其味腥臭，痰中带血；热胜肉腐，邪热毒液自肺脏破损而出，故引流管内见黄色脓液及泡沫痰；肺中脓痰瘀血致肺络瘀阻，故胸中烦满而痛；热耗津液，故口渴喜饮；痰热脓血内蕴，肺气宣降不利，故喘促不宁；痰热内蒙心包，心神被扰，故彻夜难眠。治拟清热解毒，化痰排脓，散瘀止血，方中金荞麦、鱼腥草、虎杖清热解毒、祛痰排脓，法半夏、浙贝母、竹茹清热化痰，共为主药；桔梗开宣肺气、祛痰排脓，葶苈子泻肺平喘、利水消肿，共为辅药；佐以陈皮、枳壳理气化痰，紫菀、款冬花止咳化痰，三七散瘀止血、定痛生肌，京菖蒲开窍豁痰、解毒凝神；生甘草泻火解毒，和中调药，为使药。3月23日至5月6日二诊至六诊，基本以此方加减治疗，加生薏苡仁清利湿热排脓，加郁金、丹参活血通络、行气定痛，三诊后加生黄芪大补元气、益脾补肺、托疮生肌。六诊已系肺痈恢复期，正虚邪恋，阴伤气耗，故以太子参、生黄芪、麦冬、玉竹益气养阴而扶正，金荞麦、鱼腥草、法半夏、桔梗、生薏苡仁清热解毒、化痰排脓而祛余邪，三七粉、茜草、五倍子散瘀止血、生肌敛肺，生甘草泻火和中调药。本例患者的治疗根据辨证与辨病相结合的原则，金荞麦与鱼腥草、葶苈子、桔梗为治疗肺痈之要药，三七粉有散瘀止血、定痛生肌之功，故在全程治疗中使用。

主要参考书目

1. 刘惠民医案整理组. 刘惠民医案选. 济南：山东人民出版社，1976.

2. 李振华. 常见病辨证治疗. 郑州：河南人民出版社，1979.

3. 吴春华. 内科病名家验案精选. 北京：人民军医出版社，2008.

4. 贺兴东，翁维良，姚乃礼. 当代名老中医典型医案集·内科分册. 北京：人民卫生出版社，2009.

5. 李继昌. 李继昌医案. 昆明：云南人民出版社，1978.

6. 湖南省中医药研究所. 湖南省老中医医案选. 长沙：湖南科学技术出版社，1980.

7. 张英远. 孙允中临证实践录. 沈阳：辽宁人民出版社，1981.

8. 张镜人. 中华名医治病囊密·张镜人卷. 上海：文汇出版社，2000.

9. 董振华. 祝谌予临证验案精选. 北京：学苑出版社，2007.

10. 董建华. 中国现代名中医医案精华. 北京：北京出版社，2002.

11. 张丰强. 首批国家级名老中医效验秘方精选. 北京：国际文化出版社，1996.

12. 汪悦. 支气管哮喘的中医特色疗法. 上海：上海中医药大学出版社，2004.

13. 沈敏南，赵亦工，潘锋. 17 常见疑难病治验思路解析. 北京：人民卫生出版社，2006.

14. 邹云翔. 邹云翔医案选. 南京：江苏科学技术出版社，1981.

15. 刘渡舟. 刘渡舟临证验案精选. 北京：学苑出版社，1996.

16. 张继泽. 张泽生医案医话集. 南京：江苏科学技术出版社，1981.

17. 吴熙伯，吴少清. 吴熙伯弟兄临床治验集锦. 南京：东南大学出版社，2006.

18. 高荣林. 中国中医研究院广安门医院专家医案精选. 北京：金盾出版社，2005.

19. 单书健. 古今名医临证金鉴. 北京：中国中医药出版社，1999.

20. 颜德馨. 中华名医治病囊密·颜德馨卷. 上海：文汇出版社，2000.

21. 上海市卫生局. 上海老中医医案选编. 上海：上海科学技术出版社，1980.

22. 随殿军，王之虹. 中国当代名医医案医话选. 长春：吉林科学技术出版社，1995.

23. 何若苹. 中国百年百名中医临床家丛书·何任. 北京：中国中医药出版社，2001.

24. 中医研究院. 岳美中论医集. 北京：人民卫生出版社，1978.

25. 赵晓琴. 赵昌基临床经验与学术研究. 北京：中医古籍出版社，2006.

26. 梁贻俊. 梁贻俊临床经验辑要. 北京：中国医药科技出版社，2001.

27．上海中医学院附属龙华医院．黄文东医案．上海：上海人民出版社，1977．

28．彭建中，杨连柱．赵绍琴临证验案精选．北京：学苑出版社，1996．

29．叶进．叶景华医技精选．上海：上海中医药大学出版社，1997．

30．余瀛鳌．现代名中医类案选．北京：人民卫生出版社，1983．

31．祝谌予．施今墨临床经验集．北京：人民卫生出版社，2006．

32．邹志东，金丽志，陆绮．高忠英验案精选．北京：学苑出版社，2006．

33．王发渭．高辉远临证验案精选．北京：学苑出版社，1995．

34．北京市老中医经验选编编委会．北京市老中医经验选编．北京：北京出版社，1980．

35．何任．何任临床经验辑要．北京：中国医药科技出版社，1998．

36．朱良春．中国百年百名中医临床家丛书·朱良春．北京：中国中医药出版社，2001．

37．戴裕光．戴裕光医案医话集．北京：学苑出版社，2006．

38．严世芸，郑平东，何立人．张伯臾医案．上海：上海科学技术出版社，1979．